现代骨科疾病诊治要点

XIANDAI GUKE JIBING ZHENZHI YAODIAN

张建 主编

中国纺织出版社有限公司

图书在版编目（CIP）数据

现代骨科疾病诊治要点 / 张建主编 . -- 北京：中国纺织出版社有限公司 , 2020.12
　ISBN 978-7-5180-8237-7

　Ⅰ . ①现… Ⅱ . ①张… Ⅲ . ①骨疾病 — 诊疗 Ⅳ . ①R68

中国版本图书馆 CIP 数据核字 (2020) 第 232409 号

责任编辑：樊雅莉　责任校对：高　涵　责任印制：王艳丽

中国纺织出版社有限公司出版发行
地址：北京市朝阳区百子湾东里 A407 号楼　邮政编码：100124
销售电话：010—67004422　传真：010—87155801
http://www.c-textilep. com
中国纺织出版社天猫旗舰店
官方微博 http://weibo.com/2119887771
北京虎彩文化传播有限公司印刷　各地新华书店经销
2020 年 12 月第 1 版第 1 次印刷
开本：889 × 1194　1/16　印张：9.5
字数：260 千字　定价：88.00 元

编 委 会

前　言

　　近年来，随着交通工具的逐渐发展、工业化程度的日益提高、人们生活节奏的不断加快，使得骨科的学科地位逐渐上升。骨科新技术和新治疗手段日新月异，尤其是新型固定材料在骨科临床的广泛应用，使骨科这一专科医学有了质的飞跃。加之高清晰度的 X 线片、CT、MRI 在骨科领域的广泛应用，使骨科各种疾病的诊断发生很大的变化。

　　未来的骨科发展，不仅要求与基础医学相结合，而且更加重视充分利用先进的科学技术成果，使骨科诊治水平提高到一个新的高度。为了适应新型医疗形势的要求，编者组织多位临床经验丰富的骨科专家及临床工作者编写本书，以求与广大同人共同学习，为患者提供更高水平的医疗服务。

　　本书包含了骨科临床基础、骨伤科疾病的临床检查、创伤骨科常见治疗术、骨关节外科常用技术、手部损伤、关节脱位、上肢骨折、下肢骨折、足踝部损伤，以及骨折的康复护理。本书选题新颖，资料翔实，内容丰富，图文并茂，通俗易懂，内容贴近临床而更具实用价值。

　　临床骨科涉及的知识面广，处理的病情又复杂多变，应用的技术和手段也发展迅速，加上编者编校水平有限，难免存在疏漏和不足之处，恳请广大读者予以批评指正，以更好地总结经验，达到共同进步，提高医护人员诊疗水平的目的。

编　者

2020 年 10 月

目 录

第一章 骨科临床基础

第一节 骨的发生与发育

一、骨的胚胎发育

（一）骨的发生和细胞来源

在胚胎发育的最初几周，胚胎经过囊胚期和原肠胚期逐渐形成锥形，发生头、躯干和肢芽的向外隆凸。内、外胚层间的间充质逐渐分化为可以进一步形成骨与软骨的结缔组织结构，其细胞密集部位可直接或间接转化为骨组织。不同部位的骨组织来源于不同的胚原细胞，如颅面骨骼源于外胚层的神经嵴细胞、中轴骨源于中胚层的生骨节细胞、骨的附件源于中胚层细胞。骨组织中的成骨性细胞来源于间充质干细胞，间充质干细胞经过非对称性分裂、增殖，分化为各种类型的间充质前身细胞，最后形成成骨细胞、成脂肪细胞、成软骨细胞、成肌细胞和成纤维细胞；而破骨细胞来源于生血性干细胞。

（二）骨生成的分期及类型

骨的发生和生长是同时进行的，骨的生成常通过以下过程完成：①由间充质分化而来的结缔组织细胞进一步分化形成骨骼雏形。②已分化的软骨母细胞和骨母细胞进一步有丝分裂。③增加骨样和软骨样组织细胞外结构蛋白的合成。④增加细胞内水的摄取。⑤在软骨膜和骨样期，增加细胞外基质形成量。⑥细胞的凋亡与替代。

骨生成的分期：①胚胎细胞向骨骼生成部位移行期。②上皮细胞—间充质细胞相互作用期。③致密体形成期。④成软骨细胞和成骨细胞分化与增殖期。

骨生成的类型：①软骨内成骨。②膜内成骨。由软骨雏形发育成骨骼的过程称为软骨内成骨，它不仅是骨骼生成，还是出生后个体骨构塑和骨折修复的重要方式之一。膜内成骨过程无软骨胚基的参与，直接由骨化中心的间充质细胞致密化转型为成骨细胞而形成骨组织。

二、软骨与骨的形成

（一）软骨组织的发生及生长

在胚胎第 5 周，间充质细胞在将要形成软骨的部位密度增大，细胞突起消失分化为一种大而圆的成软骨细胞，形成软骨形成中心。随着成软骨细胞的生长，其产生的基质和纤维增加并包绕细胞，细胞被分隔在各自的陷窝内，分化为成熟的软骨细胞。软骨形成中心周围的间充质组织则进一步分化为软骨膜。

软骨的生长可有两种方式并存。

1. 软骨膜下生长

软骨膜下生长又称附加性生长。软骨膜内由间充质细胞分化而来的骨原细胞（也称骨母细胞）不断地分裂、增殖，进一步分化为成熟的软骨细胞。软骨膜下生长方式使软骨逐层增厚。

2. 软骨内生长

软骨内生长又称间质性生长。表层新生的软骨细胞逐渐由周边迁移到深层，细胞体积逐渐增大，彼此距离渐远，同时软骨细胞在软骨深层进一步分裂，新生的细胞聚集成群，形成同源细胞群，细胞基质和纤维也不断增加，从而使软骨不断地在内部长大、增长。

（二）骨组织的发生及生长

胚胎第7周，骨组织开始出现。骨的发生和生长有膜内成骨和软骨内成骨两种方式，软骨内成骨含有与骨膜平行生长的膜内成骨。

1. 膜内成骨

额骨、顶骨、面骨及锁骨等一些扁骨是以膜内成骨的方式发生。膜内成骨由含骨原细胞的结缔组织膜直接骨化而成，具体是在将要形成骨的部位血管增生，继而间充质细胞在此聚集、分裂、增生成膜状骨化中心，这些间充质细胞不断分化为骨原细胞，再由骨原细胞分化为成骨细胞。成骨细胞不断产生、分泌纤维和基质，也称类骨质，随后成骨细胞逐渐被类骨质包埋而成为骨细胞。类骨质内大量骨盐沉积转变为骨质，骨质的表面始终保留有少量的骨原细胞，可不断分化为成骨细胞。成骨细胞在内、外骨膜之间、松质骨表面不断成骨形成密质骨，并不断地使骨组织增厚，而破骨细胞在骨的内面溶解吸收已形成的骨组织，以适应骨的发育和重塑。

2. 软骨内成骨

软骨内成骨由间充质先形成软骨雏形，然后软骨不断生长并逐渐被骨所替换，在软骨内成骨过程中多同时伴有膜内成骨现象。颅底、躯干、四肢骨等主要是以此方式发生。现以长骨的发生为例说明软骨内成骨的过程。

（1）软骨雏形形成：胚胎时期，间充质细胞在将要形成长骨的部位分化为骨原细胞，骨原细胞进一步分化为软骨细胞，并逐渐形成与长骨形状大致相似的透明软骨，形成软骨雏形，其外被覆软骨膜。

（2）骨领形成：在软骨雏形的中段软骨膜下，深层的骨原细胞分化成为成骨细胞，并在一定的条件下以膜内成骨的方式形成薄层原始骨组织。这层骨组织在软骨膜深层包绕软骨雏形，犹如领圈状，故称为骨领。骨领形成后，其表面的软骨膜即改名为骨外膜。

（3）初级骨化中心形成：在骨领形成的同时，骨外膜血管和间充质细胞侵入，其中的间充质细胞分化为骨原细胞和破骨细胞，形成初级骨化中心，开始造骨。软骨雏形中央的软骨细胞停止分裂，并逐渐成熟、肥大、退化，细胞间质也逐渐钙化，骨原细胞不断地分化为成骨细胞，这些成骨细胞在钙化的软骨基质表面成骨，使软骨雏形不断加长。

（4）骨髓腔形成：初级骨化中心所形成的骨组织均是原始骨组织，为针状或薄片状骨小梁互相连接形成的原始松质骨。骨干内的成骨细胞在不断成骨的同时，骨小梁也逐渐被破骨细胞所破坏、重吸收，使骨干中央形成仅有血管和骨髓样组织的大腔，即骨髓腔。与此同时，骨干的外表面也不断地以膜内成骨的方式成骨，使骨干不断增粗，而骨干的内表面则不断地被破骨细胞破坏、吸收，使骨髓腔进一步增宽、加大。

（5）次级骨化中心出现与骺板形成：在骨发生和生长的过程中，长骨两端骨骺部的软骨内又先后出现新的骨化中心，称为次级骨化中心。次级骨化中心大多在出生后出现，但是不同部位骨的次级骨化中心出现的时间不同，即使同一长骨两端的次级骨化中心出现的时间也不尽相同。

次级骨化中心出现之后，软骨雏形中骨骺和干骺端之间保留的软骨层称为骺板，它是长骨增长的基础。骺板内的软骨细胞不断地增殖、生长，又不断地分泌软骨基质、细胞间质钙化；同时，初级骨化中心也不断向两端扩展，破骨细胞不断破坏、吸收钙化的软骨，而成骨细胞也不断产生类骨质并钙化为骨质，共同使骨干不断加长。因此，在骺板和骨干之间可以发现存在有软骨静止状态、软骨增殖状态，软骨基质钙化以及形成类骨质并被钙化为骨质这样一个软骨被骨质替换的连续现象。

正常情况下，骨的长度增长主要是通过骺板软骨向两端生长来实现，软骨增长的速度与软骨破坏、成骨的速度保持相对平衡，骺板的厚度相对恒定。

三、影响骨生长发育的原因

骨组织是一个新陈代谢很活跃的组织，它贯穿了人的整个生命过程。人从儿童期到发育成熟，骨的生长速度是不同的，身体各部分的骨骼生长发育的速度也不尽相同。骨的生长发育速度取决于骨骺板软骨细胞增殖的速度，它又受原始软骨细胞的素质、遗传基因、营养状态、维生素、内分泌、矿物质代谢、肾功能状态、应力及血液循环等多方因素影响。

（一）原始软骨细胞因素

随着现代科学的发展，超微结构生物化学研究发现在发育不良软骨的软骨细胞中存在软骨基质蛋白聚糖和胶原成分的改变。原始软骨细胞的结构缺陷导致了各种类型的侏儒发生，而一些所谓的生长发育畸形，也是存在原始结构缺陷基础的。

（二）维生素因素

1. 维生素 A

维生素 A 与软骨细胞的生长、成熟、退变、软骨细胞基质蛋白聚糖的合成和分解有关。维生素 A 缺乏，会影响软骨细胞的发育，影响骨的塑造。维生素 A 过多会影响软骨基质的形成，而在维生素 A 中毒后，软骨细胞则会产生一种可溶性硫酸黏多糖，它取代正常的硫酸软骨素，引起软骨基质溶解，从而使生长区丧失抗矿化能力而过早矿化，结果导致骨骺在发育未成熟前就提早闭合，终止了骨骺的纵向生长能力，造成短肢与畸形。

2. 维生素 D

维生素 D 是体内维持正常钙、磷代谢所必不可少的一种物质。在生长发育阶段，骨的矿化作用很活跃，身体对维生素 D 缺乏反应最为敏感。若维生素 D 缺乏，就会使软骨变形区退变的软骨细胞不能矿化、骺板异常增宽、骨的纵向生长明显减慢，严重影响骨的生长发育，甚至导致佝偻病发生。

3. 维生素 C

维生素 C 与骨胶原组织、骨样组织的形成有密切的关系，当维生素 C 缺乏时，不仅新骨的形成受到影响，而且还容易引起骨骺早闭现象。

（三）内分泌因素

1. 垂体生长素

垂体生长素直接影响软骨细胞的活力、影响软骨内成骨。在骨骺闭合前，如果垂体功能亢进，就会生长过度，出现巨人症。相反，如果垂体功能低下，则会出现垂体性侏儒。

2. 甲状腺激素

甲状腺素不仅能够促进骺板软骨细胞成熟、肥大和退化凋亡，还能促进骨骼中钙的代谢。当甲状腺功能低下时，则会出现明显的软骨化骨障碍、骨骺的次级骨化中心延缓出现和骨龄明显落后于实际年龄等现象。

3. 甲状旁腺激素

甲状旁腺激素通过反馈机制调节体内钙的含量，血钙水平的高低受甲状旁腺激素的直接影响。甲状旁腺激素增多可引起骨溶解，释放骨钙入血，若血钙仍不能上升到正常水平，则会进一步激发破骨细胞的溶骨作用，使血钙恢复到正常水平。

4. 降钙素

降钙素的主要生理作用是抑制破骨细胞对骨的吸收、减少骨盐溶解，同时促进骨骼对钙的吸收，使血钙含量减少。在生理情况下，骨不断摄取血钙以供类骨质矿化过程所需，降钙素刺激成骨细胞分泌类骨质，并促使钙沉积于类骨质。

5. 性激素

性腺和肾上腺皮质分泌的性激素都有促进成骨细胞合成代谢的作用，故与骨的生长和成熟有关。当雌激素不足时，成骨细胞处于不活跃状态，而破骨细胞的活动性则相对增强，往往会出现骨组织重吸收过多的失骨现象。雄激素则有促进骨样组织形成的作用，若骨样组织的形成速度超过了软骨细胞的增殖速度，则会引起骨骺过早闭合，使纵向生长停止。

6. 糖皮质激素

肾上腺皮质分泌的糖皮质激素，既会抑制小肠对钙的吸收，又会抑制肾小管对钙的再吸收，从而对骨的形成产生影响。

（四）细胞因子因素

1. 表皮生长因子

在骺板的内皮细胞中存在有表皮生长因子，它能够刺激细胞复制、抑制胶原合成和碱性磷酸酶的作用。在骨折损伤期间，表皮生长因子的激活可促进骨形成和骨折愈合。

2. 成纤维细胞生长因子

成纤维细胞生长因子可以促进软骨细胞的再生和新血管的形成。

3. 转化生长因子 β

转化生长因子 β 家族由各种各样的生长因子组成，由成骨细胞产生。新产生的转化生长因子 β 是一种无生物活性的复合物，主要储存于骨基质中，在破骨细胞作用下激活成为有效的转化生长因子 β，具有抑制破骨细胞的形成，同时还具有激活成骨细胞骨形成的作用。因此，转化生长因子 β 被认为是生理性骨重塑过程中的骨吸收与骨形成的偶联因子。

（五）肾血管因素及应力负荷因素

肾血管、肾小管功能不良所引起的肾衰竭，必将影响体内钙、磷的代谢平衡，进而影响到骨的矿化过程。应力及负荷因素也会影响骨的正常生长和发育，骨在生理负荷刺激下会有利于骨的生长发育，然而，若骨的负荷超载、给予异常的应力、或给予异常的软组织张力均会影响骨的正常生长和发育，甚至会引起骨骼发育畸形。

（六）其他因素

骨的主要滋养血管循环障碍，特别是骨骺与干骺端的血液循环障碍均会影响骨的正常生长发育。感染、外伤以及某些骨骺疾患是造成局限性骨生长发育障碍的主要原因，感染可直接造成感染局部骨组织或骨骺的破坏。小儿骨骺损伤若处理或治疗不当，往往会直接导致骨骺过早闭合，影响骨骺的生长发育。

第二节　骨的组织结构与血液供应

一、骨的细胞

骨组织结构中存在4种细胞成分，即骨原细胞、成骨细胞、骨细胞和破骨细胞。其中骨细胞最为多见，位于骨质内，其他细胞均位于骨质的边缘。

（一）骨原细胞

骨原细胞又名骨祖细胞、前成骨细胞或前生骨细胞，是一种幼稚的干细胞，来源于间充质，是具有细小突起的扁平细胞，有圆形或椭圆形的核，其染色质颗粒匀细，胞质含量较少，仅含少量核蛋白体及线粒体。骨原细胞具有再增殖和分化的能力，分布于骨小梁游离面、骨膜最内层、哈弗管内衬、骺板处软骨基质小梁及毛细血管外周等处。当骨组织生长或重建时，它能增殖、分化为成骨细胞。当然，骨原细胞具有多向分化潜能，分化取向取决于所处部位和所受刺激性质。

（二）成骨细胞

成骨细胞常见于生长期的骨组织中，大多聚集在新形成的骨质表面，是由骨内膜和骨外膜深层的骨原细胞分化而成。成骨细胞较大，呈柱状或椭圆形，细胞核呈圆形，核仁明显。电镜下，可见细胞质内含大量的粗面内质网和发达的高尔基复合体。成骨细胞以突起互相连接，并与骨细胞突起相接。

成骨细胞的主要功能是合成和分泌骨基质的有机成分，促使骨质矿质化和调节细胞外液与骨液间电解质的流动作用。主要功能表现在：①产生胶原纤维和无定形基质形成类骨质。②分泌骨钙蛋白、骨粘连蛋白和骨唾液酸蛋白等非胶原蛋白，促使骨组织的矿化。③分泌一些细胞因子，调节骨组织的生成和吸收。

成骨细胞经历增殖、分化、成熟、矿化等各个阶段后，被矿化骨基质包围或附着于骨基质表面，逐步趋向凋亡或变为骨细胞。细胞因子、细胞外基质和各种激素都能诱导成骨细胞的凋亡，另外，骨形态生成蛋白、甲状旁腺激素、糖皮质激素、性激素等也参与成骨细胞凋亡过程的调节。成骨细胞通过凋亡过程维持骨的生理平衡，它是参与骨生成、生长、吸收及代谢的关键细胞之一。

（三）骨细胞

1. 骨细胞的结构

骨细胞呈多突形，胞体扁平椭圆，突起多而细长，相邻细胞突起借缝隙连接相连。胞体居于细胞间质中，胞体所占空间称为骨陷窝，而其细胞突起所占空间称为骨小管，各骨陷窝借骨小管彼此互相沟通。电镜下，细胞质内含少量的线粒体、高尔基复合体和散在的粗面内质网。骨陷窝及骨小管内含有组织液，具有营养骨细胞和排出代谢产物功能。

2. 骨细胞的功能

骨细胞是骨组织中的主要细胞，它是在成骨细胞谱系中最为成熟和终极分化的细胞。骨细胞不但参与骨的形成与吸收，而且在传导信号以及在骨更新修复过程中也起重要作用。

（1）骨细胞性溶骨和骨细胞性成骨：骨细胞可主动参与溶骨过程，并受甲状旁腺激素、降钙素和维生素 D_3 的调节以及机械性应力的影响。骨细胞在枸橼酸、乳酸、胶原酶和溶解酶的作用下引起骨细胞周围的骨质吸收，使骨陷窝扩大，骨陷窝壁粗糙不平，即骨细胞性溶骨。骨细胞性溶骨也可发生类似破骨细胞性骨吸收，使骨溶解持续地发生在骨陷窝的某一端，从而使多个骨陷窝融合。当骨细胞性溶骨结束，成熟骨细胞又可在降钙素的作用下进行继发性骨形成，使骨陷窝壁增添新的骨基质。生理情况下，骨细胞性溶骨和骨细胞性成骨是反复交替的，即平时维持骨基质的成骨作用，而在机体需提高血钙时，又可通过骨细胞性溶骨活动从骨基质中释放 Ca^{2+} 入血。

（2）参与调节钙、磷平衡：骨细胞除了通过溶骨作用参与维持血钙、血磷的平衡外，骨细胞还具有转运矿物质的能力。骨细胞可能通过摄入和释放 Ca^{2+} 和 P^{3+}，以及骨细胞间的连接结构进行离子交换，参与身体调节 Ca^{2+} 和 P^{3+} 的平衡。

（3）感受力学信号：骨细胞遍布骨基质，并构成庞大的网样结构，成为感受和传递应力信号的结构基础。

（4）合成细胞外基质：成骨细胞被基质包围后，逐渐转变为骨细胞。骨细胞合成细胞外基质的细胞器逐渐减少，合成能力也逐渐减弱；但是，骨细胞还能合成骨桥蛋白、骨连蛋白以及 I 型胶原等少部分行使功能和生存所必需的基质。

（四）破骨细胞

（1）破骨细胞数量较少，分布在骨质表面，它是一种多核大细胞，一般可含有 6 ~ 50 个细胞核，细胞质呈泡沫状。电镜下，破骨细胞是由皱褶缘、清亮区、小泡和空泡区、细胞的基底部等 4 个胞质区域构成的具有极性的细胞，细胞质内含大量的粗面内质网、发达的高尔基复合体、丰富的线粒体和溶酶体。

（2）破骨细胞的功能：破骨细胞的主要功能为骨吸收，在形态学上其骨吸收结构由两部分组成。一是皱褶缘，是在破骨细胞表面与骨基质相连处的结构，呈刷状或横纹状，由凹进和突出的胞质形成。二是清亮区，该清亮区也位于与骨基质相连的细胞膜上，表面光滑，外形与其附着的骨基质边缘轮廓一致。骨吸收的最初阶段，破骨细胞移动活跃，细胞分泌的有机酸使骨矿物质溶解和羟基磷灰石分解，接下来就是骨的有机物质的吸收和降解。在有机质和无机矿物质的降解过程中，破骨细胞与骨的表面是始终紧密结合，持续将基质中的 Ca^{2+} 转移至细胞外液。但是，破骨细胞产生的一氧化氮对骨吸收过程具有抑制作用，同时也有减少破骨细胞的数量的作用。

二、骨的基质

骨组织的细胞间质又称为骨基质，它由有机成分及无机成分组成。有机成分是由成骨细胞分泌的大量胶原纤维和少量基质所构成，约占密质骨重量的 24%。无机成分主要为钙盐，其化学结构为羟基磷灰石结晶，约占密质骨重的 75%。骨盐含量随年龄的增长而增加。有机成分主要使骨质具有韧性，而无机成分使骨质坚硬。

（一）有机质

骨中的有机质 90% ～ 95% 为骨胶原，其他 10% 为无定形基质，主要为蛋白多糖及脂类。

1. 胶原纤维

人体的胶原纤维大约 50% 存在于骨组织中，它是包埋在含有钙盐基质中的一种结晶纤维蛋白原，是骨与软骨中主要的蛋白成分，对骨与软骨的体积、形状和强度有着重要的作用。胶原分子合成是在成纤维细胞、成骨细胞和成软骨细胞内完成的，其中的骨胶原主要为 I 型胶原，而软骨胶原主要为 II 型胶原。

2. 无定形基质

无定形基质是一种没有固定形态的胶状复合质，仅占有机质的 10% 左右，其主要成分是蛋白多糖和蛋白多糖复合物。蛋白多糖是一类由氨基酸聚糖和核心蛋白所组成的化合物，主要存在于软骨，而骨组织中主要为糖蛋白。蛋白多糖和糖蛋白对钙有较高的亲和力，骨形态生成蛋白具有诱导成骨的作用，能使间质细胞转化为软骨细胞或成骨细胞，从而促进骨的愈合。无定形基质中的脂质约占骨组织有机物的 0.1%，主要为游离脂肪酸、磷脂类和胆固醇等，在骨的生长代谢过程中也起一定的作用。

（二）无机质

无机质即骨矿物质，又称骨盐，占干骨重量的 65% ～ 70%。骨盐中 95% 是钙、磷固体，一种结晶度很差的羟基磷灰石。磷酸钙是最初沉积的无机盐，以非晶体形式存在，占成人骨无机质总量的 20% ～ 30%。

骨骼中的矿物质晶体与骨基质的胶原纤维之间存在十分密切的物理—化学和生物化学—高分子化学结构功能关系。正常的羟基磷灰石形如长针状，大小较一致，有严格的空间定向。倘若羟基磷灰石在骨矿化前出现空间定向与排列紊乱，骨的矿化过程即可发生异常，同时也会使骨基质的代谢出现异常。

三、骨的组织结构

骨的组织结构由不同排列方式的骨板构成，其表现形式为松质骨、密质骨及骨膜。

（一）松质骨

松质骨多分布在长骨的骨骺部，由片状和（或）针状的骨小梁连接而成，骨小梁之间的间隙相互连通，并与骨干的骨髓腔直接相通，腔隙内可见红骨髓及血管。松质骨的骨小梁由成层排列的骨板和骨细胞所组成，骨小梁的排列方向与其承受的压力和张力曲线大体一致，将所承受的压力均等传递，变成分力，从而减轻骨的负荷。

（二）密质骨

密质骨多分布在长骨骨干，由不同排列方式的骨板组成。骨板排列方式有以下 4 种。

1. 外环骨板

外环骨板环绕于骨干表面并与表面平行排列，约有数层或十数层，排列较为整齐。外环骨板的外面与骨膜紧密相接，其中可见横向穿行的管道，称为穿通管，又称为福克曼管，骨外膜的小血管借此管道进入骨内。

2. 内环骨板

内环骨板环绕于骨干的骨髓腔表面，仅由少数几层骨板组成，排列不如外环骨板平整。内环骨板表面衬以骨内膜，后者与被覆于松质骨表面的骨内膜相连续。内环骨板中也有穿通管穿行，管中的小血管与骨髓血管相通连。从内、外环骨板最表层的骨陷窝发出的骨小管，一部分伸向骨质深层，与深层骨陷窝的骨小管通连；另一部分伸向骨质表层，终止于骨和骨膜交界处。

3. 哈弗骨板

哈弗骨板介于内、外环骨板之间，是骨干密质骨的主要部分。10 ～ 20 层的哈弗骨板以哈弗管为中心，呈同心圆排列，每层骨板的平均厚度为 3 μm，并与哈弗管共同组成哈弗系统，又称骨单位。哈弗管也称为中央管，内有血管、神经及少量结缔组织。

哈弗管并不总是呈单纯的圆柱形，它可有许多分支互相吻合，具有复杂的立体构型，因此，可以见到由同心圆排列的骨板围绕着斜行的中央管。中央管之间还有斜行或横行的穿通管互相连接，但穿通管周围没有同心圆排列的骨板环绕，据此特征可区别穿通管与中央管。

哈弗管长度为 3 ~ 5 mm，直径因各骨单位而异，内壁衬附一层结缔组织，其中的细胞成分随着每一骨单位的活动状态而各有不同。在新生的骨单位内多为骨原细胞，而被破坏的骨单位内则有破骨细胞。最新在骨外膜或骨内膜表面形成的骨单位，或在松质骨内形成的骨单位，称为初级骨单位。初级骨单位常见于未成熟骨，随着年龄增长，初级骨单位相应减少。次级骨单位或称继发性哈弗系统，与初级骨单位相似，是初级骨单位经过改建后形成的骨结构。

4. 间骨板

间骨板为填充在骨单位之间的一些不规则的平行骨板，它是骨生长和改建过程中哈弗骨板被溶解吸收后的残留部分，由一些旧的未被吸收的骨单位或外环骨板的残留部分组成。间骨板大、小不等，呈三角形或不规则形，虽然也由平行排列骨板构成，但大都缺乏中央管结构。间骨板与骨单位之间有明显的黏合线分界，黏合线是由骨盐和少量胶原纤维形成的一种折光较强的轮廓线。伸向骨单位表面的骨小管，都在黏合线处折返，不与相邻骨单位的骨小管通连，使同一骨单位内的骨细胞只能接受来自其中央管的营养供应。

（三）骨膜

骨膜是由致密结缔组织所组成的纤维膜，除关节面以外，骨的内、外表面均被覆有骨膜，分别称为骨外膜和骨内膜。

1. 骨外膜

一般分为浅、深两层：①浅层是一层薄的、致密的、排列不规则的结缔组织，含有成纤维细胞、粗大的胶质纤维束，尚有血管和神经在纤维束中穿行。部分粗大的胶质纤维束向内穿入环骨板，亦称穿通纤维，这些纤维将骨膜牢牢地固定在骨面上，特别是肌与肌腱附着处。②深层为骨外膜的内层，也称新生层或成骨层，主要由多功能的扁平梭形细胞组成，有丰富的弹力纤维，而粗大的胶质纤维较少。骨外膜深层与骨质相连紧密，随着年龄和功能活动不同在结构上不断变化。胚胎时期或幼年时期，由于骨骼生成迅速，内层的细胞数较多，且功能甚为活跃，它直接参与骨的生长，很像成骨细胞。成年期骨外膜深层细胞呈稳定状态，变为梭形，与结缔组织中的成纤维细胞很难区别。而当骨质受损后，这些细胞又可恢复造骨能力，变为典型的成骨细胞，参与新骨的形成。在骨的生长期，骨外膜很容易剥离，但在成年后，骨外膜与骨附着牢固、不易剥离。

2. 骨内膜

骨内膜是一薄层含细胞的结缔组织，除衬附在骨髓腔面以外，也衬附在中央管内以及骨松质的骨小梁表面。骨内膜中的细胞也具有成骨和造血功能，还有形成破骨细胞的可能。成年后的骨内膜细胞呈不活跃状态，若遇有骨损伤时，可恢复造骨功能。

骨膜的主要功能是营养骨组织，为骨的修复或生长不断提供新的成骨细胞。骨膜具有成骨和成软骨的双重潜能，临床上利用骨膜移植，已成功地治疗骨折延迟愈合或不愈合、骨和软骨缺损、先天性腭裂和股骨头缺血性坏死等疾病。骨膜内有丰富的游离神经末梢，能够感受痛觉。

四、骨的血液供应及回流

骨的血供对于维持骨的生长、重建及生理功能十分重要，在骨受到损伤后，骨损伤局部的血供状况将影响骨的修复过程以及骨损伤的预后。

（一）血液供应

长骨的血供来自 3 个方面：①骨端、骨骺和干骺端的血管。②进入骨干的营养动脉（常有 1 ~ 2 条）。③骨膜的血管。进入骨干的营养动脉分为两个大的分支，即升支和降支，每支又分为许多细小的分支，其中 70% 进入骨皮质，30% 进入髓内血窦。升支和降支的终末血管为长骨的两端供血，并与骨骺和干骺端的血管形成吻合。起源于髓内营养动脉的皮质小动脉，放射状直接进入骨皮质，或以 2 ~ 6 支小动脉为一束的形式进入骨皮质。这些小动脉进一步分支，部分顺着骨的长轴纵向延伸，另一部分放射状走行，最终在骨单位形成毛细血管。另外，也有一些小动脉在进入骨皮质后又穿出骨皮质与骨膜的小动脉相吻合，在局部形成动脉网。髓腔内的一些小动脉形成髓内毛细血管，负责骨髓的血供。中央管内常常存在两条管壁很薄的血管，一条较细的动脉和一条稍粗的静脉，两者形成两个方向的血流，但也有中央管内只存在一条毛细血管的现象。

（二）骨血流量及其调节

1. 骨循环的生物力学

骨髓内存在的固有压力 45 ~ 60 mmHg 高于骨外毛细血管压力，通过这个驱动压压力差可驱使血流朝向骨皮质；骨髓腔在心脏搏动时会产生 8 ~ 10 mmHg 的搏动压，每一次心脏搏动将会增进骨的离心血流；肌肉间隔内的静脉存在丰富的静脉瓣，肌肉收缩可以使静脉排空，同时静脉瓣可阻止血液倒流，随着肌肉收缩活动可通过"肌肉泵"将血液从骨泵回心脏。

2. 骨的血流量

成人在休息状态时骨内的血流量约占心排血量的 20%。

3. 骨内血管的神经体液调节

骨和骨膜由交感神经和感觉神经支配。骨内血管存在肾上腺素能收缩反应受体。缩血管神经活性物质包括酪氨酸羟化酶和神经肽 Y 等，扩血管神经活性物质包括降钙素基因相关肽、血管活性内源肽及 P 物质。值得注意的是骨内血管对缩血管活性物质比较敏感，而对扩血管神经活性物质相对不敏感。另外，骨内一氧化氮也可引起的血管扩张反应，但长时间缺血再灌注可明显减少一氧化氮的释放。

（三）静脉回流

骨的静脉系统比动脉系统体积大 6 ~ 8 倍，骨的静脉血最终通过骨膜静脉、骨干营养静脉和干骺端静脉回流。长骨的静脉血大部分汇入骨膜静脉丛，少部分静脉血汇入骨的干骺端静脉，另有 5% ~ 10% 的静脉血汇入骨干营养静脉。长骨髓腔内具有一个较大的中央静脉窦，接受横向分布的静脉血液，这些血液来自骨髓的毛细血管床（即血窦），中央静脉窦的静脉血经骨干营养静脉回流。

第三节　骨的病理生理

一、骨的病理生理

（一）骨质疏松

骨组织随着年龄的增长会逐渐发生钙、磷丢失、骨密度下降、松质骨骨小梁变细及断裂、骨皮质板层结构紊乱等退行性骨质疏松改变。其病因及发生机制并不十分清楚。可能的原因有：①成骨细胞寿命缩短、成骨细胞功能减退引起成骨减少、骨量减少。②内分泌功能紊乱，如性激素水平下降或失衡造成胶原和基质合成减少、骨质吸收增加，钙调节激素的分泌失调致使骨代谢紊乱。③随着年龄增长，运动减少导致骨的应力刺激减少，成骨细胞生物活性降低。④全身代谢性疾病、肝及肾功能障碍、酒精中毒、皮质类固醇类药物与光照不足等因素影响骨的正常代谢。

（二）骨坏死

骨坏死是指由于各种原因（机械因素、生物因素等）导致骨的循环中断，进而引起骨细胞坏死、骨的钙化、骨吸收的一系列复杂病理过程。骨坏死可以在任何年龄、任何性别发病。

骨坏死病理：骨坏死的组织学改变一般发生在血供中断后 24 ~ 72 h 之后，而骨细胞的坏死发生在缺血后的 2 ~ 3 h。光镜下表现为骨髓造血细胞和脂肪细胞坏死、骨细胞陷窝空虚、骨坏死区由充血带和毛细血管反应带所包绕。

尽管骨坏死的发病机制已有大量的研究，但其确切机制仍不明确。常见的致病因素为：①全身代谢紊乱、饮酒、激素等骨细胞毒性因素，可使成骨细胞数量减少、凋亡，同时增加破骨细胞的活性和数量。②脂肪栓子，关节内压力增高，关节脱位，血管外因素以及神经、血管反射性因素，均可引起骨的微循环障碍，使骨的血流量降低或血栓形成。③免疫因子、免疫复合物、自身抗体等免疫学因素也参与骨坏死的发病。④高凝低纤溶基因、激素转运基因等易感基因是导致骨坏死的高危人群。创伤性骨坏死多是由于骨的血流阻断引起，而非创伤性骨坏死则被认为是由于微血栓形成引起骨细胞死亡和结构丧失。无论这些致病因素是直接作用于骨细胞，还是间接作用于骨内血管外间室，只要会引起骨静脉阻塞，导致骨内血流量下降、骨髓组织缺氧、骨细胞死亡，最终均会导致骨坏死的发生。

（三）骨软化症与佝偻病

骨软化症和佝偻病均是由于维生素 D 缺乏、钙和磷摄入不足或不能在体内被充分吸收利用，导致新形成的骨基质不能矿化，以至影响到骨骼的发育，出现骨骼变形的一种代谢性骨病。发生在成人骺板闭合以后者称为骨软化症，发生在婴幼儿和儿童骺板闭合以前者称为佝偻病，两者的病因和发病机制基本相同。

骨软化症和佝偻病的病理改变是干骺端由钙化不足的软骨和未钙化的骨样组织组成，骺板增宽、增厚，但软骨及新生骨钙化不足，骨端扩大呈杯状。镜下干骺端软骨细胞增生，但排列紊乱，异常的骺板使毛细血管不能进入，不能形成骨小梁。

（四）大量骨质溶解症

大量骨质溶解症又名 Gorham 综合征、消失骨病等。该病是一种以血管或淋巴管增生、骨组织溶解为主要表现的罕见病。全身长骨和扁骨均可被侵犯，表现为患骨变细，最后在 X 线片上患骨可完全消失。

影像学表现：X 线片提示髓腔内和骨皮质下出现类似骨质疏松的密度减低区；骨干缩窄，一端似削尖的铅笔，或患骨完全消失。CT 平扫及三维重建更能清楚地显示溶骨病变及其范围。

大量骨质溶解症的病理表现一般分为早期和晚期两个阶段：早期镜下可见骨小梁间纤维结缔组织增生，纤维组织中可见到薄壁扩张的血管或淋巴管；晚期可见致密纤维结缔组织取代骨组织，血管或淋巴管少见。

（五）石骨症

石骨症又名大理石骨病，1904 年由德国放射学家 Albers-Schonberg 首次发现，是一种少见的骨发育障碍性疾病。其特点是全身性骨质硬化，骨塑形异常，进行性贫血，肝、脾大，容易骨折，往往有家族史。

石骨症的病理改变是破骨细胞功能缺陷或生成缺陷使钙化骨组织不能及时被吸收，而骨组织的增生又不断进行，引起新生骨组织堆积、骨密度增高、骨髓腔狭小以至消失、皮髓质分界不清如大理石一般。在长骨的干骺端，由于软骨也不能及时被吸收而被包裹在钙化的骨基质中，软骨柱排列紊乱，使得干骺端增宽呈杵状。

二、生长骨骺的病理生理

（一）软骨发育不良症

软骨发育不良症是一种常染色体异常的显性遗传病，临床上以四肢短小、巨颅、鼻梁下陷、前额突出等为特点。解剖学研究可见肢体短、粗，椎间隙变窄，髋关节变扁，坐骨切迹变小等表现。镜下显示骨骺软骨板中的软骨细胞有的聚集成堆，周围绕以许多纤维间隔；有的软骨细胞排列紊乱，钙化不良。

（二）垂体性侏儒症

垂体性侏儒症是指垂体前叶功能障碍或下丘脑病变，使生长激素分泌不足而引起的生长发育缓慢，身材矮小，但比例匀称的一种疾病。患者骨骼发育迟缓，骨骺延迟融合甚至终身不愈合。光镜下可见患者骺板不整齐，局限性变性，干骺端新生骨质增生不明显，骨骺及干骺端可为一些较成熟骨质所封闭，以至软骨内骨化过程停顿或减慢。后期可见这些骺板消失现象。

（三）大骨节病

大骨节病是一种以软骨坏死为主要改变的地方性疾病。病理变化表现为骺板软骨及关节软骨内发生明显的营养不良性变化。肉眼可见软骨盘与干骺端不规则、锯齿状凹凸不平，或软骨盘消失、干骺端变大、变形。光镜下可见：①软骨坏死灶周围软骨细胞萎缩及变性。②软骨坏死后，周围继发性软骨细胞增生。③骨骺内骨组织局限性崩解、吸收并被纤维组织代替，边缘可见破骨细胞。

第二章　骨伤科疾病的临床检查

第一节　临床基本检查

一、检查用具及注意事项

（一）检查用具

1. 一般用具

同一般体格检查用具，如听诊器、血压计等。

2. 骨科用具

（1）度量用具包括金属卷尺（也可用皮尺或无伸缩性布卷带代替）、各部位关节量角器、前臂旋转测量器、骨盆倾斜度测量计、足度量器、枕骨粗隆垂线等。

（2）神经检查用具包括叩诊锤、棉签、大头针、音叉、冷热水玻璃管、皮肤用铅笔、握力器等。

（二）注意事项

1. 环境要求

检查室温度适宜，光线充足。检查女患者时要有家属或护士陪同。

2. 检查顺序

一般先进行全身检查再重点进行局部检查，但不一定系统进行，也可先检查有关的重要部分。若遇到危重患者应先进行抢救，避免做不必要的检查和处理。

3. 显露范围

根据检查需要脱去上衣或裤，充分显露检查部位，对可能有关而无症状的部位也应充分显露，仔细检查。同时还要显露健侧做对比（如果双侧均有病变，应设法与正常人做对比）。

4. 检查体位

一般采取卧位，上肢及颈部检查有时可采取坐位，检查下肢和腰背部时还可采用下蹲位，特殊检查可采取特殊体位。

5. 检查手法

要求动作规范、轻巧，对患急性感染及肿瘤的患者检查动作应轻柔，避免扩散，对创伤患者要注意保护，避免加重损伤。

6. 其他事项

若患者配用矫形支具，如使用拐杖等，应检查是否合适，可能时应取除做全身和局部检查。若患者采用石膏或夹板固定或牵引，应检查肢体位置，血循环情况，固定部位活动情况，牵引重量，局部皮肤有否破损，石膏、夹板是否完好无损，其松紧度是否合适。

二、检查项目

包括：①一般的全身检查。②与骨科伤疾病有关的其他专科检查，如腰背部疼痛、骶尾部疼痛和骨盆不稳定型骨折患者应进行肛门指检，已婚妇女应进行阴道检查。与骨科密切相关的一般检查如下。

1. 发育与体型

发育状况通常以年龄、智力和体格成长状态（身高、体重及第二性征）之间的关系来判断。一般判断成人正常的指标为：胸围等于身高的一半；两上肢展开的长度等于身高；坐高等于下肢的长度。体型是身体各部发育的外观表现，包括骨骼、肌肉的成长和脂肪的分布状态。临床上把成年人的体型分为无力型（瘦长型）、超力型（矮胖型）和正力型（匀称型）3 种。

2. 营养状况

根据皮肤、毛发、皮下脂肪、肌肉的发育状况综合判断，也可通过测量一定时间内体重的变化进行判断。临床上分为营养良好、中等、不良 3 个等级。骨肿瘤和骨结核等消耗性疾病常表现为营养不良。

3. 体位和姿势

体位是指患者身体在卧位时所处的状态。临床上常见的有自动体位、被动体位和强迫体位。脊髓损伤伴截瘫的患者处于被动体位，而骨折和关节脱位患者为减轻痛苦常处于某种强迫体位。姿势是指举止状态而言，主要靠骨骼结构和各部分肌肉的紧张度来维持。如锁骨骨折患者常以健手扶持患肘；不同颈髓平面损伤急性期后常表现为不同姿势。

4. 步态

即行走时表现的姿态。步态的观察对疾病诊断有重要帮助。骨科常见的典型异常步态见表 2-1。

表 2-1　骨科常见典型异常步态

异常步态	临床特点	骨科伤病
剪刀步态	两下肢强直内收，步行时一前一后交叉呈剪刀状，步态小而缓慢，足尖擦地步行	脊髓伤病伴痉挛性截瘫
摇摆步态	走路时身体左右摇摆（鸭步）	双侧髋关节先天性脱位，大骨节病
跨阈步态	足下垂，行走时患肢抬得很高，以免足趾碰撞地面（鸡步）	腓总神经损伤或麻痹、迟缓性截瘫
跛行步态	行走时躯干向患侧弯曲，并左右摇晃	一侧臀中肌麻痹、一侧先天性髋关节脱位
间歇性跛行	行走时发生小腿酸、软、痛和疲劳感，有跛行，休息时则消除，再继续走还可发生	腰椎管狭窄症、短暂性脊髓缺血、下肢动脉慢性闭塞性病变

三、基本检查方法

骨科基本检查法包括视诊、触诊、叩诊、听诊、动诊和量诊 6 项，其中视诊、触诊和动诊是每次检查必须做到的，其他各项根据具体需要进行，但记录程序不变。

1. 视诊

除从各个侧面和各种不同体位仔细观察躯干和四肢的姿势、轴线及步态有无异常外，局部还应观察以下几点。

（1）皮肤有无发红、发绀、色素沉着、发亮或静脉曲张。

（2）软组织有无肿胀或瘀血。

（3）肌肉有无萎缩或肌纤维颤动。

（4）有无包块，颜色如何。

（5）瘢痕、创面、窦道、分泌物及其性质。

（6）伤口的形状与深度，有无异物残留及活动性出血。

（7）局部包扎和固定情况。

（8）有无畸形，如肢体长短、粗细或成角畸形。

2. 触诊

（1）压痛：部位、深度、范围、程度和性质。检查方法：先让患者用一个手指指明疼痛部位和范围，然后检查者用一手拇指末节指腹做按压动作以寻找压痛点，一般由外周健康组织向压痛点中心区逐渐移动，动作应由浅入深，由轻而重，防止使用暴力，以减轻患者痛苦和减少并发症。

（2）检查各骨性标志有无异常，检查脊柱有无侧弯可用棘突滑动触诊法。

（3）有无异常活动及骨擦感。

（4）局部温度和湿度，双侧对比。

（5）包块：部位、硬度、大小、活动度、与邻近组织的关系及有无波动感。

（6）肌肉有无痉挛或萎缩。

3. 叩诊

主要检查有无叩击痛。主要检查方法如下。

（1）轴向叩击痛（传导痛）：当疑有骨、关节伤病时可沿肢体轴向用拳头叩击肢体远端，如在相应部位出现疼痛即为阳性，多见于骨、关节急性损伤或炎症病例。

（2）棘突叩击痛：检查脊柱时常用叩诊锤或手指叩击相应的棘突，如有骨折或炎性病变常出现叩击痛。

（3）脊柱间接叩击痛：患者取端坐位，检查者左手掌面放在患者头顶，右手半握拳以小鱼际部叩击左手，有脊柱病变者可在相应部位出现疼痛。某些患者可出现上肢放射痛，提示颈神经根受压。

（4）神经干叩击征（Tinel 征）：叩击已损伤神经的近端时其末端出现疼痛，并逐日向远端推移，表示有神经再生现象。

4. 听诊

（1）不借助听诊器可听到弹响和摩擦音，当关节活动中听到异常响声并伴有相应的临床症状时，多有病理意义，临床上常见于弹响髋、肩峰下滑囊炎和膝关节半月板损伤病例。但如果响声不伴有临床症状，如正常人肩、手和髋部出现的单一响声，不伴疼痛则没有临床意义。

（2）借助听诊器可以检查骨传导音和肢体血流杂音。骨传导音检查法：以震动的音叉放在两侧肢体远端对称的骨隆起处，或用手指或叩诊锤叩击该处，将听筒放在肢体近端对称的骨隆起处，听骨传导音的强弱、双侧对比，如有骨折则骨传导音减弱。

5. 动诊

包括诊查主动运动、被动运动和异常活动情况，并注意分析活动与疼痛的关系。

（1）主动运动：①肌力检查。②关节主动运动功能检查，正常各关节活动方式和范围各不相同，正常人可因年龄、性别、体力锻炼的程度而有所不同。③角度测量法，确定被测夹角的相邻肢段的轴线，选择测量平面（如额状面、矢状面或横截面），将量角器两臂贴近轴线，并保持方向一致进行测量。角度记录一般采用国际通用的中立位 0° 法。

（2）被动运动：①和主动运动方向相同的被动运动，一般先检查主动运动，再检查被动运动，然后进行比较。②非主动运动方向的被动运动，包括沿肢体纵轴的牵拉、挤压活动及侧方牵挤活动，观察有无疼痛及异常活动。许多骨科的特殊动诊属于被动运动。

（3）异常活动：①关节强直，运动功能完全丧失。②关节运动范围减小，见于肌肉痉挛或与关节相关联的软组织挛缩。③关节运动范围超常，见于关节囊破坏，关节囊及支持韧带过度松弛和断裂。④假关节活动，见于肢体骨折不愈或骨缺损。

6. 量诊

（1）长度测量：将肢体放在对称位置，以骨性标志为基点进行测量。如肢体挛缩不能伸直可分段测量，测量下肢时应先将骨盆摆正。主要测量指标有：①躯干长度，颅顶至尾骨端。②上肢长度，肩峰至桡骨茎突尖部（或中指指尖），或第 7 颈椎棘突至桡骨茎突尖部（或中指指尖）。③上臂长度，肩峰至肱骨外髁。④前臂长度，尺骨鹰嘴至尺骨茎突或桡骨小头至桡骨茎突。⑤下肢长度，髂前上棘至内踝尖或脐至内踝尖（相对长度，用于骨盆骨折或髋部疾患）。⑥股骨长度，股骨大转子顶点到外侧膝关节缝或髂前上棘至股骨内髁（相对长度）。⑦胫骨长度，内侧膝关节缝至内踝尖。⑧腓骨长度，腓骨小头至外踝。

（2）周径测量：要求两侧肢体取相对应的同一水平测量比较，若有肌萎缩或肿胀应选择表现最明显的平面测量，并观察其随时间推移的变化情况。

（3）轴线测定：正常人站立时背面相，枕骨粗隆垂线通过颈、胸、腰、骶椎棘突以及两下肢间；前臂旋前位伸肘时上肢呈一直线，旋后位即成10°～20°的肘外翻（称携带角）；下肢伸直时髂前上棘与第1、第2趾间连线经过髌骨中心前方。

（4）角度测量：主要测量各关节主动与被动运动的角度（见动诊部分）。

（5）畸形疾患的测量：①肘内翻或肘外翻，上肢伸直前臂旋后位测量上臂与前臂所成的角度。②膝内翻，两内踝并拢，测量两膝间距离。③膝外翻，两股骨内髁并拢，测量两内踝距离。

第二节　骨科各部检查

一、上肢

（一）肩关节

1. 望诊

双肩对比，观察肩部与肩胛骨的高度和外形。

2. 触诊

除注意疼痛与肿块外，还要检查有无畸形、骨擦感、关节稳定（包括盂肱关节、肩锁关节和胸锁关节）、肩三角（肩胛喙突端、肩峰、肱骨大结节）的位置关系等。

3. 动诊

正常情况下肩关节运动是一种联合运动，但如果一关节僵直时，其他关节常能代偿，因而要注意鉴别。检查肩关节活动，应按6种方式进行（图2-1）。

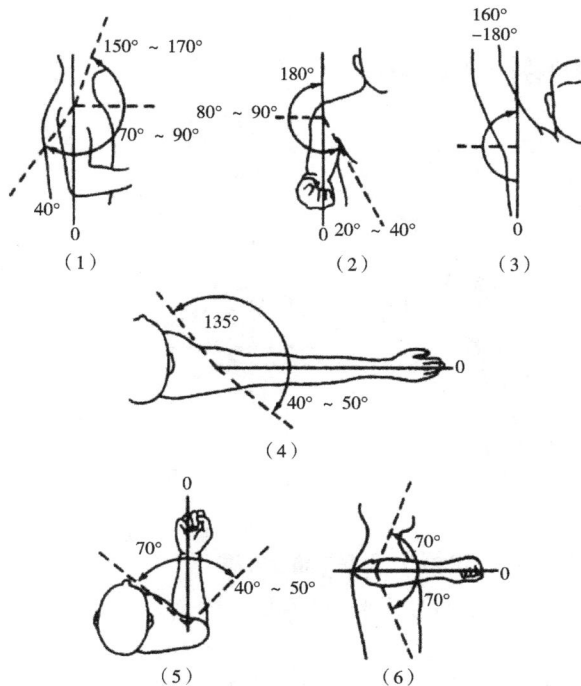

图2-1　肩关节检查方法

（1）前屈与后伸；（2）内收与外展；（3）上举；（4）水平位内收与外展；（5）内旋与外旋；（6）水平位旋前与旋后

4. 量诊

与上述检查同时进行。当肩关节脱位时，肩峰至肱骨外上髁的距离将缩短。

5. 特殊试验

（1）Dugas 征：患者能用手摸到对侧肩部，且肘部能够贴到胸壁为阴性；若不能为阳性，表明肩关节有脱位。

（2）Speeds 征和 Yergason 征：即肱二头肌长腱阻抗试验。前者为前臂旋后，前屈肩90°，伸肘位，阻抗位屈肘，出现肩痛为阳性；后者为屈肘90°，阻抗屈肘时肩痛为阳性，提示肱二头肌腱鞘炎。

（3）Impingement 征：即前屈上举征。医生以手下压患侧肩胛骨并于中立位前举、上举，肩袖的大结节附着点撞击肩峰的前缘，肩痛为阳性，见于撞击综合征。

（4）前屈内旋试验：将患肩前屈90°，屈肘90°用力内旋肩，使肩袖病变撞击喙峰韧带，产生肩痛为阳性，见于撞击综合征。

（5）Apprehension 试验：即惧痛试验。患者放在外展外旋（投掷）位，医生推肱骨头向前与前关节囊相压撞，后者有病变时剧痛，突感无力，不能活动，提示肩关节前方不稳。

（6）肩关节稳定试验：弯腰垂臂位或仰卧位，被动向前方推压肱骨头或向后推肱骨头或向下牵拉肱骨头，可试出肩前方不稳，后方不稳或下方不稳。

（二）肘关节

1. 望诊

观察肘后三角（由鹰嘴突、肱骨内上髁和肱骨外上髁组成）的解剖关系，即当屈肘至90°时，三点成等边三角形；当完全伸直时，三点成一直线。还有上臂与前臂的轴线关系，即当前臂伸直于完全旋前位时，上臂与前臂成一直线；当旋后伸直时，则形成10°～15°外翻角，称为提携角。此外，应注意观察桡骨头的形状与位置。

2. 触诊

对于软组织较丰厚或肘关节肿胀的患者，可通过触摸来了解肘后三角的位置关系。当屈肘90°时，旋转前臂，可在肱骨外上髁下方触及桡骨头的活动。

3. 动诊

肘关节活动的检查包括屈伸和旋转（如图2-2）。

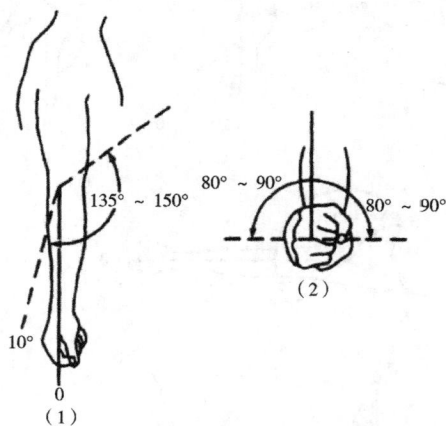

图2-2 肘关节检查方法

（1）前展与后伸；（2）内旋与外旋

4. 量诊

量诊与动诊同时进行，包括上述动作幅度的测量与外翻角（提携角）的测量。

5. 特殊试验

（1）Mills 试验：即前臂伸肌牵拉试验。肘关节伸直，前臂旋前，手握拳掌屈，此时伸腕肌，伸指总肌紧张，若引起肱骨外上髁深处疼痛者为阳性，提示患有网球肘。

（2）Cozen 试验：即前臂伸肌张力试验。检查者托住患者上肢，一只手用力按手背，患臂伸直，前臂旋前、握拳，并用力背伸腕关节以对抗检查者手背的压力，产生肱骨外上髁痛者为阳性，表示患有网球肘。此法比上法更进一步使伸肌紧张，轻症者也能查出来。

（三）腕关节

1. 望诊

望诊包括观察鼻烟窝（拇长伸肌腱、拇短伸肌腱与拇长展肌之间的凹陷），尺骨茎突和桡骨茎突以及尺偏或桡偏的情况。如舟状骨病损可致鼻烟窝消失；腕三角纤维软骨病损可使下尺桡关节松动，尺骨茎突向背侧半脱位。正常腕关节功能位为 20°～25°背伸和 15°尺偏。

2. 触诊

检查桡骨茎突、尺骨茎突、鼻烟窝有无触压痛及下尺桡关节的稳定性。

3. 动诊

检查伸屈、侧偏运动（如图 2-3）。也可用力对合手法比较两腕的活动度（图 2-4）。

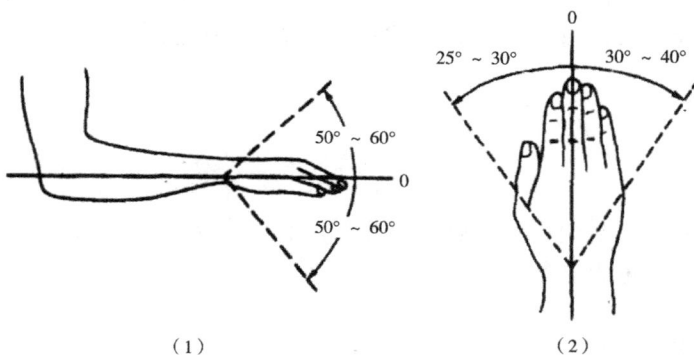

图 2-3　腕关节伸屈、侧偏运动检查

（1）屈伸范围；（2）侧偏范围

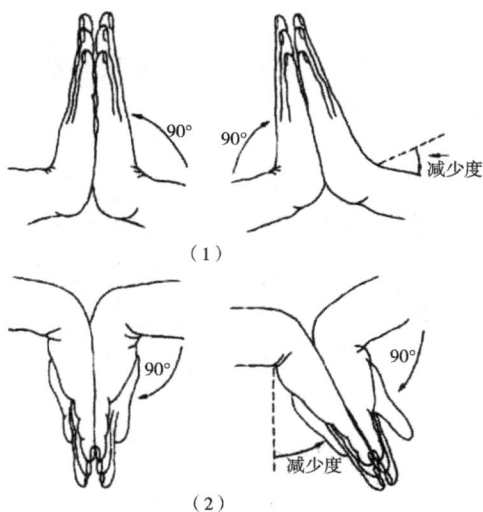

图 2-4　腕关节的功能检查

（1）强力背屈；（2）强力掌握

4. 量诊

桡骨茎突比尺骨茎突低 1.5 cm，其连线与第 3 掌骨垂直的轴线呈 10°～15°角。桡骨纵轴与第 1 掌骨纵轴平行，因而形成了正常的腕尺偏。

5. 特殊检查

Finkelstein 征：即握拳尺偏试验。使患者手先屈拇指对掌并握拳，检查者将患者已握拳的手向尺侧倾斜，若桡骨茎突处出现剧痛，是为阳性，表示患有桡骨茎突部狭窄性腱鞘炎（De Quervain 病）。

（四）手部

1. 望诊

观察整个手的外形，有无肿胀、萎缩以及各种畸形。手的休息位如握笔姿势，越向小指，指尖越指向手掌中心，拇指末端指腹触及示指末节的桡侧。握拳时，手背的各掌指关节面组成弧形，最高点为第三掌指关节，如弧形消失或变形，则可能有腕骨或掌骨的病损。

2. 触诊

检查有无压痛及轴向叩击痛。

3. 动诊

应分别检查拇指及其他各指，其动作包括屈、伸、外展、内收及对掌。

4. 量诊

根据需要测量各指长度以及测试手的捏力、钩力、夹力和握力，在测量各关节活动度时，应限制上下关节的运动，以避免出现假相，同时各个小关节应逐一检查以免遗漏。

二、下肢

（一）髋关节

1. 望诊

首先检查站立姿势和步态，从前、后和侧方双侧对比观察有无肿胀、肌萎缩和畸形，观察下肢长度以及大粗隆高度、臀沟、膝和足的位置。

2. 触诊

检查压痛、叩痛（直接和间接）以及肿胀和肌痉挛。

3. 动诊

检查屈、伸、外展、内收、外旋、内旋情况。在检查外展、内收、外旋和内旋时，应保持骨盆稳定，以消除腰椎的代偿活动。

4. 量诊

除了测量下肢的长度和周径外，还有以下特殊的髋关节测量方法，包括 Shoemaker 髂转线、Nelaton 髂坐线和 Bryant 三角（图 2-5），两侧对比。

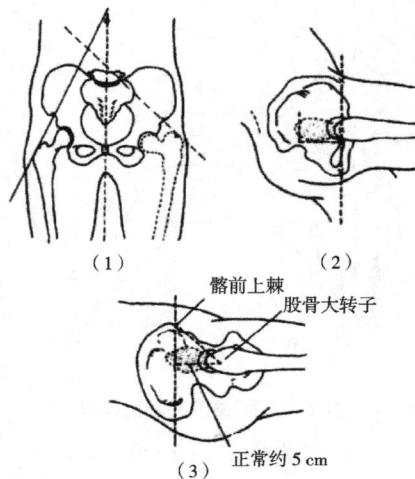

（1）　　　　　　　　　　（2）

髂前上棘
股骨大转子

（3）　正常约 5 cm

图 2-5　各种测定法

（1）Shoemaker 髂转线测定法：右侧正常，左侧不正常；（2）Nelaton 髂坐线测定法；
（3）股骨大转子与髂前上棘间的水平距离测定法（Bryant 三角）

5. 特殊试验

（1）Patrick 试验：也称 4 字试验或髋外展外旋试验。主要检查髋关节的旋转是否受限（图 2-6）。

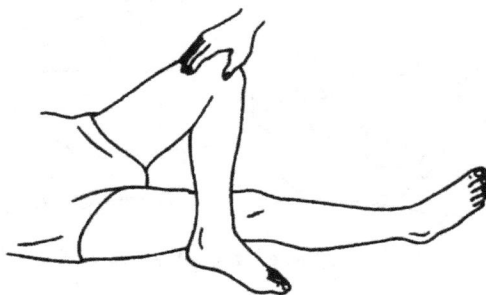

图 2-6　4 字试验

（2）Thomas 征：也称髋屈曲畸形试验。是通过消除腰前凸而使髋屈曲畸形表现出来（图 2-7）。

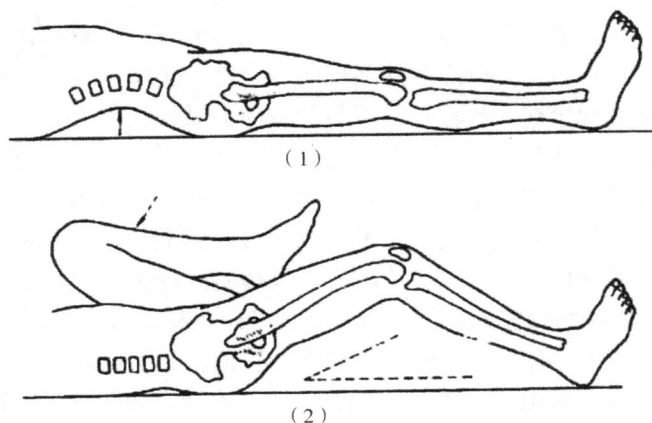

（1）

（2）

图 2-7　髋屈曲畸形试验（Thomas 试验）

（1）试验前，腰椎有代偿性前凸，因此患髋可伸直；（2）把健髋屈曲后，腰椎代偿性前凸被纠正，患髋的屈曲
畸形就出现，虚线的角度即患髋屈曲畸形的角度

（3）Yount 征：同上操作，如 Thomas 征阳性时，将患髋外展到一定角度时屈曲畸形消失，可以直伸，即为 Yount 阳性，说明有髂胫束挛缩。

（4）Trendelenburg 征：也称单腿站立试验。正常人单腿站立时，对侧的臀褶或髂嵴均上提即为阴性，如臀褶或髂嵴下降即为阳性。阳性见于髋关节脱位、股骨颈骨折、臀中肌麻痹。

（5）Allis 征：仰卧，双髋与膝及踝屈曲并列于床上，观察双膝的高低差，从床头侧可对比两大腿的长度或从床尾可观察小腿的长度差。

（6）Ober 试验：右侧卧位，右髋、右膝充分屈曲。左膝屈成直角并使髋完全伸直位内收大腿。正常时左膝可触到床面。如不能内收或内收时引起腰椎向左侧凸（向上凸）即为阳性，提示为髂胫束挛缩。

（二）膝关节

1. 望诊

观察有无肿胀、股四头肌萎缩、膝内翻或膝外翻以及伸屈畸形等。

2. 触诊

检查肿胀、压痛、肿块等。常用的检查方法为浮髌试验（图 2-8），当膝关节内有中等量以上的积液时可呈阳性。

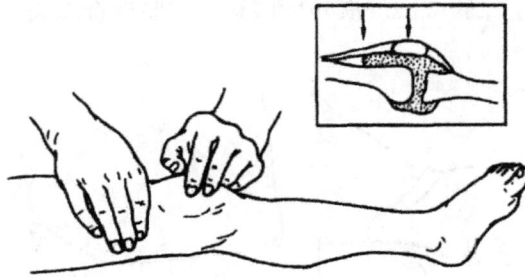

图 2-8　浮髌试验

3. 动诊

严格地说，膝关节不单纯是屈曲关节，而是在屈曲过程中伴有旋转活动，并向后移动，故在股骨髁内的即刻旋转中心也随之而变化，因此膝关节的活动有着复杂的动力变化。但临床上活动度检查主要是为伸屈运动。还有关节稳定性的检查，包括：①侧方应力试验：先将膝置于完全伸直位，然后屈至30°位，别做膝的被动外翻和内翻检查，与健侧对比，若超出正常外翻或内翻范围，则为阳性，例如外翻应力试验阳性者，则称内侧直向不稳定，反之称外侧直向不稳定。②抽屉试验：在旋转中和位、外旋15°和内旋30°三个体位上分别进行检查，将检查结果与侧方应力试验结果综合分析，在膝关节中立位时，前或后抽屉试验阳性者，则称前或后直向不稳定，若将膝置于屈曲15°位进行试验，则可增加本试验的阳性率，有利于判断前交叉韧带的前内束或后外束损伤，称 Lachman 试验。③轴移试验：本试验主要是用来检查患膝有无一种突然错动的主观感觉，此感觉常出现于步行中，当患膝屈至30°位时，既疼痛，又感极不安全，检查时，屈膝30°，膝可前后错动并有疼痛者，即为阳性，这主要是由胫骨外髁突然向前错位，而股骨外髁同时滑向胫骨外髁的后坡所致，在伸膝过程中，又可出现股骨外髁突然复位的体征。④旋转试验：将膝分别置于90°、45°和0°位，作内、外旋活动，与健侧对比。如一侧旋转范围增加，并不意味旋转不稳定，而只表明某组织韧带的断裂或松弛，此外，如疑有半月板损伤，可作下列检查：①过伸试验：遇有破裂，或游离软骨片卡于关节内，膝过伸时将引起剧痛。②过屈试验：特别是后角破裂，膝关节过屈将引起剧痛。③研磨试验：患者俯卧、膝屈至90°，在加压的情况下，研磨（即旋转）膝关节，破裂的半月板可引起疼痛。④回旋挤压试验（McMurray 征）：伤员仰卧，检查者一手按住患膝，另一手握住踝部，将膝完全屈曲，足跟抵住臀部，然后将小腿极度外旋内展，或内旋内收，在保持这应力位下，逐渐伸直（图2-9）。在伸直过程中，如能听到或感到"咔嗒"声，即为半月板破裂，按响声和疼痛出现的部位可推断破裂的位置。

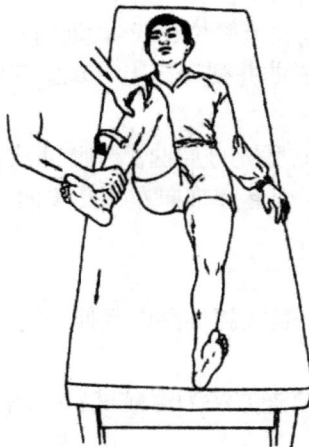

图 2-9　回旋挤压试验

4. 量诊

检查膝关节的伸屈度数以及周径（可在髌骨上极缘、髌骨中部和髌骨下极缘进行测量）。

（三）踝关节和足

1. 望诊

首先观察步态，再检查内、外踝下方，足背，跟腱两侧有无肿胀，以及皮肤情况和各种畸形。如胼胝、平足、马蹄内翻足、高弓足、仰趾外翻足、足拇外翻、槌状趾、爪形趾等。

2. 触诊

除了压痛等一般检查外，还应检查足背动脉的搏动，以了解足和下肢的血液循环状态。

3. 动诊

包括背屈、跖屈、内翻、外翻检查。

4. 量诊

主要测量内外踝间距、足长度，两侧对比。

三、脊柱及骨盆

（一）望诊

站立位从正面、后面和侧面观察躯干的皮肤情况，脊柱的生理弧度（颈椎前凸、胸椎后凸、腰椎前凸、骶椎后凸），对称性（双肩、骨盆、中垂线），各种畸形以及肌肉痉挛等。

（二）触诊

逐节触摸、按压或叩击棘突、椎旁（横突、软组织等）、骶髂关节，观察有无包块、压痛、深压痛、痉挛等。

（三）动诊

主要检查颈椎和腰椎的活动度，包括前屈、后伸、侧屈和旋转（图 2-10）。

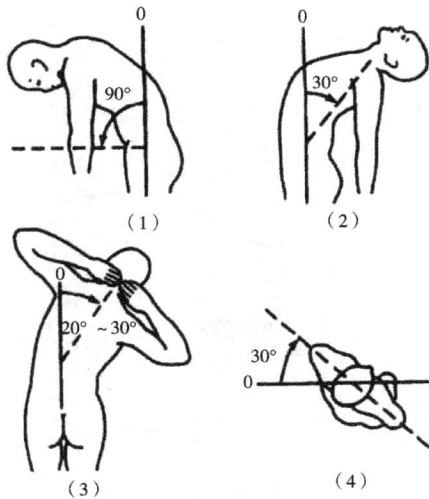

图 2-10　腰椎的功能检查

（1）前屈；（2）后伸；（3）侧屈；（4）旋转

（四）量诊

测量颈部长度（头部中立位，颏至胸骨颈静脉切迹的距离）；测量胸椎长度（$C_7 \sim T_{12}$ 棘突之间的距离），动态观察时前屈比后伸增加 4 ~ 6 cm；测量 $C_7 \sim S_1$ 距离，正常前屈时长度可增加 15 cm。

（五）特殊试验

1. 弯腰试验

患者双臂伸直对掌自然下垂、低头弯腰，检查者从患者头侧切线位观察背部，如有脊柱侧凸畸形则出现阳性，即一侧隆起（剃刀背）。

2. 髋关节过伸试验

俯卧，检查者一只手压住髋部，一只手将病侧膝关节屈至 90°，握住踝部，向上提起，使髋过伸，此时骶髂关节也出现扭动，如出现疼痛则为阳性，提示存在髋关节或骶髂关节病变（图 2-11）。

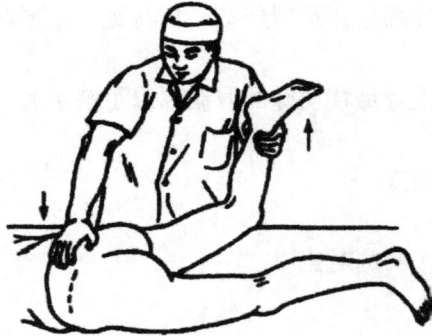

图 2-11　髋关节过伸试验

3. 拾物试验

对于儿童，在地上放一件玩具，嘱其去拣拾。如骶棘肌有痉挛，则出现阳性，即患儿不是弯腰去拾，而是屈髋、屈膝、直背，小心翼翼，一只手撑在膝上作为支持，蹲下去捡。

4. 斜扳试验

仰卧，充分屈曲病侧髋、膝，检查者一只手按住病侧肩部，一手按住病侧膝的外侧，向健侧推去，如出现疼痛则为阳性，表示骶髂关节有病变（图 2-12）。

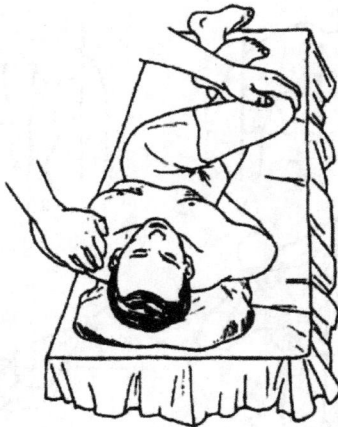

图 2-12　骶髂关节斜板试验

5. 骶髂关节扭转试验（Gaenslen 征）

仰卧，患者双手抱住健侧髋、膝，使之屈曲，患侧大腿垂于床缘外，检查者一只手按住健膝，一只手压患膝，使大腿后伸扭转骶髂关节，骶髂关节痛者为阳性。

6. 骨盆分离或挤压试验

患者仰卧，检查者双手将两侧髂棘用力向外下方挤压，称骨盆分离试验。反之，双手将两髂骨翼向中心相对挤压，称为骨盆挤压试验。能诱发疼痛者为阳性，提示骨盆环骨折。

第三节 X线检查

X线检查不仅能显示病变的范围与程度,而且还有可能做出定性诊断。但必须指出,不少骨、关节疾病,X线表现比病理改变和临床表现出现得晚,因此初次诊断结果阴性,不能排除早期病变的存在,如炎症的早期和肿瘤在骨髓内浸润就有可能无重要发现,诊断中应加以注意,并应根据临床拟诊,依不同疾病的发展规律,定期复查,才能发现病变,并做出可靠的结论。如果定期复查仍为阴性,则可有把握地排除疾病,也有初次X线检查能发现病变而不能明确诊断,经过复查后才能做出定性诊断。

不少骨、关节疾病缺乏典型的或特殊的X线表现,需结合临床资料,才能做出诊断。此外患者年龄、性别、职业和实验室检查对X线的诊断也相当重要。

骨关节含钙量多,密度高,X线不易穿过,与周围软组织形成良好的对比,故X线检查时能显出清晰的影像,从而了解骨与关节伤病的部位、范围、性质、程度和周围软组织的关系;指导骨折脱位的手法整复、牵引、固定;观察治疗效果、病变的发展以及预后的判断;观察骨骼生长发育的情况及某些营养和代谢性疾病对骨骼的影响等。

常规X线检查分荧光透视(简称透视)和摄片。透视是利用X线的穿透和荧光作用,直接进行诊断的一种常规检查方法。透视经济简便,能观察到解剖和功能的双重改变,可在短时间内随意观察所需检查的部位,即刻明确有无病变存在,起到过滤作用,还可用于金属异物的寻找与定位、外伤性骨折与脱位的整复及内固定术中定位,但也存在影像不够清晰,细微病变难以显示清楚和不能留下长久性记录的缺点,需与摄片及其他检查方法相配合,避免发生误诊及漏诊。

X线检查虽有不少优点及重要的使用价值,但它仍有局限性。因X线检查有机械因素、技术因素、病变本身因素、人为的因素影响,故对X线检查不可单纯依赖,它仅是辅助诊断手段之一而已。

一、X线检查位置

(一)正位

正位分前后正位和后前正位,X线球管在患者前方、照相底片在体后是前后位;若X线球管在后方向前投照,则为后前位。常规是采用前后位,特殊申请方用后前位。

(二)侧位

X线球管置侧方,X线底片置另一侧,投照后获得侧位照片,与正位照片结合起来,即可获得被检查部位的完整影像。

(三)斜位

因侧位片上重叠阴影太多,有时申请斜位片,为显示椎间孔或椎板病变,在脊柱有时也申请斜位片。骶髂关节解剖上是偏斜,也只有斜位片上方能看清骶髂关节间隙。

(四)轴位

常规正侧位X线片上,不能观察到该部位的全貌,可加照轴位片,如髌骨、跟骨正侧位上常常看不出病变,在轴位片上可获得确诊。其他如肩胛骨喙突、尺骨鹰嘴、腕关节、足跖趾关节也经常用轴位片来协助诊断。

(五)双侧对比X线片

为诊断骨损害的程度和性质,有时需要健侧对比,如儿童股骨头骨骺疾患,一定要对比方可看得出来。肩锁关节半脱位,踝关节韧带松弛等,有时也要对比方能做出诊断。

(六)开口位

颈1~颈2正位被门齿和下颌重叠,无法看清,开口位X线片可以看到寰枢椎脱位、齿状突骨折、齿状突发育畸形等病变。

(七)脊椎运动X线检查

颈椎或腰椎,除常规X线检查外,为了解椎间盘退变情况,椎体间稳定情况等,可将X线球管由侧方投照，令患者过度伸展和屈曲颈椎或腰椎，拍摄 X 线侧位片，对诊断有很大帮助。

（八）断层摄影检查

此检查是利用 X 线焦距的不同，使病变分层显示影像减少组织重叠，可以观察到病变中心的情况，如肿瘤、椎体爆裂骨折有时采用。

二、阅读 X 线片

（一）X 线片的质量评价

阅读 X 线片首先要评价 X 线片的质量如何，质量不好的 X 线片，有病变的区域常显示不出来，而没有病变的区域看似有病变，会引起误诊。只有质量好的 X 线片才能协助诊断。好的 X 线片黑白对比清晰，骨小梁、软组织的纹理清楚。还要排除 X 线片上有无手印等污染。

（二）骨骼的形态及大小比例

由于 X 线检查时对各部位检查的 X 线焦距和片距是一定的，所以 X 线片上的影像大体也一致，只要平时掌握了骨骼的正常形态，阅片时对异常情况很容易分辨出来，大小比例虽然按年龄有所不同，但也大致可以看出正常或不正常，必要时可与健侧做对比。

（三）骨结构

1. 骨膜

在 X 线下不显影，只有骨过度生长时才出现骨膜阴影，恶性肿瘤可先有骨膜阴影，雅司病、青枝骨折或疲劳骨折后也常会出现阴影。如果在骨皮质外有骨膜阴影，应考虑上述病变。

2. 骨皮质

骨皮质是致密骨呈透亮白色，骨干中部厚而两端较薄，表面光滑，但肌肉、韧带附着处可有局限性隆起或凹陷，是解剖上的骨沟或骨嵴，不要误认为是骨膜反应。

3. 骨松质

长管状骨的内层或两端，扁平骨如髂骨、椎体、跟骨等均系松质骨。良好 X 线片上可以看到按力线排列的骨小梁；若排列紊乱可能有炎症或新生物。如果骨小梁透明皮质变薄，可能是骨质疏松。有时在松质骨内看到有局限的疏松区或致密区，可能为无临床意义的软骨岛或骨岛，但要注意随访，以免遗漏了新生物。当在干骺端看到；有一条或数条横行的白色骨致密阴影，这是发育期发生疾病或营养不良等原因产生的发育障碍线，也无临床意义。

（四）关节及关节周围软组织

关节面透明软骨不显影，故 X 线片上；可看到关节间隙，此有一定厚度，过宽可能有关节积液；关节间隙变窄，表示关节软骨有退变或破坏。骨关节周围软组织如肌腱、肌肉、脂肪虽显影不明显，但它们的密度不一样，若 X 线片质量好，可以看到关节周围脂肪阴影，并可判断关节囊是否肿胀，腘窝淋巴结是否肿大等，对诊断关节内疾患有帮助。

（五）儿童骨骼 X 线片

在长管状骨两端为骨骺，幼儿未骨化时为软骨，X 线不显影；出现骨化后，骨化核由小逐渐长大，此时 X 线片上只看到关节间隙较大，在骨化核和干骺端也有透明的骺板，当幼儿发生软骨病或维生素 A 中毒时，骺板会出现增宽或杯状等异常形态。

（六）脊椎 X 线片

1. 上颈椎开口位片

要看齿状突和侧块两侧是否对称，齿状突有无骨折线，侧位寰椎的位置，寰椎前弓和齿突前缘的距离，成人不超过 13 mm，幼儿不超过 5 mm，若超过可能有脱位。寰椎后弓结节前缘和第 2 颈椎棘突根前缘相平，否则是脱位。齿突后缘和第 2 颈椎体后缘相平，如果不平，可能是骨折脱位。其他颈椎正位呈两侧稍突起，此是钩椎关节；若此突起较尖而高，甚或呈鸡嘴样向侧方突出，这在临床上可压迫神经根或椎动脉，应当引起重视。

2. 颈椎侧位片

颈椎侧位片先看椎体，小关节的排列，全颈椎生理弧度是否正常，有无中断现象，还要看椎间隙有无狭窄，椎体缘有无骨质增生，运动照片上颈椎弧度有无异常，椎体间有无前后错动形成台阶状。还要测量椎管的前后直径，椎弓根的横径，过大可能是椎管内肿瘤，过少可能是椎管狭窄。后纵韧带骨化只有侧位 X 线片上能看到。颈椎前方为食管、气管，侧位片上椎体和气管间软组织阴影有一定厚度，若增厚应怀疑有血肿或炎症。

3. 胸腰椎正侧位片

胸腰椎正侧位片要注意椎体形态，椎弓根的厚度，椎弓根的距离。若椎弓根变狭窄，椎弓根距离增大，可能为椎管内有新生物，正位片上要注意脊柱全长是否正直，椎体是否正方或有无异常的半椎体，还要注意两侧软组织阴影，寒性脓肿常使椎旁出现阴影或腰大肌肿胀。下腰椎正位片还要注意有无先天异常，如隐性骶裂、钩棘、浮棘、腰 5 横突不对称、腰椎骶化或骶椎腰化等。椎间隙有无狭窄，以侧位片较清晰。

侧位片先看排列弧度，常见下胸椎后凸较大，多为青年性骨软骨炎的后果。下腰椎有时会看到过度前凸，这是腰痛的原因，此种患者仔细观察常发现并有滑脱或反滑脱，可能是椎间盘退变的后果。看椎体有无变形，下胸椎两三个楔状或扁平可能是青年性骨软骨炎的后果。单个的变形以外伤多见，但转移病变也不能除外。椎体的骨小梁在质量良好的 X 线片应当看得清，若看不见或呈透明样，可能有骨质疏松。椎间盘的厚度应当上下一致，而且越到腰 L_3、L_4、L_5 其厚度越大，对比后若发现某一节段狭窄，可能是病变。下腰部看到有滑脱，则还要进一步检查有无崩裂或先天发育异常。斜位腰椎片可以帮助诊断。斜位片上可以看到小关节和关节对合情况，小关节面致密或不整齐，可能是小关节有创伤性关节炎或小关节综合征。腰椎运动侧位 X 线片，可发现椎体间某一节段有过度运动或不稳情况，以决定治疗方案。

第三章 创伤骨科常用治疗技术

第一节　骨科清创

清创术是指从开放伤口中清除受污染和失去活力的组织。它是开放性损伤处理的基础，应在伤后6 h内进行，尽早使开放骨折变为闭合骨折，减少感染机会。如有休克，应先纠正。细致而彻底的清创是保证伤口与骨折顺利愈合，血管畅通及神经、肌肉功能恢复的重要步骤。

一、麻醉

酌情采用臂丛、硬膜外阻滞，蛛网膜下隙麻醉，局部或全身麻醉。术中保持无痛。一般不应在止血带下清创。

二、备皮

范围要大，先用无菌敷料覆盖伤口，剃除毛发，油污用乙醚擦去，伤肢稍加牵引。

三、刷洗

术者洗手戴手套后，用无菌软毛刷、肥皂水、生理盐水刷洗伤肢及创缘皮肤3遍，再以生理盐水冲洗伤口，如污染重、受伤时间长或系特殊损伤，应用3%过氧化氢溶液浸泡伤口，以减少厌氧菌感染，创口内泥沙等异物可用软刷轻刷创面清除之。创口内可用氯己定、碘附等溶液冲洗、浸浴，之后再用生理盐水冲净。拭干后创周皮肤以碘酊、酒精消毒，铺巾。

四、清创

按一定方向由浅入深地用刀、剪切除玷污和失去活力的组织，一般切除1～2 mm宽创缘皮肤，直至显露新鲜组织为止。深部无效腔应敞开，切除明显污染的骨折端、神经及肌腱断端，但勿过多。取出游离小骨片，彻底止血，需要时沿肢体长轴扩大伤口以取出异物，再用无菌生理盐水或0.1%新洁尔灭清洁创面。小骨块同样清洗、消毒后浸没在碘附液内备回植。

五、骨折、肌腱与神经、血管的处理

酌情行内固定，伤口未缝合者不用，术后可应用外固定器。手术及内固定力求用最简单有效的办法。应缝合或修补断裂的肌肉、肌腱与神经，如伤口感染，则不缝合，可用黑丝线将肌腱、神经断端缝于邻近组织上，以利再次手术时易于寻得。小血管损伤可结扎。

六、关节的处理

关节囊未破裂、无异物者不必切开探查，关节内积液可抽吸冲洗；应仔细清除异物、血肿、骨及软骨碎块，暴露困难者可不取，用大量生理盐水冲洗关节腔，彻底止血后缝合滑膜，必要时修补，关节腔内注入抗生素。关节破坏严重者，若为新鲜伤口，可早期行关节融合术。术后将关节固定于功能位。

七、伤口缝合

在 8 h 以内者，清创后一期缝合，但勿过紧，必要时作减张切口或植皮，已切开之深筋膜不必缝合；超过 8 h 者，覆以凡士林纱布，以后行二期缝合。

八、外固定并抬高患肢

可应用小夹板、石膏托或管形固定、持续牵引等。

九、抗生素使用

全身应用抗生素。

第二节　石膏绷带固定技术

骨关节损伤和骨科手术后，为了保持骨折复位或矫形术后的位置，必须给予合适的外固定。外固定的种类很多，各有优缺点和适应范围。随着科学的进步和工业的发展，以及对骨关节损伤机制研究的进展，陆续出现了一些新的固定方法、固定器材，但传统的石膏绷带外固定，由于价格便宜，使用方便，应用甚广，至今仍不失为平时及战时骨科外固定的良好材料，也是骨科医生必须熟悉掌握的一项外固定技术。

一、适应证

石膏绷带固定适应证：①小夹板难于固定的某些部位的骨折，如脊柱骨折。②开放性骨折清创缝合术后，创口尚未愈合，软组织不宜受压，不适合小夹板固定者。③病理性骨折。④某些骨关节术后须长时间固定于特定位置者，如关节融合术。⑤为了维持畸形矫正术后的位置者，如成人马蹄内翻足行三关节融合术后。⑥化脓性骨髓炎、关节炎，用以固定患肢、减轻疼痛、控制炎症。⑦某些软组织损伤，如肌腱（包括跟腱）、肌肉、血管、神经断裂缝合术后需在松弛位固定者，以及韧带损伤者，如膝关节外侧副韧带损伤，需行外翻位石膏托或管型固定。

二、常用石膏绷带的类型

（一）石膏托

将石膏绷带卷浸入冷水桶中，直至没有气泡，完全浸透。取出轻挤两端，在玻璃板上或搪瓷板上按需要长度折叠成石膏条带，即石膏托。一般前臂石膏托需用 10 cm 宽的石膏绷带 10 层左右；上肢石膏托可根据具体情况增加 1 ~ 2 层；小腿石膏托需用 15 cm 宽的石膏绷带 12 层左右。石膏托的宽度一般以能包围肢体周径的 2/3 左右为宜。将做好的石膏托置于伤肢的背侧或后侧，并用手抹贴于肢体上，用湿绷带卷包缠两层固定，再继续用干绷带卷包缠，使之达到固定肢体的目的。

（二）石膏夹板

按照做石膏托的方法制作石膏条带，将两条石膏条带分别置贴于被固定肢体的伸侧及屈侧，用手抹贴于肢体，先用湿绷带包缠 2 层固定，再用干绷带继续包缠而成。此种石膏夹板固定多用于已有肿胀或可能发生肿胀的肢体，以防肿胀影响肢体血供。

（三）石膏管形

石膏管形指用石膏绷带和条带相结合包缠固定肢体的方法，适用于上肢及下肢。常用的有前臂石膏管形、上肢石膏管形（图 3-1）、小腿石膏管形及下肢石膏管形等（图 3-2）。为防止肿胀导致肢体血循环障碍，石膏管形塑形后，于肢体屈侧纵行剖开，并且棉花絮填塞于剖开的石膏缝隙内。再用绷带包缠 2 层。

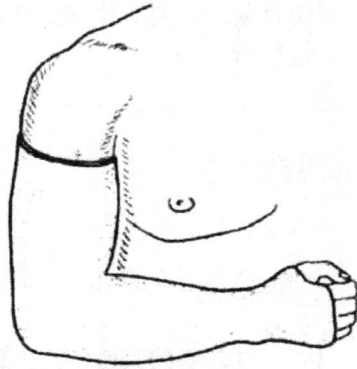

图 3-1　上肢石膏管形固定

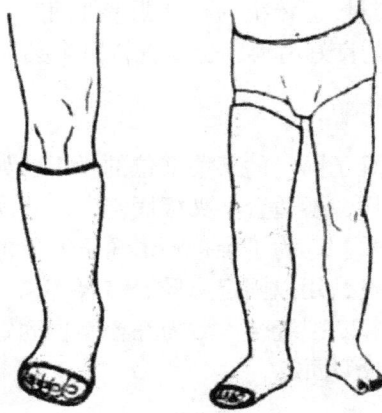

图 3-2　小腿及下肢石膏管形固定

（四）躯干石膏

躯干石膏指采用石膏条带与石膏绷带相结合包缠固定躯干的方法。一般以石膏条带包扎为主，用手抹贴，使各石膏条带及绷带之间贴附紧密，无空隙存留，形成一个石膏整体。常用的躯干石膏有头胸石膏、颈胸石膏、石膏围领、肩"人"字石膏、石膏背心、石膏围腰及髋"人"字石膏等（图 3-3 ～图 3-5）。

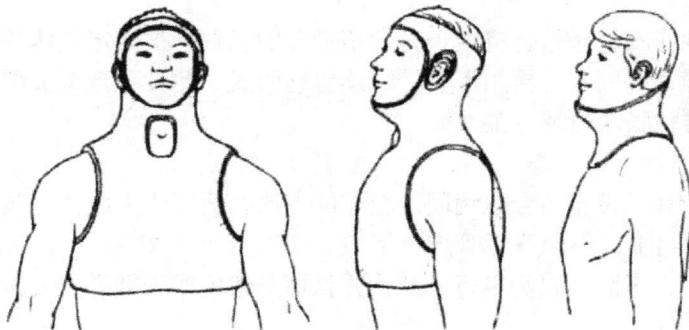

图 3-3　头胸石膏固定及石膏围领

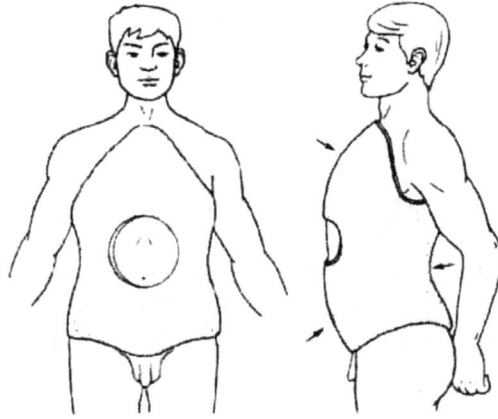

图 3-4　石膏背心固定

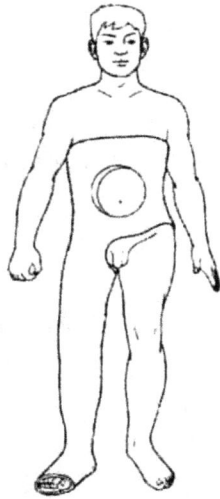

图 3-5　髋 "人" 字石膏固定

（五）特殊类型石膏

此类石膏是根据伤情或病情的需要，制成各种类型的石膏以达到外固定的目的。例如，石膏绷带与铁丝夹板相结合制成的外展架，常用代替肩 "人" 字石膏；架桥式管形石膏，适用于肢体环形创面更换敷料的固定；蛙式石膏用于治疗先天性髋关节脱位；治疗无移位的肱骨或胫腓骨骨折可用 U 形石膏夹板；还有各种进行功能锻炼用的石膏固定等。

三、关节固定功能位置

分为以下几种情况。

（1）肩关节：外展 60° ~ 90°（儿童较成人为大），前屈 30° ~ 45°，外旋 15° ~ 20°。

（2）肘关节：屈曲 80° ~ 90°，前臂中立位。

（3）腕关节：背屈 30°，尺偏 5° ~ 10°（示指与前臂的纵轴在一直线上）。

（4）拇指关节：对掌位。

（5）手指关节：掌指关节 140°，近指间关节 130°，远指间关节 150°。

（6）髋关节：外展 10° ~ 15°，前屈 15° ~ 20°，旋转 0°。

（7）膝关节：屈曲 5°～20°。

（8）踝关节：保持 90°。

四、石膏固定技术

（一）术前准备

1. 材料设备准备

石膏绷带卷浸泡冷水中 10～15 min 后即开始发生硬结（硬结所需的时间与水温、室温及湿度有关）。因此，术前应做好材料设备的准备工作，不可临时乱找，延误时间，影响制作石膏固定的效果。

（1）做石膏条带用的长桌玻璃应干净，需用多少石膏绷带要预先估计好，拣出放在托盘内，以便及时做石膏条带，供包制石膏用。用盆或桶盛冷水。水温勿过热，以免石膏绷带卷凝结过快，不便操作，影响石膏塑形质量。

（2）其他石膏用具，如石膏剪、石膏刀、剪刀、线织纱套、棉卷、绷带、纱布块及有色铅笔等准备齐全，在固定地方排放整齐，以便随用随拿，用后放回原处。

2. 局部准备

用肥皂水及水清洗石膏固定部位的皮肤，有伤口者应更换敷料，套上纱套，摆好肢体功能位或特殊位置，并由专人维持或置于石膏牵引架上。

3. 人员的分工

包扎石膏是一个集体操作过程，要有明确的分工，还要密切配合。大型石膏固定包扎要 1 人负责体位，1 人浸泡石膏绷带卷并制作石膏条带，1～2 人包缠及抹制石膏。包扎石膏人数的多少根据石膏固定部位、大小等情况而定。

（二）固定步骤

1. 垫上棉垫或棉纸

应在固定部位套以纱套或包缠 2 层棉纸，在骨骼隆起部位垫以棉垫或棉纸，以免皮肤受压坏死，形成压疮。

2. 石膏绷带的准备

将石膏绷带卷按包扎石膏使用的顺序，轻轻横放浸泡于水中，以防石膏粉散失，等气泡排空石膏绷带卷泡透，两手握住石膏绷带卷的两端取出，用两手向石膏绷带卷中央轻轻对挤，除去多余水分即可使用。可将石膏绷带直接使用，亦可做成石膏条带使用。将水加温或水中加少最食盐，均能加快石膏凝固的时间，但采用大型石膏固定时均不宜使石膏凝固太快，以免影响石膏塑形。

3. 躯干石膏及特殊石膏固定

多采用石膏绷带与石膏条带包扎相结合的方法。一是可加快包扎石膏的速度，有利于石膏塑形，能较好地达到固定的目的；二是可节省石膏绷带。应用此法包扎的石膏有厚有薄，即不负重的次要部位较薄，负重的重要部位较厚，使包制的石膏既轻又有较好的固定作用。

（1）先将石膏绷带卷浸透，于固定部位由上向下或由下向上顺序环形包缠 2 层以固定纱套或棉垫。此层石膏贴近皮肤，务使平整，无皱褶。然后，根据包扎石膏部位的需要，用石膏条带包扎或加强，再继续用石膏绷带环绕铺平包缠。必要时可在石膏绷带的边缘略做小折，以保持石膏绷带的均匀平整。包缠石膏绷带每卷可重叠 1/2 或 1/3。包扎石膏管形的过程中，不论包缠石膏绷带还是包扎石膏条带，用力要均匀，勿过紧过松，边包缠边用手抹平，将石膏条带及石膏绷带间的空气及多余水分挤出，成为无空隙的石膏管形，以牢固固定。

（2）制作石膏条带：如用做石膏托或夹板的石膏条带，将所需用的石膏绷带卷浸透，挤去多余水分，在玻璃板上迅速摊开，根据包扎石膏肢体部位的长度，来回折叠 10～12 层，抹平即可使用；如石膏条带与石膏绷带合用，一般将石膏条带来回折叠 5～6 层即可，并使制作的石膏条带两端及两侧边缘薄一些，便于包缠石膏绷带时，衔接处平整，防止压迫皮肤。

（三）石膏固定后的注意事项

（1）要维持石膏固定的位置直至石膏完全凝固。为了加速石膏干固，可适当提高室温，或用灯泡烤箱、红外线照射烘干。因石膏传热，温度不宜过热，以免烫伤。

（2）搬动运送伤员时，注意避免折断石膏，如有折断应及时修补。

（3）伤员回病房后，应抬高患肢，防止肿胀，石膏干后即开始未固定关节的功能锻炼。

（4）要密切观察肢体远端血循环、感觉和运动情况，如有剧痛、麻木或血循环障碍等不适情况，应及时将石膏纵行全层剖开松解，继续观察伤肢远端血循环情况，若伤肢远端血循环仍有障碍，应立即拆除石膏，完全松解，紧急处理伤肢血供障碍。

（5）肢体肿胀消退后，如石膏固定过松，失去固定作用时，应及时更换石膏。

（6）天气冷时，要注意石膏固定部位保暖（但不需加温），以防因受冷而导致伤肢远端肿胀。

五、并发症

常见并发症包括以下几项。

（一）坏疽及缺血性挛缩

石膏固定过紧，影响静脉回流和动脉供血，使肢体严重缺血，肌肉坏死和挛缩，甚至出现肢体坏疽。神经受压和缺血可造成神经损伤，使肢体严重废用。因而，石膏固定松紧应适当，术后应严密观察，及时处理。

（二）压疮

多因包缠石膏压力不均匀，使石膏凹凸不平或关节处塑形不好所致。也可因石膏尚未凝固定型，就将石膏型放于硬板上，造成变形压迫而形成压疮。一般患者有持续性局部疼痛不适，若石膏局部有臭味及分泌物，说明存在压疮，应及时开窗检查，进行处理。

（三）化脓性皮炎

因固定部位皮肤不洁，有擦伤及软组织严重挫伤有水疱形成，破溃后可形成化脓性皮炎，应及时开窗处理，以免影响治疗。

（四）坠积性肺炎

多为大型躯干石膏固定或老年患者合并上呼吸道感染而未能定时翻身活动，导致坠积性肺炎。术后加强未固定部位的功能锻炼和定时翻身是可以预防的。治疗除常规抗感染外，应进行体位引流，即头低足高位、侧卧及俯卧位，使痰液易于咳出。

（五）失用性骨质疏松

大型石膏固定后，固定范围广，加之未固定关节未进行功能锻炼，易发生失用性骨质疏松，骨骼发生失用性脱钙，大量钙进入血液，从肾脏排出，因此易导致肾结石。特别是长期卧床包扎石膏的患者，更易发生肾结石。对此患者应多饮水和翻身，加强未固定部位的功能锻炼，以预防骨质疏松。

六、拆除方法

拆石膏可用石膏剪及石膏锯手工拆除，也可用电动石膏锯拆除。沿石膏型纵行剖开，应防止损伤皮肤，特别在关节周围更要仔细。拆除石膏后洗净皮肤，随即用弹性绷带包扎固定部位，以防肢体失用性水肿发生。随着功能锻炼，肢体适应后，可逐渐不用弹性绷带。

第三节 小夹板固定技术

小夹板局部固定是利用与肢体外形相适应的特制夹板固定治疗骨折。多数夹板固定治疗骨折不包括骨折临近关节，仅少数临近关节部位的骨折使用超关节固定。小夹板是我国中西医结合治疗骨折的外固定材料。小夹板一般用厚 3 ~ 5 mm 的柳木、椴木、杉木或竹片制成。小夹板固定治疗骨折的原理是通过配用各种类型纸压垫，形成两点或三点着力挤压点，外用 4 条布带松紧适当的缚扎，防止骨折移位。

一、适应证及禁忌证

（一）适应证

适应证包括：①不全骨折。②稳定性骨折。③四肢闭合性管状骨骨折，但股骨骨折因大腿肌肉较为丰富，肌拉力大，常需结合持续骨牵引。④四肢开放性骨折，创口小，经处理后伤口已闭合者。⑤陈旧性四肢骨折仍适合于手法复位者。⑥用石膏固定的骨折虽已愈合，但尚不坚固，为缩小固定范围可用以代替石膏固定。

（二）禁忌证

禁忌证包括：①不能按时观察的患者。②开放性骨折。③皮肤广泛擦伤。④伤肢严重肿胀，末端已有血循环障碍现象者。⑤骨折严重移位，整复对位不佳者。⑥骨折肢体已有神经损伤症状，局部加垫可加重神经损伤者。⑦伤肢肥胖，皮下脂肪多，因固定不牢易发生延迟连接或不连接者。

二、材料及操作方法

常用的材料有小夹板、固定垫（棉垫或纸垫）、横带（扁布带）、绷带、棉花、胶布等。

（一）小夹板

根据骨折的不同部位，选用不同类型的夹板。小夹板的宽度的总和，应略窄于患肢的最大周径，使每两块小夹板之间有一定的空隙。最常见的有超肩肱骨干夹板、前臂尺桡骨夹板、桡骨远端夹板、股骨干夹板、胫腓骨超踝夹板、踝关节夹板等。

（二）固定垫

常用的有平垫、大头垫、坡形垫、空心垫、分骨垫等。在小夹板内的作用是防止骨折复位后再发生移位，但不可依赖固定垫对骨折段的挤压作用来代替手法复位，否则将引起压迫性溃疡或肌肉缺血性坏死等不良后果。根据骨折的不同部位和移位情况，选用不同类型的固定垫。其中平垫常用的有两垫固定法、三垫固定法及四垫固定法（图3-6）。

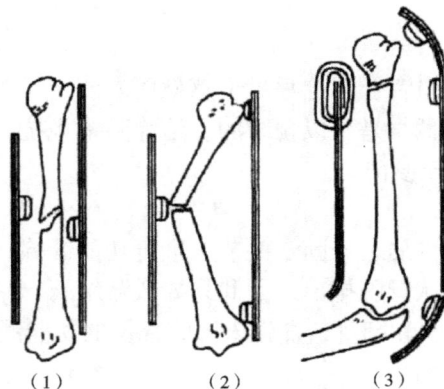

图3-6　常用平垫固定法

注：（1）两垫固定法；（2）三垫固定法；（3）四垫固定法

（三）包扎方法

骨折复位后，垫好固定垫。将几块小夹板依次安置于骨折处四周，外用3～4根横带捆扎，松紧适度。以绷带上下活动各1 cm为度。

三、注意事项

注意事项如下。

（1）伤肢体位应放置正确，外套纱套或包1～2层棉纸，以免压坏皮肤。

（2）选择纸垫的大小要合适，放置加压点要准确，并用胶布固定，以防移动。

（3）选用小夹板的型号要合适，且要按规定顺序放置前、后、内、外侧的夹板，由助手扶托稳固，以便用布带包扎固定。

（4）捆扎布带的长短要适宜，先扎骨折端部位的一条（即中段），然后向两端等距离捆扎，松紧度以布带能横向上下移动各 1 cm 为准。

（5）布带捆扎完毕后，应检查伤肢末端的血循环及感觉情况。如一般情况良好，再行 X 线检查骨折端对位情况。

（6）在伤肢固定后 1 ~ 3 d 内要特别注意观察伤肢末梢血循环及感觉情况，并随时酌情调整捆扎布带的松紧度；然后每周用 X 线检查及调整布带松紧度 1 次或 2 次，直到骨折愈合。

（7）在小夹板固定治疗期间，每天都要鼓励和指导患者定时定量地进行伤肢功能锻炼。

第四章　骨关节镜常用技术

第一节　肩关节镜技术

过去，准确诊断肩部疼痛是一件令人感到困难的事情，以致长期以来专科医师们不得不以"肩周炎"、"软组织劳损"等来笼统诊断。CT、MRI 尤其是后者的诞生，极大地推动了诊断的水平。而关节镜在肩关节疾病诊疗中的运用，使得诊断的水平达到了更加准确细化，并且具有直观动态的特点。现在我们终于知道原来肩痛相当大的一部分是有着具体病因的，如肩峰撞击综合征、SLAP 病、Bankart 损伤、关节不稳定等，仅约 5% 才属于肩周炎。要准确细化地诊断肩痛，必须掌握影像学理论、肩关节理学检查等，尤其要掌握关节镜的使用技术。本节简单介绍一些肩关节镜的基本知识。

一、解剖生理

肩关节有广义与狭义两种描述。狭义上指肱盂关节；而广义上还包括了肩锁关节与肩胸"关节"（肩胛骨—胸廓间在肩关节活动时的相对活动，它类似关节却没有关节的结构）。另外，在肩关节活动时，胸锁关节与肩峰—肩袖"关节"也参与其中。所以，肩关节的解剖生理是非常复杂的。由于进化关系，肩关节非常灵活，它是人体所有关节中活动方向最多、最复杂的，有屈伸、收展、内外旋转 3 组活动，并由这 3 组活动衍生出各种组合活动如前上举、外上举、搭肩搭背等。但肩关节这种灵活性是以牺牲结构稳定性为代价的：它没有典型的球窝关节的匹配与稳定，巨大的肱骨头关节面是关节盂关节面的 3 倍。如此不稳定的装置，当然需要很多辅助稳定结构。肩关节的稳定装置有静力性与动力性两种。静力性稳定装置由关节囊以及增厚的关节囊韧带（如前方的盂肱上、中、下 3 组韧带及喙肱韧带等）和关节盂唇等组成。这些结构将肱骨与肩胛骨连接起来；肩锁关节和喙锁韧带将锁骨与肩胛骨强有力的连接起来。但就静力结构来讲，3 块骨的解剖关系形似吊车装置，胸锁关节是支点，锁骨是吊杆，肩胛骨是吊钩，肱骨以下等是悬吊重物，肩锁关节和喙锁韧带是连接吊钩与吊杆之间的主要结构。"吊车装置"形象地勾勒出 3 块骨之间的结构与力学传导关系。动力性稳定结构主要由包裹关节周围的肩袖、肱二头肌长头关节内段等组成。肩关节前下是薄弱区域，故而前下脱位最易发生。由于长期各种急性和慢性累积损伤，肩关节静力稳定结构出现松弛或缺失，肩关节活动支点和轨迹出现病理性改变，异常支点和异常活动轨迹的形成导致关节内外及周围组织继发性损伤，最终形成关节不稳定和功能障碍。临床上可见的此类疾病有肩峰撞击综合征、关节囊肱骨头附着损伤（如 HTML 等）、SLAP 病、Bankart 损伤和关节外各类滑囊炎症等。关节镜解剖与大体解剖不同，它描述从不同的关节镜入口能观察到关节内的解剖结构。肩关节镜入口作为观察的常用入口只有后上入口与前方入口。南加利福尼亚州骨科医院制订的肩关节镜外科镜下解剖结构观察目录，比较完整不至遗漏，操作起来有条不紊，在临床运用中很有价值。共有 15 个解剖位点（表 4-1），其中 10 个位点从后上入口观察，5 个位点从前方入口观察；而肩峰下间隙的观察位点也有 8 个（表 4-2）。对于每个解剖点的理解请参考有关肩关节镜专著。

表 4-1 肩关节镜入口 15 点解剖观察

从后上入口观察：

1. 肱二头肌长头肌腱及上方盂唇
2. 后方盂唇及后方关节囊隐窝
3. 腋下隐窝及肱骨头下方关节囊附着
4. 下方盂唇及盂关节面
5. 肩袖冈上肌肌腱部分
6. 肱骨头裸区及肩袖后部附着
7. 肱骨头关节面
8. 前上盂唇、上中盂肱韧带及肩胛下肌肌腱
9. 前下盂唇
10. 前下盂肱韧带从前方入口观察
11. 后方关节盂唇及肱骨头后方关节囊附着处
12. 后方旋肌袖部分包括冈上肌肌腱和冈下肌肌腱
13. 前方盂唇及下盂肱韧带肱骨头附着
14. 肩胛下肌肌腱及其肩胛下隐窝和中盂肱韧带盂唇附着
15. 肱骨头前方关节面、肩胛下肌肌腱肱骨头附着处及肱二头肌长头肌腱肩袖间隙通道

表 4-2 肩关节镜肩峰下间隙 8 点解剖观察

从后方入口观察：

1. 肩峰下方及喙肩韧带
2. 肩峰外缘及肩峰下滑囊外侧皱襞
3. 肱骨头大结节冈上肌、冈下肌肌腱附着
4. 肩袖肌腱 – 骨结合部
5. 肩峰下滑囊内侧壁

从前方入口观察：

6. 肩峰下滑囊后滑膜帘
7. 肱骨大结节肩袖附着后面
8. 肩袖前方、肩袖间隙及肩峰下滑囊前方隐窝

二、设备与器械

肩关节镜手术的设备与膝关节镜的有所不同，前者需要压力泵与维持体位的牵引装置或沙滩椅架。关节镜基本器械与膝关节镜相同，前者需要成套的全肩关节镜下的修补缝合器械系统（如 Spectrumset，Linvatec）、各种口径的防漏套管等。

三、手术环境

肩关节镜手术室配置和人员站立流动与膝关节镜手术有很大不同，主要是由患者体位决定的。以外展牵引位为例，主刀医师与助手围绕肩关节 0° ~ 180° 范围内站立流动，此处必须与麻醉台隔开，因此，麻醉台一般置于患者肚脐腹侧。关节镜设备组置于麻醉台的足侧，如果光导索、摄像头电线不够长，也可置于背侧近足部。在肩关节的腹侧与背侧可各放置一个 Mayo 台，分别放置成套手术器械与刨削手柄、摄像头等。洗手护士工作台在主刀的后方（图 4-1）。

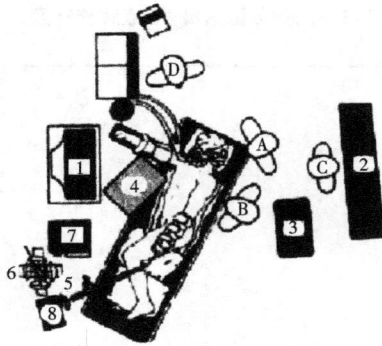

图4-1 肩关节镜手术设备及手术人员位置

A. 主刀医师；B. 助手；C. 洗手护士；D. 麻醉师

1. 监视器；2. 手术器械；3、4. Mayo台；5. 牵引架；6. 悬吊架；7. 压力泵；8. 高频电刀

四、麻醉与体位

肩关节镜手术患者必须施行全身麻醉，手术过程中需要足够的肌肉松弛以及控制血流动力学参数。肩关节及其周围血供非常丰富，由于无法使用止血带，所以使用控制性降压措施并结合其他一些方法，就可以控制手术出血以达到关节镜手术视野的清晰。足够的肌肉松弛可使关节间隙在牵引下增大而方便手术。从某种角度讲，在肩关节镜手术中，仅有关节镜医师的经验技术而缺少麻醉师的配合，手术将不能成功。

肩关节镜手术的患者体位目前主要流行外展牵引和沙滩椅两种体位。前者患者取侧卧位，肩关节在牵引架牵引下维持外展70°，前屈15°，整个身体后倾10°，一般牵引重量小于7 kg；后者患者取坐位至少60°，屈髋屈膝，肩胛骨脊柱缘置于手术台边缘。两种体位各有优缺点。外展牵引位具有关节间隙大且比较恒定的优点。缺点是有臂丛神经损伤的可能性；如果关节镜手术失败而转换成开放手术时，可能要重新铺巾，容易引起肩关节下脱位；图像不符合视觉习惯。沙滩椅位的优点：体位摆放方便迅速，神经损伤危险性降低，关节内解剖变形小，图像符合视觉习惯，上肢活动性好易于改用开放手术等；缺点：镜头易产生雾气，易致压迫损伤。但对于成熟的肩关节镜医师来说，究竟采取何种体位，取决自身技术特点以及患者特点。

五、一般操作技术与原则

一位能熟练操作膝关节镜手术的医师未必能很好地完成肩关节镜手术。主要是由于肩膝的解剖特征不同而形成了不同的手术技术特点和原则。①止血措施不同：膝关节能使用止血带，肩关节不能使用止血带而只能通过其他措施，主要有控制性降压、灌注液加肾上腺素，以及压力泵等的使用。②穿刺技术不同：由于肩关节腔外组织厚，有重要的神经血管毗邻以及关节腔有肩袖围绕，关节间隙又很窄，所以必须使用非贯穿性穿刺术，以免损伤这些重要结构。③套管技术：为了防止液体渗漏至关节腔外，强调钝性穿刺。由于腔外组织厚，若大量液体外渗导致组织水肿更厚，又有重要结构环绕，在穿刺口频繁进出操作器械会形成假道加重软组织损伤，增加了重要结构损伤的概率，所以必须在操作器械进出频繁的穿刺孔使用安全的套管钝性穿刺安装技术。由于肩关节镜部分的操作是在关节腔外进行，如肩袖修补，所以手术时间必须严格限制。

肩关节镜常用入口有后上入口（PSP）、前上入口（ASP）及前下入口（AIP或AMGP）。制作入口方法：首先，在制作入口前必须先用消毒标记笔绘出解剖标记点、线及入口点，即标出肩峰后外角、前外角、肩峰外侧缘中点、肩胛冈、锁骨前缘、肩锁关节、喙突和喙肩韧带等，然后连接起来；以拇指压住肩胛上窝，沿拇指缘画线，即可画出肩胛上窝周缘。肩胛上窝前缘即锁骨及肩锁关节后缘，后缘即肩胛冈缘。再画出后滑膜帘线，即肩峰下滑膜囊后界，具体方法是从肩锁关节后缘画一条与肩峰外侧缘垂直的线并向远侧延长4 cm。最后很重要的是画出关节镜入口点。必须记住很重要的一点，画出的标记线实际上是骨性轮廓的浅表部，而手术入口却是位于骨性轮廓的深部以下的，所以，可根据骨性深部轮廓线作为参照。有些医师则直接画出骨性解剖标志深部轮廓线，它应该比浅表轮廓线宽大一些。后上入口一般位于肩峰后外角下方 2 cm、内侧 2 cm，或位于所谓后方的解剖"软点"处；"软点"的深层解剖位置位于冈下肌、小圆肌之间。制作入口时必须注意，从后方四边孔穿出的结构，包括腋神经与旋肱动脉，距肩峰后外角下 7 ～ 8 cm。在制作入口时，可以先以静脉穿刺针自后上入口标记点向喙突方向穿入，进入关节腔时有一种突破感，然后注射 20 mL 生理盐水，若在取走针筒时可见注入盐水自针筒流出，说明针在关节腔内，然后用镜鞘及闭孔器以上述方法穿入关节腔内，取走闭孔器可见先前注入的生理盐水流出，说明已经进入关节腔内。如果操作熟练，还可采用以镜鞘及闭孔器直接穿刺进入关节腔，具体方法是以钝头触摸肱骨头、关节盂后缘以及两者之间的"台阶"，然后向空隙处穿入关节腔，在穿刺过程中仍应以喙突为参考。前方入口的制作方法与后上入口的有所不同，后者是解剖定位后的"盲"穿，前者是解剖定位后的关节镜监视下的穿刺。体表解剖定位在喙突外侧沿喙肩韧带下缘呈外上内下排列的彼此间距约 1 cm 的两点上。前方需要制作几个入口，必须在关节镜初步诊断之后才能决定。如果发现存在 SLAP 病等，则只需做前上入口即可；如果是 Bankart 损伤等，则需要制作前上、前下入口。具体有两种方法：内外法和外内法。施行内外法时，先推进后上入口中的镜体接近前方恰好位于肱二头肌长头肌腱下方的前方关节囊，然后拔出镜子换作闭孔器并用力向前方穿破至皮下，形成一顶"帐子"，然后以尖刀片刺破皮肤，将镜鞘闭孔器推至皮外，将防漏套管顺闭孔器引入关节腔内，如此前上入口制作完成。而外内法，则先以静脉套管针在皮肤定位点穿入关节腔，关节腔内的位置恰位于肱二头肌长头肌腱下方的前方关节囊，此处也是肩胛下肌与冈上肌间的肩袖裂隙处，定位后作皮肤口，接着用交换棒或钝性闭孔器穿过防漏套管，然后先以闭孔器钝头穿入关节腔，再将防漏套管旋入关节腔。制作前下入口，一般只能用外内法。关节内位置位于肱二头肌长头肌腱、肩胛下肌腱及盂唇间的三角区内，低位入口时则正好位于肩胛下肌腱上缘或穿过该肌腱。制作前方入口时必须在喙突外侧以防损伤腋区臂丛神经血管束。另外，刺入关节腔时应采用先向外穿入，通过喙肱肌肌腱时再向内侧刺破关节囊的"波浪状"推进方法，以免损伤喙肱肌肌腱内侧的肌皮神经。然后，自前方防漏套管引入一根交换棒，并慢慢进入关节镜鞘，此时镜体自镜鞘慢慢退出，并监视着交换棒进入镜鞘引出后方入口，拔出镜鞘，顺交换棒插入防漏套管。完成了 3 个防漏套管的安装之后，关节镜的诊疗操作就可以在 3 个入口间相互转换。

六、专项操作技术与原则

专项操作技术并不是凭空形成的，它是针对肩关节常见疾病设计的系列技术。为修复重建肩关节损伤盂唇、关节囊韧带骨面撕裂伤、关节囊松弛、肱二头肌长头肌腱盂上附着处撕裂、肩袖损伤等，设计了骨面的锚固螺钉安装技术、全关节腔内的缝合技术、打结技术等，只有掌握这些技术并在使用时遵循一定的原则，才能完成关节镜下的各类肩关节手术。

锚固螺钉是一类尾部带孔、孔内含有缝线、螺头具有特殊设计的螺钉，螺钉部分固定入骨面一定深度并通过各种特殊设计，如螺纹（如 Linvatec 公司的 Revo 系列螺钉、强生公司的 Fastin 系列等）、弹力钢丝（如 B-2 螺钉）等结构与骨面隧道咬合，而尾孔内的缝线将自骨面撕裂的结构重新贴合固定于骨面。安装此类螺钉，必须先在骨面上开一钉道，为增强螺钉的抗拉伸强度。钉道必须与两个平面呈 45° 角。另外，螺钉旋入浅深要得当，过深，钉道口骨性锐缘会磨断缝线；过浅，影响软组织贴合骨面甚至螺钉松脱。

将缝线穿过撕裂组织的两瓣，或自骨面上撕裂的一瓣组织，才能将两瓣组织缝合在一起或将一瓣撕裂的组织重新贴合固定于骨面。目前，将缝线穿过组织的器械主要有各种弯度的尖部带孔的引线器、中空的穿线器、鸟嘴钳等。

通过打结器在关节腔内打结，是非常重要的技术，甚至还形成系统的打结理论。一般打结的两根缝线中总是以其中一根为轴线，然后以另一根围绕其打结。首先介绍半套结亦即滑结（不同于半方结），又根据手法分为上手和下手两种。推结器推结是顺着轴线而下的，此时环绕线应不断间歇收紧来配合半套节下滑到位，这种技术被称为推—拉技术。总是沿着同一根轴线打半套结，得到的仍然是一对容易松脱的滑结。如果不断变换轴线来打半套结,那么就一根轴线来讲,它的行径会变得曲折,这样半套结就不容易松脱。当半套结的环线超过打结位置时,半套结就转换成半方结了,这种技术被称为Pastpoint技术。由于第1个半套结在打第2个半套结时往往容易松弛,所以有些学者沿用了其他行业的一些打结并对其进行改良。目前有 SMC 结、田纳西结、Duncan 结、Hangman 结等。

七、并发症

肩关节镜手术的并发症可以分成以下几类:一般外科手术并发症、专科手术并发症以及专类手术并发症。第1类并发症主要是指诸如麻醉意外、出血损伤、手术感染等;第2类并发症是指与肩关节镜手术有关的并发症,主要是指皮肤压创、臂丛损伤、关节内外结构医源性损伤、腋神经损伤、肌皮神经损伤、肩关节周围大血管损伤等;第3类并发症是指锚固螺钉松脱、位置不正等。

八、围手术学与术后康复

肩关节镜手术是一种在全身麻醉、肌松及降压的情况下施行的微创手术,因此必须考虑到一些麻醉相关的禁忌情况。手术后建议使用镇痛泵止痛,撤除泵后必须使用镇痛药物并辅以理疗冰敷消肿治疗,使得康复锻炼在"无痛"下进行。手术后的康复训练必须是一种"安全"训练,即不至于损伤修复后的结构,所以锻炼的范围、程度在手术后的不同时间段内应有所区别。锻炼主要注重3个方面,即关节活动范围、肌力及综合动作训练。

第二节　肘关节镜技术

一、概述

随着关节镜技术的普及与发展,对肘关节许多以往进行开放手术的疾病均可以在关节镜下诊断和治疗。由于肘关节周围血管神经丰富,解剖结构复杂,肘关节镜的开展还不够普遍。

二、手术适应证

(1)原因不明的肘关节疼痛,经其他诊断手段不能确诊者。
(2)肘关节内游离体、肱骨小头剥脱性骨软骨炎软骨碎片摘除及关节软骨修整。
(3)类风湿或结核性滑膜炎、化脓性关节炎、尺骨鹰嘴滑囊炎关节镜下滑膜部分切除清理。
(4)尺骨鹰嘴或鹰嘴窝内骨赘。
(5)肘关节肱骨小头骨折,镜下闭合复位固定术。
(6)肘关节粘连镜下松解术、肘管综合征和网球肘。
以上疾病均可在肘关节镜下检查手术。

三、操作前准备

标志肘关节的体表解剖结构,肘关节可选用2.7 mm或4.0 mm的30°关节镜头。备用刨削器和等离子刀以及手动关节镜器械。电视监视器放于患者对侧。必要时采用进水泵,也可采用3 000 mL生理盐水高挂于手术床以上1.5 m进行灌注。备用带有橡胶隔膜的套管,可以减少器械反复进出时损伤邻近神经血管,又可减少液体外渗进入组织间隙。手术过程中进水泵压力不要过大,维持在5.3 ~ 8.0 kPa(40 ~ 60 mmHg)为佳。

四、麻醉与体位

可采用仰卧位、俯卧位或侧卧位进行手术。俯卧位或侧卧位有利于医师进行肘关节后入路手术操作,但不利于肘关节前室的观察和术中患肢的活动,故更多医生喜欢采用仰卧位手术。仰卧位肩关节外展90°并屈肘90°,该体位可使肘前窝的神经血管结构放松,使其远离手术入口。前臂牵引重量5 ~ 6Ib(1 Ib = 0.454 kg)重锤,经滑轮悬吊牵引,也可采用徒手牵引。术者可根据需要自由调整肘关节屈曲角度以及前臂的旋前旋后活动。

麻醉可采用斜角肌间沟神经阻滞麻醉，可有效地使患肢肌肉松弛，并可配合使用上臂止血带控制出血，是最常使用的麻醉方法，其缺点为术后不能立刻进行神经系统检查。局部麻醉的优点是安全，当器械靠近神经时患者会适时给医生以提示，其缺点是止痛不完全，患肢肌肉紧张，不能使用止血带。

五、操作步骤

（一）手术入路

1. 外侧入口

位于肱骨外上髁、桡骨小头及尺骨鹰嘴尖构成的等腰三角形的中心，又称为肘关节外侧软点（图4-2）。该入口可以通过触摸肘关节后方的骨性结构而准确定位，是肘关节穿刺最常选用的进针点。前外侧入口：是肘关节镜检查的标准入口，一般作为肘关节镜检的主要入口（图4-3）。根据入口与肘关节距离的远近，前外侧入口又分为：远端前外侧入口位于外上髁远端 2～3 cm，前方约 1 cm 处；中间前外侧入口位于肱桡关节近端前方约 1 cm 处；近端前外侧入口位于外上髁近端 2～3 cm，前方约 1 cm 处。前外侧入口在桡神经下方通过，肘关节囊膨胀及屈肘可使桡神经移向前方，增加手术操作的安全性。一般入口越偏向近端越容易建立，且损伤神经的概率越小，但近端入路关节镜在软组织中走行距离长，影响器械操作的灵活性。

2. 前内侧入口

前内侧入口位于内上髁远侧 2 cm，前方 2 cm 处，相当于肘内侧屈褶纹延伸处。此入口在进入关节囊前要通过旋前圆肌的腱性部分及指浅屈肌的桡侧部分，从正中神经及肱动脉的下方经过（图4-4）。关节镜监视下从前外侧入口用 Wissinger 棒法建立前内侧入口更为方便及安全。

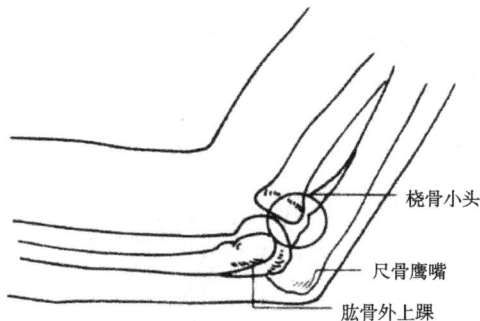

图 4-2　肘关节镜外侧入路示意图

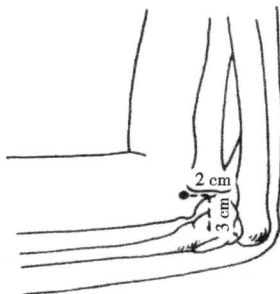

图 4-3　肘关节镜后外侧入路示意图

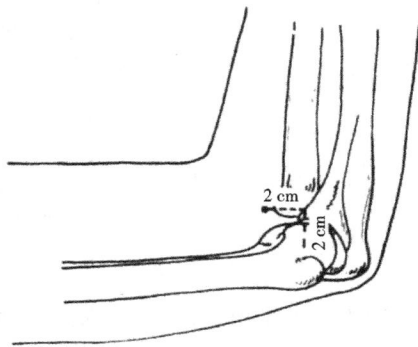

图 4-4　肘关节镜前内侧入路

3. 后外侧入口

位于尺骨鹰嘴近端 3 cm 处，沿肱骨外上髁嵴，紧贴肱三头肌腱边缘的外侧穿入（图 4-5）。在仰卧位时应将患者的肘关节屈曲 20°～30°，放松肱三头肌，同时应将后方关节囊膨胀。俯卧位时，应将患者的肘关节屈曲 90°，穿刺点位于肱骨外上髁嵴紧贴肱三头肌腱边缘，尺骨鹰嘴近端 2 cm 处。

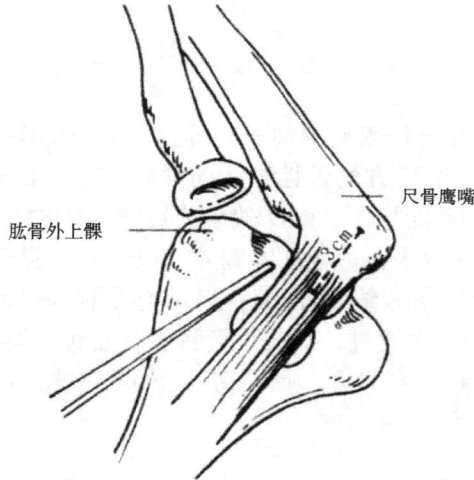

图 4-5 肘关节镜后外侧入路

4. 后正中入口

位于尺骨鹰嘴尖近端 3 cm，后外侧入口内侧 2 cm 处仰卧位时肘关节体位同后外侧入口；俯卧位时肘关节屈曲 90°，入口点位于尺骨鹰嘴尖近端 2 cm 处。肘关节僵硬患者有时后正中入口更容易建立（图 4-6），可作为第一个建立的入口。

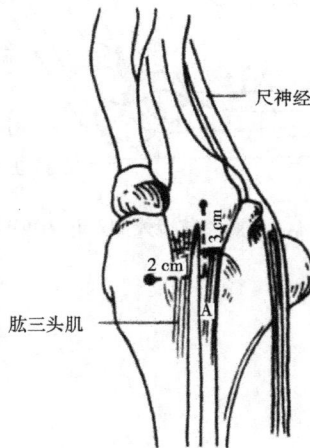

图 4-6 肘关节镜正后方入路

5. 内上入路（髁上前内入路）

俯卧，在内上髁近侧 2 cm 处，关节镜穿过肌间隔前方，紧贴近端肱骨面（可防止损伤正中神经、肱动脉），对准桡骨小头方向插入关节镜（图 4-7）。可显示整个肘关节内结构。

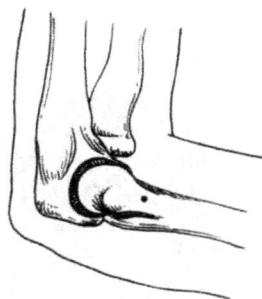

图 4-7 肘关节镜内上入路

（二）肘关节镜检查

肘关节解剖结构复杂，血管神经丰富。做关节镜检查前，应首先在体表将各骨性标志用记号笔标记清楚（图 4-8），供术中定位参考。用注射器于外侧入口穿刺进入肘关节，注入含肾上腺素的生理盐水 25～30 mL 使肘关节囊膨胀。注意穿刺不宜过深，否则冲洗液注入前方软组织会引起关节外肿胀。自前外侧入口插入 18 号硬膜外针，观察有液体流出确定其位于关节腔内。拔除穿刺针，于该部位用尖刀切开皮肤 3 mm，止血钳钝性分开至关节囊，将关节镜穿刺套管插入关节内，连接进水管。此入路可用以检查尺骨冠状突、冠突窝、滑车嵴以及内侧关节囊，屈伸肘关节可以检查冠状突有无撞击；将关节镜回拉少许，可观察到部分桡骨头及肱桡关节，前臂旋前、旋后位可观察到上尺桡关节。

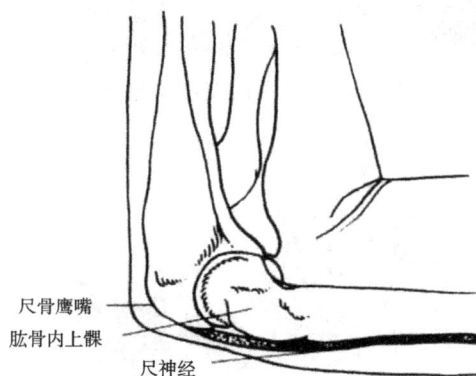

图 4-8 肘关节镜术前应标记的部位

前内侧入口，可以采用与前外侧入口相同的方法自外而内建立，也可以从前外侧入口用 Wissinger 棒建立通道。用 Wissinger 棒法时，将关节镜向前推至内侧关节囊，到达预定的内侧入口位置后，拔出关节镜，插入 Wissinger 棒，推进直至顶起内侧的皮肤，将皮肤切开一小口，使交换棒穿出皮肤，再将关节镜鞘管顺交换棒插入关节腔，移除交换棒后插入关节镜。前内侧入口可以观察尺桡关节、肱桡关节、桡骨头及环状韧带（图 4-9）。施加外翻应力可以清楚观察到肱骨小头。与前外侧入口协同操作，可完成肘关节前方的游离体取出（图 4-10，图 4-11）、剥脱性骨软骨炎的清理、冠突窝骨赘的磨除等手术。

保留进水通道，维持关节囊膨胀，采用由外向内的方法建立直接外侧入口，插入套管时注意操作轻柔，避免损伤关节软骨。该入口可观察肱骨小头凸面及桡骨头凹面，有助于对剥脱性骨软骨炎软骨损害的全面评估；此外尚可观察鹰嘴与滑车关节的外侧面等，小的游离体常隐藏在此处。

可经直接外侧入口关节镜引导下建立后外侧入口或后正中入口，在关节镜下观察鹰嘴窝、尺骨鹰嘴及滑车后方，游离体常因重力作用存留在此间隙。通过此入口尚可进行骨赘的清理等手术，操作时注意保护位于后内侧的尺神经。

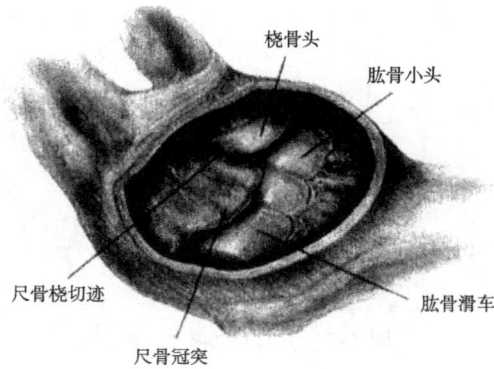

图 4-9 肘关节前方解剖结构示意图

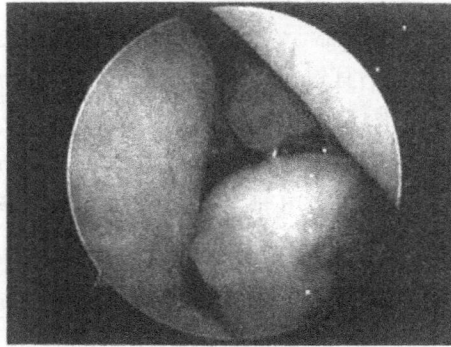

图 4-10 关节镜下游离体取出

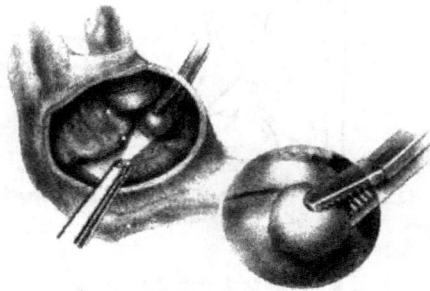

图 4-11 游离体取出示意图

（三）肘关节游离体取出

肘关节游离体多发生于肘关节创伤性骨关节炎、滑膜软骨瘤病等疾病。由于游离体在关节内游动，往往造成关节内交锁，使关节软骨面损伤。软骨游离体没有钙化则 X 线不显影，有时关节内游离体的数目与 X 线片不一致，手术时注意切勿遗留游离体。关节镜下检查发现游离体多位于前关节腔或鹰嘴窝内，关节内多有增生、肥厚、滑膜充血水肿，由于游离体撞击造成上尺桡关节和肱桡关节表面损伤不平，桡骨头软骨破坏，旋转活动受阻挡。如果视野不清楚，可用刨削器或射频汽化清除增生肥厚的滑膜组织，再进行游离体取出术。过大的游离体不好取出时，可以咬碎后取出，但取出后应将其拼在一起观察有无缺损，以免遗留。如果游离体游动不好咬住时，可以用针头刺入游离体，再用游离体钳夹住取出。

六、术后处理与功能锻炼

进行关节镜手术时使用止血带有可能出现肢体的暂时性麻痹，通常发生在长时间手术之后。如果需要用止血带，应该在 60～90 min 后放气。仔细观察止血带的压力和测试止血带表的准确性可减少这些问题。一般止血带性麻痹通常较轻，几天后就可消失。

术后注意观察早期肘关节软组织肿胀情况，严防组织张力过大导致的前臂缺血性肌挛缩；注意检查有无血管神经损伤的迹象。只要病情允许，即应鼓励患者早期开始肘关节的主动与被动活动。除各部位关节镜手术共同的并发症外，肘关节镜手术报道较多的并发症主要为桡神经损伤、尺神经损伤、正中神经损伤和皮神经损伤等并发症。1986 年，北美关节镜学会报道了 1 569 例肘关节镜手术，其中 1 例尺神经损伤，2 例感染。Thomas、Andrews 等也相继报道了术中桡神经损伤及正中神经麻痹的病例。因皮神经损伤导致的感觉异常也有报道。

第三节　腕关节镜技术

腕关节镜的应用还较少，近年来，已明确腕关节镜在诊断方面较影像学检查更为准确，在治疗方面也取得了较大的进展。腕关节镜手术可选择在局部阻滞麻醉或全身麻醉下进行。使用上臂气囊止血带，能在处理关节内骨折时使视野更清晰。我国腕关节镜的直径以 2.3～2.7 mm 和 25°～30° 前倾角最适合。牵引装置用于放松腕关节，以牵引架较常用，其优点在于可无菌消毒，并高度灵活，允许腕关节在手术中有一定的屈、伸、尺偏和桡偏的活动度。牵引重量为 5～6 kg，以塑料手指牵引套套在示指、中指、环指 3 根手指上。在整个手术过程中必须做关节灌洗和扩张以保证关节内结构、视野清晰。腕关节镜手术入路包括桡腕关节入路和腕中关节入路。桡腕关节入路取名于相关的伸肌肌腱分隔和相互联系，依次命名为 1-2，3-4，4-5，6 R 和 6 U。1-2 入路位于桡侧腕长伸肌腱的桡侧和桡骨远端的远侧，通常用作辅助操作入路。3-4 入路位于拇长伸肌腱和指伸肌腱之间，Lister 结节远端，为最常用和最方便的入路，除了远端的尺侧结构如月三角韧带外，它几乎能达到桡腕关节的任何区域。4-5 入路位于指伸肌腱和小指伸肌腱之间，其非常便于关节内操作，因为手术器械能够到达桡腕关节的尺侧和桡侧。6 R 入路位于手背第 6 间隔，尺侧腕伸肌腱的桡侧，能够进行清创和修复三角纤维软骨复合体（TFCC）。6 U 入路位于尺侧腕伸肌腱的尺侧，通常用作出水道，也可用于修复 1B 型 TFCC 损伤。腕中关节入路以关节的位置命名，包括腕中、腕中尺侧、舟大小多角关节和三角钩关节。腕中桡侧是腕中关节检查最常用的入路，腕中尺侧用作引流或手术器械的进入处。舟大小多角关节适宜做导水口或处理舟骨病变，舟大小多角关节由于结构紧密，相对少应用。

一、临床应用

（一）关节镜下腕节横韧带松解减压治疗腕管综合征

1. 概述

腕管综合征多见于中、老年女性和 Colles 骨折患者。临床特点是拇、食、中指的指腹麻木刺痛，肢端感觉异常，特别是腕关节背伸和屈曲位手指麻木，睡眠状态下常因手麻木而惊醒，为缓解症状患者常采取手下垂或甩动腕关节，麻木症状可自行消失，临床经验不足者常误诊为颈椎病。查体正中神经支配区痛觉减退，严重者大鱼际肌萎缩，拇指对掌力量减弱，腕管区 Tinel 征阳性。传统的治疗方法采用非手术治疗，无效者采用开放手术腕横韧带切开，正中神经松解减压术治疗。开放手术常见的并发症有神经损伤和掌浅弓血管损伤，血肿形成、伤口感染、神经松解不彻底和反射性交感性萎缩症。

2. 麻醉与体位

仰卧位，患肢外展，臂丛麻醉或局部麻醉，免用止血带。

3. 手术入口设计（Chow 两点法）

（1）远端出口，拇指外展 90° 位，在拇指尺侧画一条平行线，于环指掌面桡侧向腕横纹处画一垂直线，两线相交点的平分夹角，再向尺侧延长 1 cm 即为腕管手术出口。

（2）近端入口，于豆骨近端 15 mm，再向桡侧 15 mm 即近侧腕横纹掌长肌腱的尺侧缘为腕管的入口（图 4-12，图 4-13）。

4. 手术操作步骤

常规消毒铺单后，用尖刀在腕部近端入口处切开皮肤 6 mm，止血钳分离皮下组织及腕管，插入圆钝头穿刺锥及带槽套管，于腕管远端出口处穿出皮肤（图 4-14）。在套管的近端置入关节镜，套管槽沟朝上。关节镜下显示白色光滑的腕横韧带的纤维组织，从远端插入钩刀，切开腕横韧带（图 4-15），脂肪组织随之突入套管。用探钩检查腕横韧带是否已完全切开，减压是否彻底。

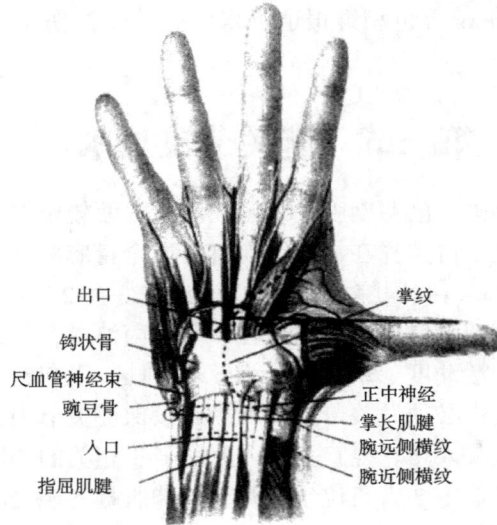

图 4-12　手术入路体表定位

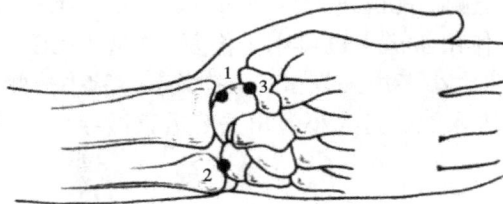

图 4-13　腕关节镜入路

1. 桡腕关节入路（腕背桡侧入路）；2. 腕中关节入路（腕背尺侧入路）；3. 掌背桡侧入路

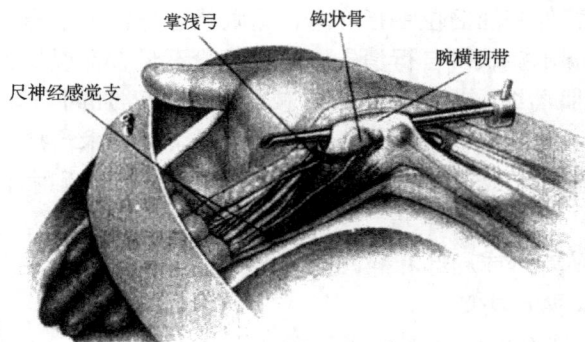

图 4-14　插入带槽的套管

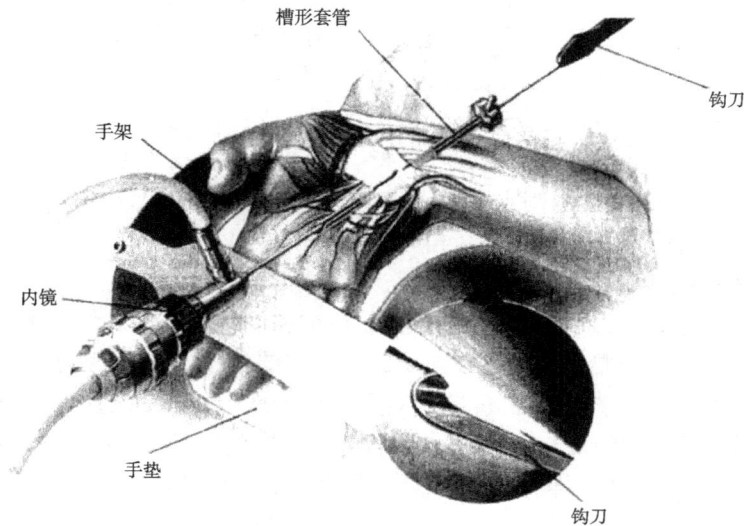

图 4-15　关节镜监视下切开腕横韧带

5. 术后处理

术毕切口用创可贴粘贴，绷带包扎，进行抓握活动，以便促进血液循环，防止肿胀。术后口服甲钴胺片 500 μg，3 次 / 天。

6. 评价

术前选择合适的手术适应证十分重要，如果正中神经返支嵌压，大鱼际肌萎缩明显，肌力 0 ～ 1 级、肌电图显示失神经支配电位，Colles 骨折严重成角畸形愈合合并腕管综合征者，不适合本方法，建议开放手术治疗。钩刀不要脱离套管角度不要太偏向尺侧，否则有发生血管或尺神经损伤的可能。穿刺锥不要刺入太深，靠近远端易损伤掌浅弓。正中神经在腕管内位于第 3 指蹼与掌长肌腱连线的桡侧缘，术前应准确定位。术中将腕关节和手指背伸，以便腕管内结构贴向腕管背侧，防止血管、神经损伤。腕管切开后用探钩探查松解是否彻底，以免遗漏影响手术效果。

Chow 报道了采用镜下腕管切开减压治疗 84 例 116 个关节，术后 5 年的随访结果，手术成功率为 93.3%，复发率为 0.96%。Shinya 报道了 88 例 107 个腕关节镜手术疗效情况，经随访 3 ～ 18 个月，平均 7 个月，优 73 例，良 25 例，中 3 例，差 6 例。Boeckstyns 总结了 84 篇有关文献，对关节镜下腕管切开术与开放手术的并发症进行了比较，关节镜下手术共 9 516 例，开放手术 1 203 例，神经损伤发生率分别为 0.3% 和 0.2%。采用关节镜监视下 Chow 法腕横韧带切开减压治疗腕管综合征，手术创伤小，切口仅 5 mm，组织反应轻，可在局部麻醉下进行，不需要止血带，10 ～ 15 min 即可完成手术操作。通过带槽工作套管，潜行切开腕横韧带，不需要切开腕掌部皮肤和皮下组织，可免除因腕掌部切口引起"触发性、痛性瘢痕"形成。腕横韧带切开术后，有利于改善神经血管的微循环，有利于神经脱髓鞘后再髓鞘，促进神经传导功能的恢复，术后手指麻木刺痛症状可明显缓解。

（二）桡骨远端关节内骨折

通过腕关节镜发现桡骨远端骨折常合并韧带撕裂，如忽略损伤韧带的治疗，骨折愈合后仍可遗留腕关节不稳。传统治疗方法要达到关节面解剖复位有一定的困难。腕关节镜能在直视下检查舟月韧带、月三角韧带及 TFCC 的损伤情况，以及关节面的复位情况从而采取相应的处理措施。手术的最佳时间是伤后 7 ～ 10 d，此时关节内出血基本停止，故视野清晰，骨折和韧带的愈合过程尚未开始，便于手术复位。Dio 等对桡骨远端骨折做传统切开复位内固定和关节镜下复位内固定进行比较，结果经关节镜治疗的患者在腕部活动范围、握力、掌倾角、尺骨移位和关节面愈合等方面都明显优于传统切开复位内固定者。腕关节镜治疗桡骨远端关节内骨折最佳适应证是桡骨茎突骨折，掌侧或背侧 Barton 骨折，掌侧或背侧 die punch 骨折（月骨冲压桡骨远端关节面引起的骨折），有 3 ～ 4 块明确骨折片的关节内骨折。在镜下可以清楚地观察到大部分关节内结构、骨折块大小和移位程度。直视下用克氏针或探针作为撬棒，通过轻柔撬拨可以将关节内骨折复位。达到复位标准后直接用克氏针、螺钉或钢板固定，然后根据其稳定性和骨缺损情况决定是否植骨。骨折的复位应遵循一定的顺序。一般桡骨茎突首先复位，将骨折块应用 1 或多枚克氏针固定于骨干。接着将月骨关节窝骨折块复位。背侧 die punch 骨折能通过 3 ~ 4 间室远端小切口进行骨移植，抬升的关节面用软骨下克氏针支持。掌侧 die punch 骨折在掌侧屈肌腱和尺侧神经血管束之间显露，骨折块复位后用掌侧支撑钢板固定。对掌侧 Barton 骨折做掌侧标准切口，先用克氏针临时固定，将掌侧 T 形钢板螺钉固定并调整好后，再拧上其余的螺钉。

（三）三角纤维软骨复合体（TFCC）损伤

据损伤的病因及部位将 TFCC 损伤分为创伤性损伤 1 类和退行性损伤 2 类。1 类又分为 4 个亚型，目前，唯一可行的腕关节镜下软组织修复就是 TFCC 损伤，报道主要集中于 palmer 分型 1 B 型、1 C、1 D 型仍存有争议。通过腕关节镜，可在直视下观察 TFCC 损伤的范围、形态、位置、断裂情况，以及腕骨和尺骨头软骨软化和腕骨间相互变化情况。Weiss 等认为腕关节镜检查是诊断 TFCC 损伤的金标准。

1 A 型损伤暂时制动后如效果不佳，关节镜下清除损伤组织是最佳的治疗方案。Osterman 认为，组织清除不能超过 2/3，否则将导致桡尺关节不稳。1 B 型损伤在关节镜下的修复方式可分为两大类：内到外套管法和外到内缝针法。内到外套管法即从 1 ~ 2 入路，将 20 G 硬膜外穿刺针穿过 TFCC 撕裂部分，接着穿越尺腕关节囊，在尺侧小纵切口穿出，将 2-0 的聚二恶烷酮缝线穿入针中，针退回尺侧切口，线固定于皮肤上，然后带线的针向背侧或掌侧移动 3 ~ 5 mm 再次穿过 TFCC，从皮肤穿出，线圈留在皮肤外面，形成一个水平褥式缝合，将 TFCC 撕裂部拉紧，重复相同步骤 2 ~ 3 次，最后在关节囊外打结。

（四）舟骨骨折

腕关节镜下经皮用螺钉固定舟骨骨折非常有效。对舟骨骨折，特别是近端或腰部骨折，宜采用腕中关节 MCR 入路观察复位情况。可经皮插入克氏针经过骨折块的近端和远端，并撬拨复位。Whipple 设计了一种特殊的加压固定导向器，能使导针经皮正确插入，随后置入螺钉固定骨折块。此法复位较之切开复位更为准确，创伤更小，术后恢复活动也更早。但此法不适用于舟骨近端骨折。Joseph 等运用关节镜下复位、背侧经皮加压螺钉固定能很好地解决这一问题。其关键步骤是先用细导针从背侧至掌侧沿舟骨长轴进入，使骨折块复位并临时固定，然后用关节镜在腕中关节检查复位情况及韧带损伤情况，最后用微型加压螺钉固定骨折块。

（五）急性腕不稳

为在腕关节镜下评价腕部骨间韧带的稳定性已建立了分级系统。1 级：通过桡腕关节的骨间韧带松弛或出血，腕中关节无裂隙或移位。2 级：韧带松弛，在腕中关节腕骨间有裂隙，可插入细探针。3 级：从腕桡与腕中关节都能看到近侧腕骨间的移位，细探针能进入腕骨间裂隙，扭转探针可使裂隙分离。4 级：2.7 mm 关节镜能进入腕骨间裂隙。急性舟月韧带或月三角韧带损伤可导致腕中关节面不平整，应在关节镜下予以复位并做钢针固定。对于舟月关节不稳的患者，关节镜首先置于 3-4 入路，用细克氏针从背侧解剖烟壶口向月骨进针，镜下见克氏针进入月骨。然后关节镜置于 MCU 入路。

观察舟骨和月骨的转动情况。舟月关节解剖复位后，克氏针进一步进入，通过舟月关节使骨折块暂时稳定，然后在镜下或 C 形臂 X 线机下附加打入 3 ~ 4 枚克氏针控制骨折块的转动。腕关节肘下石膏制动，1 周后拔除克氏针。然后用肘下可移动夹板再制动 4 周，同时加理疗。4 级损伤通常需要切开关节，修复背侧舟月韧带。

（六）腱鞘囊肿切除

1995 年，Osterman 等首次对发自舟月关节附近的腕背侧腱鞘囊肿采用关节镜下切除术，以 6 R 入路为观察口，经 3-4 入路插入电动刨削器，将背侧腕关节囊刨削出 1 cm 的切口，蒂部切开后，囊肿内黏液流出，从外观上囊肿消失。手术的原则是在腱鞘囊肿的蒂部切开，使囊肿液自动引流而使囊肿皱缩，同时破坏病理上的单向瓣效应，以防复发。与切开手术比较，关节镜手术为微创手术，术后患者瘢痕小而美观，且可以更早恢复活动。术后的复发率也明显低于切开手术。此外，手术同时可检查舟月韧带。

二、并发症

腕关节镜的并发症很少且往往很轻微，多数可以预防。关节内结构破坏可能是最常见的并发症，为了预防其发生，手术医生应熟悉腕部解剖标志，皮肤切开前先用针头试探，确保其进入关节内无阻挡；进入关节后用钝头套管针，以免损伤软骨面；在用克氏针固定骨折块及缝针修补软骨盘时为避免对神经血管的损伤，可应用软组织保护器。

第四节　髋关节镜技术

一、髋关节镜技术

（一）概述

髋关节疾病仅次于膝关节，但髋关节镜手术远远少于其他关节的手术。由于其位置深在，周围有丰厚的肌群和软组织包绕，有时临床检查、诊断和治疗比较困难。随着关节镜技术的应用，许多髋关节内疾病可通过关节镜进行诊断检查和镜下手术治疗。Dorfmann 报道了 12 年间 413 例髋关节镜手术经验，以原因不明的髋关节疼痛进行诊断性髋关节镜检查占 68%，另外为游离体取出和髋关节骨性关节炎清理。

（二）手术适应证、禁忌证与并发症

1. 适应证

（1）游离体取出和髋关节骨性关节炎清理是其绝对适应证。

（2）髋臼发育不良合并骨性关节炎，适合于初期和部分进展期，不适合于晚期患者。

（3）股骨头坏死适合于 Ficat 分期Ⅰ～Ⅱ期的病例，Ⅲ～Ⅳ期股骨头塌陷伴者原则上不选用。

（4）髋关节内肿瘤性质不明确，关节镜下做活检。

（5）强直性脊柱炎早期，关节间隙无狭窄，影像学显示滑膜组织肥厚，关节内积液，保非手术治疗效果不明显者。

（6）髋关节感染非手术治疗无效，可行关节镜下清理，进一步明确细菌学诊断并行关节内灌注负压吸引术。

2. 禁忌证

（1）关节严重粘连或强直者。

（2）关节囊挛缩，关节间隙难以牵拉张开者。

（3）关节囊有严重破裂者。

（4）局部有化脓性感染或有其他脏器疾病不能耐受手术者。

3. 并发症

（1）牵引床立柱挤压可引起会阴部或会阴神经损伤，严重者可致坐骨神经、股神经损伤。

（2）手术灌注可致腹腔内渗液。

（3）器械操作过于粗暴，可引起软骨损伤，甚至股骨头骨坏死等。

（三）设备与器械

（1）关节镜设备系列，包括摄像成像系统、监视器、冷光源。

（2）手动器械和电动切割刨削系统。

（3）广角关节镜直径 4.0 mm 30°、70°。

（4）射频气化仪和不同角度气化电极。

（5）计算机视频采集系统，收集图像资料。

（6）X 线透视机。

（四）麻醉与体位

硬膜外麻醉或全身麻醉，仰卧位，置手术牵引床上，采用外展牵引位。

（五）术前准备

（1）备 C 形臂或 C 形臂双关球 X 线透视机、牵引床。

（2）患者仰卧位于牵引床上，双下肢对抗牵引，牵引重量为 20 ~ 40 kg，将髋关节间隙牵开，以便关节镜进入。C 形臂 X 线透视确认，如出现"半月征"则表示髋关节间隙已经拉开，股骨头上缘与髋臼缘的垂直距离应大于 10 mm（图 4-16）。

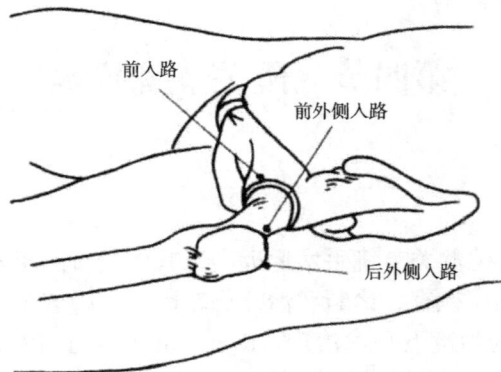

图 4-16　牵引下股骨头半脱位状态

（3）术前标记股神经、血管、股外侧皮神经的走行，股骨大转子、髂前上棘等骨性标志和关节镜入口（图 4-17）。

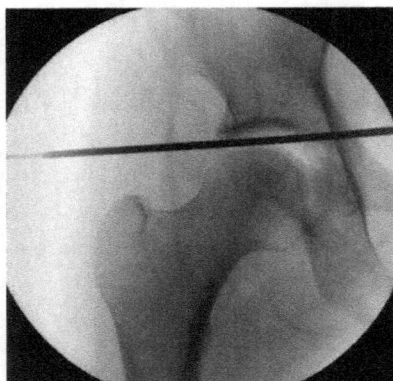

图 4-17　髋关节镜入路

（六）操作步骤

（1）在股骨大转子顶点向腹股沟韧带的中点方向与躯干纵轴线呈 30° ~ 45° 进行穿刺。针头连接输液管和注射器，并充满生理盐水。由于牵引后髋关节腔内产生负压针头进入关节腔后，液体被主动吸入关节腔内 6 ~ 10 mL，液体注入后反流，标示穿刺成功。注入含肾上腺素的生理盐水 40 ~ 60 mL，将髋关节腔充盈扩张。

（2）关节镜直视下，在股骨大粗隆前外侧或后外侧置入穿刺锥套管建立工作通道。由于股骨头为球形曲面，难以观察全面，可采用 30° 或 70° 关节镜交替使用，术中内、外旋转可增加观察股骨头的视角。

二、髋关节镜技术的临床应用

（一）髋关节清理减压术治疗股骨头骨坏死

1. 概述

股骨头缺血性坏死（AVN）的病因和病理变化较为复杂，目前多数学者认为股骨头缺血性坏死与应用激素、饮酒和创伤等因素有关，这些会造成股骨头血供障碍，以股骨头缺血或静脉回流受阻等一系列病理改变为主。股骨头缺血性坏死是骨科领域尚未解决的难题之一。对 AVN 的治疗主要有非手术治疗、姑息性手术治疗及人工关节置换术。人工关节置换术主要用于晚期 AVN 继发髋关节骨性关节炎的患者，人工关节置换受病变程度、年龄和人工关节使用寿命等因素的制约并非首选。姑息性手术治疗为延缓股骨头坏死的发展起到了积极的作用。姑息性手术治疗以钻孔减压植骨术为代表的方法已沿用多年，为延缓病程发展、减轻临床症状和改善功能等方面起到了一定的作用。但是，术后不少患者疼痛症状缓解不显著，其疗效并非理想。甚至有的单纯髓内减压术后加速了股骨头塌陷的发生。如果股骨头顶区一旦发生塌陷，则预后欠佳，如能早期发现并予以适当的积极处理，则有可预防股骨头塌陷的发生。

2. 适应证

Ficat 0 ~ Ⅱ期的股骨头外形轮廓和关节间隙正常，属于较早期改变，股骨头并无塌陷，X 线片显示其压力线和张力线无形态结构改变，在 MRI 图像上可以发现股骨头顶部有低信号区（图 4-18）。对于年龄较轻、病变在 0 ~ Ⅱ期的患者，非手术治疗无效且人工关节置换条件尚不成熟的患者，早期采取小直径低转速、多孔道钻孔减压和髋关节镜监视下关节镜清理术，有助于减轻关节疼痛、改善功能、延缓病情发展。

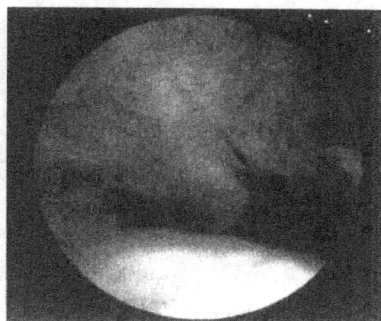

图 4-18　MRI 示股骨头负重区坏死，信号异常

3. 术前准备

同髋关节镜手术外，准备直径 3.0 ~ 4.5 mm 的克氏针和电钻，进行多孔道减压。双管球或 C 形臂 X 线透视机备用。术前根据 X 线片 CT 或 MRI 资料预先设计钻孔位置、深度，术中应用带有刻度的钻或导针。术前将髋关节骨性标志、血管神经走行、大转子顶点和前后各 3 ~ 4 cm 处分别标记，作为关节镜和器械入口。

4. 麻醉与体位

硬膜外麻醉，仰卧位，患者置骨折牵引床上，患肢牵引，对侧对抗牵引，重量 20 kg。

5. 操作步骤

（1）穿刺：选用 18 号穿刺针，长度 25 cm，进行髋关节穿刺，注入生理盐水扩张关节腔，液体反流说明穿刺针已在关节腔内。

（2）在针旁 5 mm 切开皮肤 4 mm，将穿刺锥和关节镜套管穿入关节腔内，其方向与穿刺针一致，与身体纵轴成 45°，穿透关节囊后退出钝性针芯，连接关节镜和进水管。穿刺锥勿损伤股外侧皮神经、血管和关节软骨面。

（3）在关节镜直视下置入另一个关节镜套管，进行滑膜切削和等离子刀消融和清理滑膜和软骨创面。

（4）关节镜检查证实，股骨头坏死各期均有滑膜组织充血水肿、增生肥厚（图 4-19）关节腔内有大量漂浮颗粒、碎屑和组织碎片。关节镜下手术包括刨削清理增生肥厚、充血水肿的滑膜组织，清除关节内碎屑、游离体、软骨降解微粒、微结晶、大分子成分、炎性因子和致痛物质，改善关节内环境。清除影响关节活动的因子，解除关节内功能紊乱。

（5）在 C 形臂透视下用直径 3.0 ~ 4.5 mm 钻头，进行股骨头髓内减压，用低速电钻或手摇钻对坏死区进行多孔道扇形减压或打减压孔 3 ~ 5 个（图 4-20）。

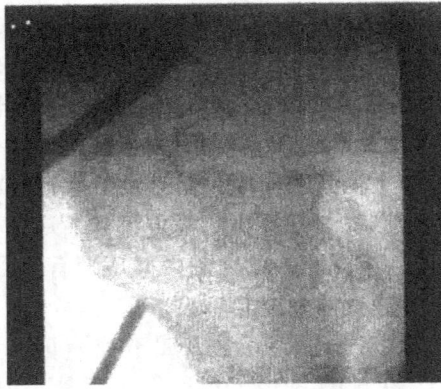

图 4-19　髋关节滑膜增生水肿

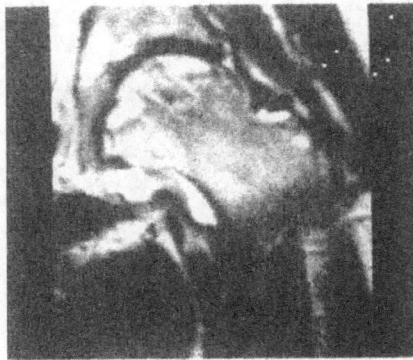

图 4-20　在 C 形臂监视下进行股骨头钻孔减压和清理术

6. 评价

过去股骨头坏死术后临床症状改善并不明显，股骨头坏死的髋关节 MRI 显示除了股骨头坏死的改变外，关节内滑膜组织肥厚，关节腔积液，说明关节腔内有滑膜炎和继发性骨性关节炎的病理改变。

股骨头形态和软骨随病变程度发生相应的变化。Ficat 0 期关节内以滑膜炎改变为主，关节软骨及负重区改变不明显。Ⅰ期股骨头负重区软骨面有 1 ~ 2 mm 的凹陷，Ⅱa 期股骨头表面为弧形凹陷大于 2 mm，Ⅱb 期关节面呈橘皮样不平负重区软骨呈刨冰样碎裂，说明软骨下骨已有微小骨折发生，Ⅲ期关节软骨呈鹅卵石路面样高低不平，有的软骨下骨分离、剥脱，软骨下骨裸露和关节内游离体。股骨头缺血坏死发生疼痛的原因除了股骨头缺血和骨内压高之外，与关节内滑膜炎和关节内结构和内环境紊乱有关。传统的髓内减压用的钻头为联合钻，直径较粗（8 ~ 12 min）。直达股骨头的软骨下骨，通过隧道清除大量骨质后，股骨头负重区骨质已被掏空，破坏了股骨头的正常排列结构，失去了正常支撑作用。尽管植骨也难以恢复原有的结构。股骨头髓内减压采用高速电钻，钻头高速旋转摩擦可产生高热，致股骨头和隧道周壁的骨细胞坏死，对股骨头负重区埋下了一个危险的、随时塌陷的陷阱。目前采用的多隧道、细直径、扇形股骨头减压，由于钻头细采用低转速，不产生高热，不造成骨细胞坏死，有利于修复。隧道与隧道之间保留了隔离支撑带，即可以达到减压和改善血供目的，又起到了支撑和缓冲应力的作用，有效地避免了股骨头塌陷。股骨头钻孔减压后阻断缺血坏死的进程和炎症过程的恶性循环。在髋关节镜监视下手术，可有效地防止关节软骨面穿透伤。

（二）髋臼盂唇病变

髋臼盂唇对增加股骨头包容、传递关节应力、稳定髋关节具有重要意义，盂唇病变将增加髋关节骨性关节炎的发生率并加速关节退变的进程。盂唇富含痛觉神经末梢，盂唇病变本身也可引起疼痛、弹响、交锁、关节失稳等一系列的髋关节症状。经髋关节镜检查证实：40% 的不明原因髋关节疼痛由盂唇病变引起。髋臼盂唇病变的病因主要为退行性病变（约占 48.6%），其次为创伤（约占 18.9%），再次为特发性（27.1%）和先天性（5.4%）。特发性指既无外伤史且镜下也无明显盂唇退变者，先天性则指盂唇本身结构正常但有半脱位者。

按关节镜下形态，可将盂唇损伤分为放射瓣状、放射纤维状、边缘纵行损伤及不稳定型盂唇等类型。其中不稳定型主要指盂唇结构正常但有半脱位功能失常者。总的来说，盂唇撕裂伤多见于前侧盂唇，以放射瓣状多见，但日本学者报道，盂唇撕裂伤以后侧盂唇多见。这可能与日本人习惯极度屈曲、外展、外旋髋关节席地而坐，髋关节后方应力增加有关。因 MRI 和髋关节造影对盂唇病变不敏感漏诊率很高，髋关节镜对诊断盂唇病变极有价值。同时可在关节镜下行盂唇部分切除术，去除病变盂唇缓解关节症状，如显示盂唇突入关节腔磨损关节软骨（图 4-21）。

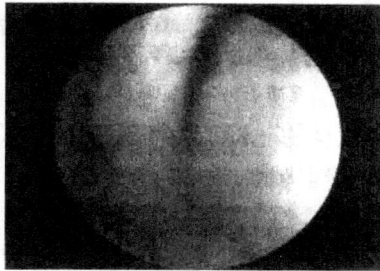

图 4-21　盂唇突入关节腔磨损关节软骨

（三）关节内异物和游离体

关节内游离体和异物的存留无疑将使关节功能严重受限。除引起关节交锁、失稳等机械失效外，如果游离体或异物嵌夹于负重区的关节软骨面之间，关节面破坏将不可避免。同理，全髋置换术后，一旦骨水泥、羟磷灰石碎屑等进入关节成为第三体后，将大大增加关节面的磨损增高松动概率。因此，一般来说，有游离体存留的关节，预后大多不好。经关节镜可在无须关节脱位的情况下取出游离体。并且，通过关节镜下灌洗装置可有效地清除关节内一些体积较小、无法钳夹的游离体或血肿。目前，经关节镜游离体取出技术已较成熟，全髋置换术后经关节镜取出关节第三体也陆续见诸报道。

（四）关节炎（OA）

关节镜检查可在较早阶段对髋关节 OA 作出诊断，但这种早期诊断大多是因不明原因髋关节疼痛而行关节镜检查得出的。关节镜诊疗对髋关节骨性关节炎的重要意义主要在于其可以显著缓解髋痛症状，并为后继治疗提供极有价值的参考信息。关节镜下髋关节清理术可使约 60% 的髋关节 OA 患者的疼痛症状在 2 年内获得较显著的缓解，术后疼痛逐渐加重后，再施行镜下关节清理术仍能获得较显著的症状缓解。目前，对清理术为何能获得较长时间的症状缓解机制尚不十分明确，估计与镜下去除病变软骨、骨赘和大量冲洗带走关节内炎性介质有关。但关节镜下关节清理术无疑对推迟全髋置换术有重要意义，对年轻患者尤其如此。髋关节镜下对髋臼及股骨头软骨面破坏的程度和部位进行准确评估，对选择截骨术还是关节置换术具有重要参考价值。同理，一旦选择截骨术后，无论是髋臼截骨术还是股骨近段截骨术，关节面情况显然是决定具体术式的最主要依据之一。就这一点而言，髋关节镜检查的价值是其他手段不可比拟的。

化脓性关节炎，一旦诊断为化脓性髋关节炎，呈现滑膜充血、水肿、软骨破坏。通常的处理是手术切开并将股骨头脱位做彻底的关节清理。但手术无疑将破坏来自小凹动脉和旋股内侧动脉升支的血供。由于化脓性髋关节炎以小儿居多，一旦造成骨骺早闭，其后果对髋关节功能而言将是灾难性的。成年人做切开手术也可以造成股骨头坏死。髋关节镜技术的出现为诊治化脓性髋关节炎或全髋置换术后感染提供了新的手段，关节镜下可见滑膜充血水肿，有脓性关节液和关节软骨破坏（图 4-22）。Wui 等报道，经髋关节镜下关节减压、清除坏死组织和大量生理盐水冲洗后，其经治的 7 例化脓性关节炎均取得了很好疗效。Hyman 等在关节镜下对 8 例全髋置换术后迟发急性感染的髋关节施行了清创、冲洗、引流手术，术后经平均 6 年随访，无 1 例感染复发。但针对关节置换术后感染的关节镜下手术应以假体无松动迹象为原则，且仅适用于感染为急性发作、细菌对抗生素敏感者。

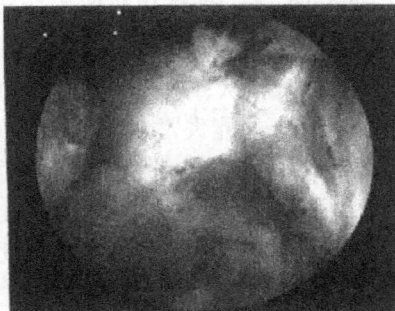

图 4-22　化脓性关节炎引起滑膜充血水肿和关节软骨破坏

（五）滑膜病变

关节镜检查对诊断滑膜病变有其特有的优势。术者不仅可在关节镜下直视滑膜，依据大体外观作出大致诊断，还可很方便地采取标本做病理检查明确诊断（图4-23）。对色素性绒毛结节性滑膜炎（PVNS）、滑膜软骨瘤病、类风湿滑膜炎等髋关节镜下滑膜切除术可取得良好疗效。但以上经验仅限于轻度至中度病变的患者，对重度病变，因技术限制难以彻底切除滑膜，并且关节软骨已为滑膜所侵蚀，故疗效并不显著。

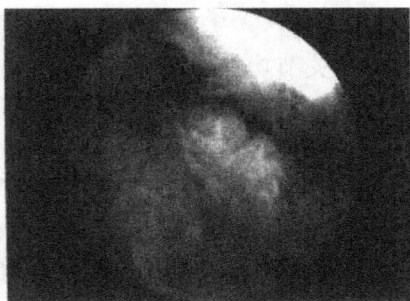

图 4-23　髋关节滑膜炎滑膜充血水肿增生

（六）其他

除上述常见病种外，髋关节镜诊疗术对 Reiter 病、Legg-Calve-Perthes 病、软骨软化以及部分骨代谢病也有一定疗效，但其作用机制尚不明了。

（七）术后治疗

髋关节镜诊疗术后，患者将会在短时期内有一定程度的腹股沟区不适。一般要求患者 3 d 内避免完全负重，6 周内避免髋关节剧烈运动。术后及早进行理疗和功能锻炼将有益于关节功能的及早康复。

（八）展望

髋关节镜外科技术为髋关节疾病的诊疗提供了全新的手段。尽管当前该技术尚不普及，无论是关节镜技术本身还是对关节镜下髋关节生理或病理解剖的认识，都需进一步深化，但髋关节镜外科作为一种微侵袭内镜技术，为人们在微创的前提下，更直接地认识和处理髋关节疾病提供了可能。随着认识的深化和技术的改良，髋关节镜技术一定会在髋关节疾病的诊治中起到越来越重要的作用。

第五章 手部损伤

第一节 断掌再植手术

由于掌部的血管、神经、肌肉和肌腱等的解剖结构复杂，特别是血管、神经的分支与交通支众多且分布复杂，因此再植较一般断肢更加困难。如何进一步提高再植的成活率及最大限度地恢复功能，本节单独就断掌做详尽的阐述。

一、断掌显微解剖

由于腕、掌部的血管、神经、肌肉和肌腱等解剖结构呈多层次排列，特别是血管、神经的分支与交通支复杂，又较细小，再植仍比较困难，再植的成活率和功能恢复不如断肢、断指再植。熟悉腕、掌部不同区段的解剖结构，特别是有关的血管和神经，是进一步提高再植成活率和最大限度功能恢复的基础。因此，本节重点叙述掌部的血管和神经。

（一）腕、掌部离断平面的划分

腕、掌部离断的范围，其近端为桡腕关节平面，远端相当于指掌侧总动脉分出指掌侧固有动脉的平面。对上述范围的离断再植，国内外许多学者进行了临床和显微外科解剖学研究，但有关断掌再植的分型尚不统一，归纳起来有下述两种：①以腕掌部血管的分布为基础分为腕掌部、掌中部和掌指部三型断掌。②根据损伤情况和再植特点，在三型断掌分型基础上，增加混合性和毁损性两型断掌。本节拟以掌部综合性解剖结构为基础，结合多数文献的分型方法，将腕掌部分为掌近区段（腕掌区段）、掌中区段和掌远区段（掌指区段）来叙述各区段的解剖结构。

（二）腕、掌部各区段解剖特点

1. 掌近区段（腕掌区段）

相当于腕骨段或掌深弓以近的区段。此区段远端桡、尺侧分别有大、小鱼际肌起始，指屈浅、深肌腱，拇长屈肌腱和正中神经集中于腕管内，尺神经和尺动脉位于腕尺侧管内；指伸肌腱在腕背侧亦较集中，桡、尺侧腕屈肌腱和腕伸肌腱列于掌、背两侧；正中神经和尺神经为神经干；桡、尺动脉及其主支排列为掌、背两个层次（图5-1）。手背浅静脉已汇合成数条静脉干，张绍祥等归纳为桡、尺侧组：桡侧组平均有2支（1～4支）；尺侧组有3支（2～5支），分别位于相对应的第2掌骨背桡侧和第3掌骨背尺侧，总截面积尺侧组大于桡侧组15.6%（表5-1）。

2. 掌中区段

相当于掌骨段或掌深弓与掌浅弓之间。此区段桡、尺侧为大、小鱼际肌，掌心部有手内在肌（骨间肌、蚓状肌）和指浅、指深屈肌腱，背侧有指伸肌腱。正中神经、尺神经和桡神经在此段的分出肌支、指掌侧总神经和返神经（图5-2）。动脉分支多，排列为掌浅、掌深和掌背侧三层：掌浅层主要为掌浅弓，弓的凸出部在本段中1/3，从弓发出三条指掌侧总动脉和小指尺侧固有动脉；掌深层为掌深弓和由弓发出的掌心动脉，掌深弓位于本段近侧1/3，拇主要动脉亦在此区段内；掌背侧有第1～第4掌背动脉。手背浅静脉平均有8.9支（4～13支），83.3%有手背静脉弓（图5-3）。

表 5-1　掌近区段主要血管的内径

血管名称	内径（mm）	
	范围	平均值
桡动脉	1.7 ～ 2.9	2.3
尺动脉	1.5 ～ 2.9	2.2
第 1 掌背动脉	0.4 ～ 1.5	0.9
第 2 掌背动脉	0.5 ～ 1.1	0.8
桡侧组浅静脉	0.9 ～ 3.0	1.8
尺侧组浅静脉	0.6 ～ 3.0	1.6

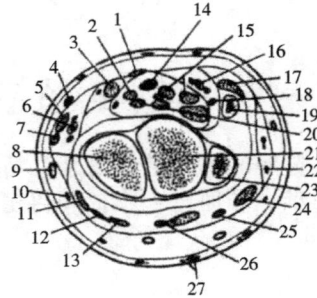

图 5-1　掌近区段断面的主要结构

1. 掌长肌腱；2. 拇长屈肌腱；3. 桡侧腕屈肌腱；4. 桡神经浅支；5. 拇长展肌腱；6. 桡动、静脉；7. 拇短伸肌腱；8. 手舟骨；9. 头静脉；10. 桡神经手背支；11. 桡侧腕长伸肌腱；12. 拇长伸肌腱；13. 桡侧腕短伸肌腱；14. 正中神经；15. 指浅屈肌腱；16. 尺动、静脉；17. 尺侧腕屈肌腱；18. 尺神经；19. 豌豆骨；20. 指深屈肌腱；21. 月骨；22. 尺神经手背支；23. 三角骨；24. 尺侧腕伸肌腱；25. 小指伸肌腱；26. 指伸肌腱；27. 浅静脉皮神经

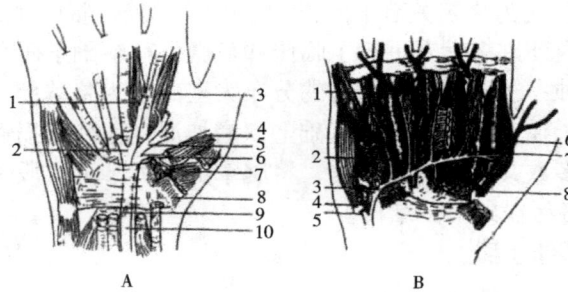

图 5-2　腕掌部正中神经、尺神经的分支

A. 正中神经的分支分布：1. 第 2 蚓状肌神经；2. 正中神经尺侧支；3. 第 1 蚓状肌；4. 拇短屈肌浅头；5. 第 1 指掌侧总神经；6. 鱼际肌支；7. 拇对掌肌；8. 拇短展肌；9. 掌皮支；10. 正中神经。B. 尺神经的分支分布：1. 第 1 至第 3 蚓状肌神经；2. 尺神经关节支；3. 尺神经深支；4. 尺动脉；5. 尺神经浅支；6. 拇主要动脉；7. 至骨间肌神经；8. 桡动脉

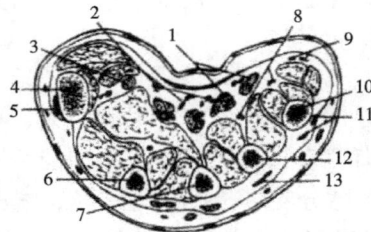

图 5-3　掌中区段断面的主要结构

1. 指屈肌腱；2. 指掌侧总血管神经；3. 拇长屈肌腱；4. 第 1 掌骨；5. 拇长伸肌腱；6. 第 2 掌骨；7. 第 3 掌骨；8. 掌心动、静脉；9. 小指掌侧固有血管、神经；10. 第 5 掌骨；11. 小指伸肌腱；12. 第 4 掌骨；13. 指伸肌腱

3. 掌远区段

相当于掌远纹以远区段。此区段指屈浅、深肌腱位于指腱鞘内，指伸肌腱开始扩张形成指背腱膜。动脉由三层转变为两层，指掌侧总动脉和指掌侧总神经的远区段位于本区段的近端，分别位于第 2 ～ 4 掌骨间隙内（图 5-4），在远区段分为指掌侧固有动脉，指掌侧固有神经。示指桡侧和小指尺侧指掌侧固有动脉和神经，分别位于相应掌骨的桡侧和尺侧。手背浅静脉相对集中在相应掌骨头间隙内，此区段平均有浅静脉 10.3 支（8 ～ 15 支），内径平均为 1.2 mm（0.4 ～ 2.0 mm）。

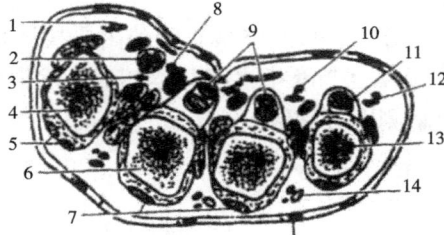

图 5-4　掌远段断面的主要结构

1. 指掌侧固有血管、神经；2. 指屈肌腱；3. 掌心血管；4. 第 2 掌骨；5. 指伸肌腱；6. 第 3 掌骨；7. 指伸肌腱；8. 指掌侧总血管、神经；9. 指浅屈肌腱；10. 指掌侧总血管、神经；11. 指深屈肌腱；12. 小指尺侧固有血管、神经；13. 第 5 掌骨；14. 指背血管、神经

（三）断掌再植的解剖要点

断掌再植成活的关键是血管的修复重建，临床观察表明，充足的血供更有利于神经、肌肉和肌腱等结构的功能恢复和再植手营养状况的改善。神经、肌腱、肌肉、骨和关节的修复，则与手功能恢复密切相关。尤其是神经的修复是重建手功能的重要方面，应争取将感觉神经和运动神经全部恢复。

1. 各区段血管修复

（1）掌近区段：此区段断掌常损伤桡、尺动脉，应予以修复，如有血管缺损，用游离静脉段桥接修复，桡动脉、尺动脉对手部血供，以哪一条为主，存在不同的见解。张绍祥等根据这两条动脉在手部血供部位、血管横截面积与优势供区等综合分析认为，应更加重视对桡动脉的修复。徐恩多等则认为掌浅弓主要由尺动脉形成，由掌线弓发出的各指掌侧总动脉及指掌侧固有动脉供应尺侧 3 根半手指乃至 5 根手指血供者，占 87.4%，尺动脉在手部血供占主要地区，应重视对尺动脉的修复。此区段断掌除应重视桡、尺动脉的修复外，在一些个体桡动脉掌浅支、正中动脉、骨间前动脉或骨间后动脉四者中常有一条较粗大，也是手部血供主要血管，应重视，注意修复。此区段腕背侧浅静脉较粗，在桡、尺侧已形成头静脉和贵要静脉，除修复上述两条静脉外，在头静脉与贵要静脉之间，尚有 2 ～ 3 条较粗的浅静脉，亦应修复。

（2）掌中区段：此区段断掌损伤血管多，常损伤掌浅、深弓及其分支，掌浅弓常破坏缺损。由于此区段各主要动脉有各自主要血供范围，应视血管远、近端损伤的具体情况加以分析，灵活搭配，重建血供，对掌浅弓缺损者，庄永青、王琰采用足背静脉弓移植修复重建。总的来说，修复桡动脉→掌深弓供血系统可重建拇、示指血供；修复尺动脉→掌浅弓→指掌侧总动脉供血系统，可重建中、环指和小指血供。此区段手背浅静脉有 4 ～ 13 支，83.3% 存在静脉弓，选择 4 ～ 6 条较粗大的浅静脉予以修复。

（3）掌远区段：此区段断掌会损伤指掌侧总动脉或指掌侧固有动脉的始段。若为指掌侧总动脉损伤，除修复 3 条指掌侧总动脉外，示指桡侧指掌侧固有动脉和小指尺侧指掌侧固有动脉亦应争取修复。对指掌侧总动脉指固有动脉缺损者，采用 Y 型静脉游离移植、桥接修复。若为指掌侧固有动脉损伤，则修复优势侧血管为主。此区段的静脉主要修复位于掌骨间隙内的头间静脉 4 ～ 6 条。

2. 各区段神经修复

（1）掌远区段：此区段多为干性神经损伤，修复较容易：①正中神经在腕前区位置较浅，位于桡侧腕屈肌腱与掌长肌腱之间，于屈肌支持带深面至手掌，在屈肌支持带下缘分为内、外侧支。外侧支发正中神经返支（鱼际肌支），除正中神经主干损伤外，该支有可能被损伤，应特别注意修复。②尺神经在豌豆骨桡侧，经屈肌支持带与腕掌侧韧带形成的腕尺侧管入手掌，于钩骨钩处分为浅、深支。此段可损伤尺神经干或尺神经浅、深支的始端。③桡神经浅支在桡骨茎突远侧上方 3.5 ~ 6.5 cm 处分为内、外侧支。内侧支横径平均为 2.1 mm，外侧支为 1.3 mm，可在第 1、第 2 掌骨底之间的间隙内寻找缝接。④尺神经手背支多在尺骨茎突平面转至手背，分为内侧支和外侧支，横径分别为 1.1 mm 和 2.0 mm。可在尺骨茎突下段寻找修复。

（2）掌中区段：此区段内神经支多，各神经支有各自支配的肌和感觉区域。运动神经支多细小，修复较困难，应重点修复正中神经返支、尺神经运动支、指掌侧总神经、示指桡侧和小指尺侧指掌侧固有神经。桡神经浅支和尺神经手背支已分散，可在掌背骨间隙内寻找修复。

（3）掌远区段：此区段内的神经修复与断指再植基本相似。除拇指和小指应注意指背神经修复外，重点修复指掌侧总神经或各指的指掌侧固有神经。

二、断掌再植手术

断肢（指）再植技术已较成熟，且成活率高，然而断掌再植由于其特殊性，再植较困难，影响再植成活率的提高。

断掌再植的适应证、急救、再植术及术后处理基本同断肢（指）再植术。

（一）分型

断掌是指从掌腕关节至掌指关节处的断离，根据需要有以下几种分型。

1. 按断离的形态分型

（1）横形断掌。

（2）斜形断掌。

（3）纵裂形断掌。

（4）圈形断掌。

（5）毁坏形断掌：沉重的钝性物压轧或挤压伤，手掌中近端毁损或部分缺失；腕掌骨呈粉碎性骨折、脱位或缺失；皮肤、肌肉、肌腱、神经严重挫灭或撕裂；血管广泛挫灭断裂；远端无血供；尽管尚有破碎组织相连，实质上等于完全断离。此型再植相当困难，将结构完好的残存手指移植在尺桡骨远侧残端，成 2 指或 3 指的再造手，重建部分手功能。

2. 按血管结构特点分型

（1）掌指动脉型：自掌中纹以远，即掌骨中段至掌指关节处断掌。此型为指总动脉断裂。

（2）掌弓动脉型：掌中纹至拇指外展背侧水平线，即掌骨中段至掌骨基底部的断掌，此型为掌浅弓动脉损伤。

（3）掌弓主干型：拇指外展背侧水平线以下，相当掌骨基底到掌腕关节水平的断掌。此型为尺动脉浅弓动脉干断裂。

（4）混合型：为不规则损伤，合并两型以上断掌。

3. 根据断掌平面分型

见图 5-5。

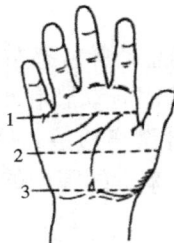

图 5-5　掌部离断 I、II、III 型

1. 掌远段离断；2. 掌中段离断；3. 掌近段离断

（1）掌远段离断：远侧掌横纹，即掌骨头以远的断掌（经掌骨头、颈及掌指关节）。该处指总动脉与神经已分为指固有动脉与指神经。近节指背静脉弓的弓脚向掌骨头集中，汇合成掌背与头间静脉。屈指肌腱在骨纤维管内，伸肌处于指背腱膜起始段即伸腱帽。拇指常不断离，再植方法见第六节。诸指间指蹼存在良好侧支循环，再植后成活率高。

（2）掌中段离断：相当于掌骨段（经掌骨基底及掌骨干）。两侧为大小鱼际肌，掌心在中央，内在肌集中在该段内。掌浅弓及指总动脉在远端，掌深弓在该区域近端，拇主要动脉及第 1 掌背动脉等均在此区域内。掌背静脉等分别向头静脉、副头静脉及贵要静脉集中。正中神经、尺神经的肌支、指神经支亦在该区域内散开。损伤较重、组织修复及血循环重建常不够满意，失败机会多。

（3）掌近段离断：相当于腕骨段（经掌腕关节、腕骨），两侧为大小鱼际肌起点，尺侧有尺神经管，中央为腕管，屈肌腱及神经集中于管内。伸拇伸腕伸指等肌腱容易寻找。桡动脉经解剖鼻烟壶底，从第1 掌骨间隙穿入掌内；尺动脉在豌豆骨、钩骨钩外侧通过后组成掌弓。两动脉于该段无大分支。背侧静脉已汇成数根主干。

（二）分类

1. 非掌指部离断

（1）完全性断掌：其含义同完全性断肢或完全性断指。

（2）不完全性断掌：有少量指蹼与另一健指相连，或有皮肤相连，其相连皮肤少于 1.5 cm，此断掌不能依靠健指或相连组织侧支成活。

2. 掌指部离断

（1）全手掌离断：包含第 1 ～第 5 指或第 2 ～第 5 指。

（2）部分手掌离断：只包含部分手指的斜行离断。

（三）手术要点

1. 彻底清创

彻底清创是再植成功的先决条件。由于挫伤坏死组织的临床判断有时很困难，加上有过多的切除组织会影响手的功能之虑，常使清创偏于保守。正确的做法是应根据损伤情况，软组织颜色、厚度，皮肤，皮下组织有无分离等综合判断。对切割性损伤，只要切除皮缘 1 ～ 2 mm，缩短骨骼 0.5 ～ 1.0 cm 即可。对圆盘锯致伤的断掌，软组织切除不应少于 3 mm，骨骼的缩短稍多于软组织。对挫伤与撕裂性断掌的清创，应无保留地切除一切无生机的组织，根据挫伤组织的情况决定骨骼应缩短多少。若有神经、肌腱从近端撕脱者，应探查前臂。在软组织清创的同时，应辨认组织结构，给予标记，为修复做好准备。血管、神经的清创应在手术显微镜下进行。有时虽然肉眼观察血管正常，但在显微镜下可发现内膜粗糙、内膜与管壁分离等现象。血管的清创应达到显微镜下正常的程度。

2. 骨关节处理

掌腕骨允许多缩短一些以适应血管与软组织的修复。但掌指关节应尽量保存以利抓握，必要时创造条件待二期关节成形或移植。拇指的腕掌关节是锁匙关节，也尽量保存以利活动。对掌腕部的骨折，应在背伸 25° ～ 30°、拇指外展位，用克氏钢针经第 1 掌骨穿过腕骨与桡腕关节，同时还要固定第 2 与第 5 掌骨。掌中部骨折时，各掌骨应分别用克氏钢针固定，近端穿过腕掌关节，远端尽可能从掌骨头背侧穿出。

3. 血管吻合——再植成败的关键

掌远段及掌近段再植动脉吻合较容易（图 5-6）。掌中段再植时，掌内血管分布可呈多种类型，桡尺动脉间可成完整的深浅弓，也可形成不完整的弓或树枝状分布。如浅弓破坏，近侧端只有 2 个断端，而远侧有多根指总动脉甚至指固有动脉断口，要在术中灵活地搭配。总的来论，吻合桡动脉分支可保存拇指、示指血供；吻合尺动脉可保证中指、环指、小指血供。吻合指总动脉可供养相邻两指；吻合指动脉通过指蹼内丰富侧支循环，也能带活邻指。在不同平面的断掌，可能是尺动脉、桡动脉主干与指总动脉吻合，或为指总动脉与指动脉吻合，常有血管口径差异的问题。可采用 3% 罂粟碱行外膜注射扩张口径小的一端，使其两端大致相等；或将口径小的一端剪成斜面、M 形等，相对扩大口径。吻合时注意使内膜外翻，适当缩小针距，并使针距排列均匀。吻合的动脉应微有张力、不扭曲、无喷射状漏血。若术中反复出现动脉供血停止，常说明清创不彻底，或吻合有缺点，或吻合时带入了纱布纤维或外膜，或出现血管痉挛，这种情况若经解痉处理无效，就应切断重新吻合。根据血管口径的大小决定缝合针数。采用 10-0 或 11-0 无创伤性尼龙线，对腕掌部尺、桡动脉缝合 12 针，指总动脉 8 ~ 10 针，指总动脉对指动脉缝 6 ~ 8 针。静脉缝合的针数可稍少，边距宜稍大。掌腕部或掌中部的全手掌离断，通血后应检查拇指血供情况，若拇指血供不足，应探查并吻合拇指动脉。手的静脉是由深静脉回流到浅静脉，断掌再植只要吻合手背静脉就能保证足够的静脉回流而不必吻合深静脉。

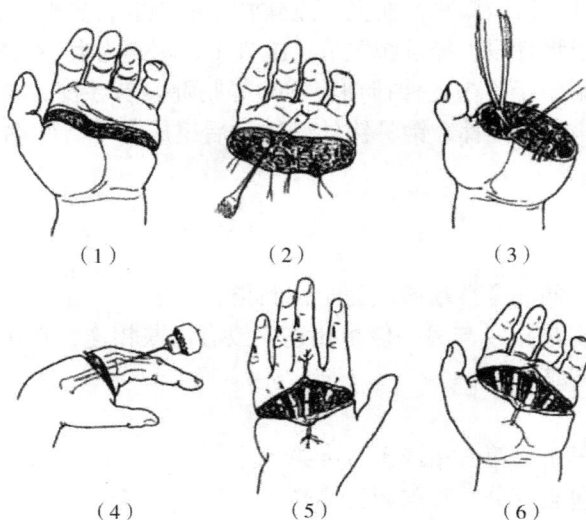

图 5-6　断掌血管吻合

4. 神经处理

手内的感觉及运动支争取全部修复。在掌中段，应重点修复正中神经鱼际回返支及各指指总或固有神经；尺神经分支处损伤，将近侧神经干束分开，并按运动束、感觉束的相应的位置分别与远端的支作束膜缝合。若有缺损可作束间移植。

5. 肌腱修复

拇指伸屈长肌腱须一期修复。对于手指，其伸指肌腱在吻合手背静脉之前缝合，而屈指肌腱，可切除远侧指浅屈肌腱，以近端指浅屈肌腱或指深屈肌腱与远端指深屈肌腱缝合。在掌腕部，同时切除腕横韧带，在掌指部尚须切除部分纤维鞘管，只要肌腱对合严密，即使在掌指部鞘管内或鞘附近的断腱进行一期修复仍可获得良好效果。断掌再植后，由于瘢痕形成，组织粘连，二期手术时，组织的解剖和辨认均有困难，并有误伤血管和神经的可能，甚至危及手指成活，因此屈肌腱均应做一期修复。

6. 皮肤覆盖

一期封闭创面，合理地缩短骨骼，无张力下缝合皮肤以保护深部组织。若清创后皮肤缺损大，用游离植皮及皮瓣转移封闭创面，可避免坏死、感染，也可为晚期整复创造条件。

第二节　断指再植手术

20 世纪 60 年代末报道首例断指再植手术成功以来，断指再植技术已广泛开展，20 世纪 80 年代进一步取得幼儿断指、末节断指和双手 10 指离断再植成功。

一、断指显微解剖

断指再植的成功除了具备精湛的显微外科技术外，熟练掌握手指的显微外科解剖知识是断指再植成活和良好功能恢复的基础。

（一）指动脉和神经

每个指的掌侧和背侧均有对称性分布的动脉和神经，即 2 条指掌侧固有动脉和固有神经，2 条指背动脉和神经。神经与动脉伴行，构成指掌侧和指背侧血管神经束。

1. 指掌侧动脉和神经

（1）掌侧总动脉：在掌骨头平面分叉，分为两条指掌侧固有动脉。指掌侧总神经分为两条指掌侧固有神经的位置，在动脉分叉平面近侧约 1.5 cm 处（相当于远侧掌纹平面）与指掌侧固有动脉在掌指关节平面完全相伴行，形成血管神经束，沿指屈肌腱鞘两侧行向远端。

（2）掌侧固有动脉和神经：两者位置及排列关系恒定，以各指中轴为准，在近节指和中节指，神经位于动脉内侧。指固有神经沿途发数条细小支至指掌面及背侧面，在近节指近端 1 cm 处恒定地发出横径为 1.0 ~ 1.2 mm 的背侧支，斜行越过动脉浅面行向远侧指间关节背面，支配中、远节指背侧皮肤（图5-7）。指掌侧固有动脉向掌侧发出分支与对侧的相应分支吻合形成弓；向背侧发出数支穿动脉和关节支，分布于指背侧和各指间关节。在末节指，动脉主干逐渐转向指的中部并与对侧同名动脉吻合，形成指端血管弓（网）。

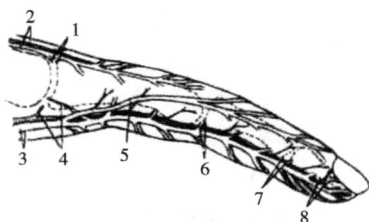

图 5-7 指动脉和神经（侧面观）

1. 关节支；2. 指背动脉和神经；3. 指掌侧固有动脉和神经；4. 关节支；
5. 背侧支；6. 关节支；7. 关节支；8. 甲床支

（3）手指两侧固有动脉：指掌侧固有动脉管径有所不同，并呈规律性分配，即拇指、示指和中指的尺侧固有动脉粗于桡侧固有动脉（差 0.2 ~ 0.3 mm），而环指和小指的尺侧动脉细于桡侧动脉（约 0.2 mm）。上述管径粗细的分布规律，可指导断指再植优先吻合血供占优势侧的血管。

2. 指背侧动脉和神经

（1）指背侧动脉和神经：变异较大。拇指背桡侧动脉来自桡动脉鼻烟窝段的分支，外径约为 0.5 mm；尺侧动脉来自第 1 掌背动脉，外径 0.8 mm，桡侧指背神经为 1.1 mm，尺侧为 1.3 mm。动脉与神经在拇指近端相伴行，在拇指远端神经则与发自拇指掌侧固有动脉的穿支相伴行。小指背侧的动脉、神经分布与拇指相类似，桡侧和尺侧指背动脉外径均为 0.4 mm，相应侧的指背神经横径为 0.8 mm 和 0.9 mm。

（2）示指、中指和环指桡侧半指背动脉和神经：约有 90% 仅分布至近节指近侧半或达近节指间关节背面，分布达末节指的极少。上述三指背面远侧大部分是由指掌侧固有神经背侧支及其相伴行的指掌侧固有动脉的分支分布。

3. 指动脉弓

指两侧的固有动脉除在指端吻合形成动脉弓外，向掌侧和背侧恒定地发横行吻合支，形成指掌弓和指背弓。

（1）指掌弓：指固有动脉在近节指和中节指的远侧 1/3 平面均发一横行吻合支形成动脉弓。该弓紧贴指骨掌侧骨膜、屈指肌腱的深面。

（2）指背弓：徐达传等观察到指固有动脉在距甲根皮近侧约 5 mm 处向背侧发的横行吻合支形成指背弓，弓位于浅筋膜内，外径在 0.4 ~ 0.9 mm，并分细支至甲床根部及甲廓组织，上述动脉弓对沟通指两侧、指掌侧与背侧的血供有意义。

（二）指静脉

可分为浅静脉、深静脉和交通支三部分。

1. 指浅静脉

指的浅静脉较粗，指静脉血主要通过浅静脉回流。断指再植术中主要吻合浅静脉。指的静脉可分为指背面、指掌面和指侧面三部分。为便于断指再植时静脉的寻找和对其进行定位描述，将示指、中指、环指和小指四指自末节至近节分为9个平面。远侧和近侧指间关节以及掌指关节分别为第3、第6和第9平面。拇指划分为6个平面。在每一个平面上设一个切面，术者面向近侧切面，将切面视为钟面，背面正中为12点（图5-8），指浅静脉在某些位点上有较恒定存在的规律性。左、右手指断面上的位点具有对称性，文中以右手为标准进行描述。

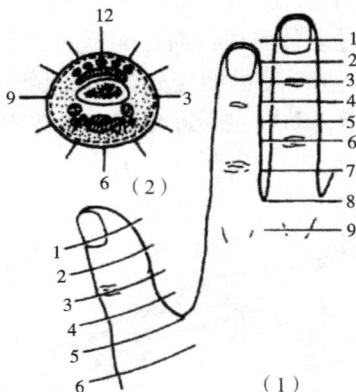

图5-8 指各平面的划分

（1）第一平面位于甲床的近侧1/3和中1/3交界处，第二平面位于甲皱襞和远侧指间关节中点；（2）近侧平面上各点的划分及结构

（1）指背面浅静脉：指背面的浅静脉起自甲床两侧的两条小静脉，距甲沟1~2 mm，沿甲皱襞向指背面正中靠拢，口径0.3~0.4 mm。两条小静脉在第2和第3平面之间汇合，其汇合点恰在12点处，口径为0.5~0.6 mm，在汇合处尚有来自甲皱襞和甲床的两条小静脉汇入（图5-9），由甲床来的小静脉口径约为0.1 mm。汇合后的静脉在指背面12点处上行，越过远侧指间关节。在其两侧还有来自指侧面的两条口径约0.2 mm的小静脉上行，位置恒定。在末节指指甲周围的浅静脉汇集形式可归纳为两种基本类型，各型的出现率见（图5-10）。

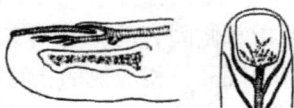

图5-9 甲床和甲皱襞的小静脉

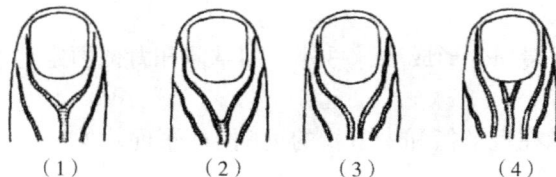

图5-10 末节指背面浅静脉类型

（1）Ⅰa型；（2）Ⅰb型；（3）Ⅱa型；（4）Ⅱb型

在中节指中部，纵行的浅静脉多集中在1点和11点之间，并相互吻合成网，在靠近近侧指间关

节处又趋分散。跨过关节处浅静脉形成 4 ~ 6 条相互平行的静脉，排列整齐，吻合支少而纤细，口径 0.8 ~ 1.0 mm。在近节指处浅静脉又趋集中，相互吻合成网，最终形成 1 ~ 3 个静脉弓。口径约为 1.5 mm。但拇指不形成弓。其余各指为单弓者占 74%，双弓者占 21%，三弓者占 5%。相邻手指的静脉弓脚在掌骨头两侧汇合注入手背静脉。中指背面的静脉基本位于正中，而其他各指有偏离正中的倾向。即示指和拇指背面的浅静脉偏向桡侧，以示指更显著。环指和小指则偏向尺侧，以小指为明显。指背浅静脉在不同的水平面还接受侧面来的静脉。

综上所述，指背浅静脉的分布特点是：以围绕甲床近似弓状的静脉开始，以近节指近侧 1/3 处的静脉弓结束。远侧指间关节处排列规整，中节处集中成网，近侧指间关节处分散，近节指处又集中成弓。形成集中、分散、集中的趋势。拇指无静脉弓，浅静脉数量多，口径较其他指稍粗，近节的静脉口径为 1.5 ~ 1.8 mm。

从切面上来看，在手指不同节段的不同平面上，指背浅静脉排列有一定的规律性，在某几点上较恒定，像末节指第一平面的 3 点和 9 点处，第二平面的 2 点、3 点、9 点和 10 点处，第三平面的 12 点处。第三、第四、第七和第八平面上，静脉多集中在 11 点、12 点和 1 点之间。在第六平面上，即近侧指间关节处，指背静脉分散于 10 点、11 点、12 点、1 点和 2 点之间，而 3 点和 9 点上无静脉通过，可能是这两点向两侧突出，经常受压所致。拇指、示指和小指的切面上，在远离中指的一侧更为集中。在断指再植吻合静脉时，如果在断面的静脉出现频率较高的位点上、较集中的部位、所偏向的一侧寻找静脉，找到的机会可增大。

（2）指掌面浅静脉：指掌面的浅静脉较背面纤细，纳为五型。起始处小静脉口径 0.4 mm，与皮肤相贴，不易分离，尤其是在跨过远侧指横纹这种差异在近手指基部处更为明显。Matloub 曾提出，手指末节静脉回流以掌面为主，而近节以背面为主。在末节起始处，它们的起始形态各异（图 5-11）。

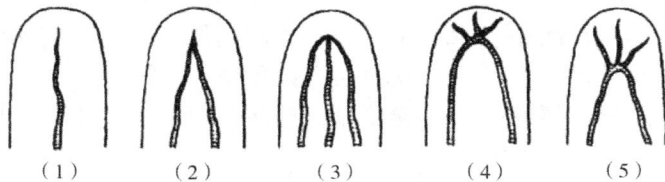

图 5-11 末节指掌面浅静脉的类型

（1）I 型占 48%；（2）II 型占 20%；（3）III 型占 17%；（4）IV 型占 10%；（5）V 型占 5%

指掌侧浅静脉从中节开始，多数为数条纵行的静脉，由侧支相互吻合成网。指掌面的静脉也有偏离中指的倾向，拇指和示指偏向桡侧，小指和环指斜向尺侧，尤以拇指和小指为显著。指掌面浅静脉在不同的水平与指侧面静脉相连，再连于指背。最后在手指基部掌面形成两条小静脉，稍向两侧倾斜而连于指蹼静脉，口径约 1.0 mm。掌面静脉排列有离中现象的手指，其根部两侧的两条小静脉口径以偏离中指侧的较粗。小指根部掌面只有尺侧一条。从切面上来看，第一、第二和第三平面上 5 点、6 点和 7 点上较恒定地有小静脉通过。从水平面 4 开始掌面浅静脉出现偏移，离中侧的位点上静脉出现的频率较高，且口径稍大。

（3）指侧面浅静脉：指侧面的静脉起于甲沟外侧小静脉前方的一条纤细的静脉，口径约 0.3 mm。它向近侧行至远侧指间关节时分为两条，分别连至掌面和背面的静脉，分叉时有时呈弓状。末节侧面静脉起始部的形态可分 5 型。在中节和近节指侧面的静脉从前下向后上倾斜，连接掌面和背面的静脉，每侧有 2 ~ 3 条，越近基部倾斜度越大，近基部者几乎与手指长轴平行。发自中节掌面，经近侧指间关节前外侧向后上的静脉，较为粗大而恒定。指侧面的静脉与掌背面一样，也有离中现象。远离中指侧的静脉较粗大。

2. 指深静脉

指背深静脉与指背动脉伴行，起于近节指骨近侧 1/3 处和掌指关节囊附近，很快汇入掌背动脉的伴行，行程较背侧的长。一般所述指深静脉多指此静脉。关于该静脉是否存在一直有争议。Eaton（1968）提出，这条伴行静脉行于指血管神经束内。国内张良（1981）用连续组织切片法和显微解剖法进一步证实了它的存在。Lucas（1984），Nysrom（1991）也相继发表了对指掌侧固有静脉的观察结果，支持这条静脉存在的观点。指掌侧固有静脉纤细，仅为同名动脉的 1/3 ~ 1/2，或更小。起始部位不一，近者可起于近节指近侧 1/3，远者可起于末节指，无集中起于某一水平的趋势。该静脉多为 1 条，偶见 2 条者，伴同名动脉的一侧纡曲走行，最后汇入指掌侧总静脉。

3. 指深、浅静脉交通支

指深、浅静脉之间有交通支相连，多在指掌侧固有静脉和指背浅静脉之间，少数连于指掌侧固有静脉和指侧面浅静脉之间。这些交通支常与指掌侧固有动脉发出的小动脉相伴行。有少数指掌侧浅静脉在向近侧走行过程中穿至深筋膜下，在指血管神经束的前方走行一定距离后，再穿回浅筋膜内。这种情况在无伴行静脉的节段内更为多见。这种静脉与动脉的关系不如伴行静脉密切，相距较远，口径远大于伴行静脉，与动脉口径相近。

二、断指再植手术

断指再植自 20 世纪 60 年代中期获得成功以来，发展迅速，在我国不仅大城市医院，现在县医院及工矿基层医院亦已广泛开展断指再植手术。由于显微镜及显微器械不断改进，显微外科技术不断提高，使再植的成活率由 50% 提高到 97%。各种高难度断指再植也不断取得成功，而且手指功能恢复良好。因此，现代人们对于断指再植的认识和要求在不断深入与提高，对于断指再植的适应证亦在不断扩大。要为伤者最大限度地接活一个有用的手指，就必须根据伤情、全身情况、环境、技术能力和设备情况而决定断指是否再植。

（一）手术指征

1. 全身情况

创伤性手指断离，除了单纯切割伤外，常因爆炸、挤压、车祸、挫裂伤，有可能合并创伤性休克及胸、腹、脑等重要脏器损伤，故对断指伤员必须全面检查，了解其他部位损伤的程度。应当首先处理危及生命的合并伤、将断指暂时冷藏保存，待全身情况许可并能耐受长时间手术时再行再植手术。或是一边积极地处理全身情况，一边做好再植准备，一旦全身情况好转，即可进行再植。决不可不顾全身情况贸然施行再植手术，以免延误或加重病情危及生命。

2. 年龄

（1）断指伤员绝大多数为生产劳动与生活劳动中的青壮年，对手的外形及功能要求较高，迫切希望接活一个外形美观、功能恢复良好的手，以便从事社交活动及生活劳动。老年人断指要考虑有无伴发老年性疾病、身体功能有所减退、能否耐受长时间的手术及术后较长时间卧床与制动、术后能否适应抗凝、抗痉挛等药物的应用。如身体条件允许、本人要求迫切，可以再植。

（2）小儿断指再植后，由于肌腱、神经、骨骼能获得良好的结果，以及由于年龄小适应性及塑造性强，容易使各部分发育良好，任何能够再植的部分都应进行再植，绝不能轻易放弃再植，并竭尽全力保证再植手指成活，以免遗留终身残缺，由此带来严重生理影响和心理上的痛苦。

3. 再植时限

再植时限是指指体断离至血液循环恢复之间的时间，在这一段时间内，手指还能再植成活。断指要比断肢对组织缺血缺氧的耐受性大，但缺血时间越长，二重损伤（组织缺血缺氧损伤，再植后血液再灌注损害）越严重，达到一定程度，组织将发生不可逆的病理变化，手指再植不会成活。

断指再植的时限是相对的，它受季节温度的影响，而组织对缺血缺氧的耐受力与温度又有很大的关系。炎热高温季节，断离指体组织迅速变性坏死，其再植时限就相应缩短，而低温寒冷季节，或伤后的断指经过冷藏处理，组织变性慢，其再植时限就可适当延长。从实践中看，在常温下总缺血时间（包括热缺血和凉缺血时间）以不超过 24 h 为宜。文献上报道经过冷藏处理的总缺血时间为 96 h 仍再植成活，随着冷冻保存技术的发展，再植时限可进一步延长，王增涛报道冷冻保存 81 d 手指再植成功。这毕竟为一定条件下的少数病例，尚不能视为常规。

4. 断指状态

（1）必须有一定的完整性：为了使指体能够成活并在后期恢复较好的功能，断离的手指应保持一定程度的完整性，再植手术方能获得成功。对于较整齐的各平面的切割性断指均为再植的适应证。凡爆炸伤指体破碎、挤压伤致指体失去原有的形状、组织结构已完全破坏，显然已无再植条件。有的外伤指体虽完整，但挫伤严重，使皮下静脉网破坏、毛细血管床、指动脉均广泛损害，这类亦失去再植条件。指体轻度挫伤，皮下散在小点状瘀斑，只要指动脉及指背静脉尚健康，也可试行再植。如断指部分皮肤缺损可利用邻指皮瓣或小静脉皮瓣移植覆盖创面后再植。

有许多完整的断指在来医院途中经生理盐水、75% 乙醇、苯扎溴铵液及葡萄糖液或已融化的冰水浸泡时间较久，组织水肿或脱水，浸泡液进入血管腔及组织间隙，血管内皮细胞受到不同程度的损伤，影响成活。浸泡时间短，组织损坏较轻，可试行再植。

（2）有一定的长度；指体断离后两断端分别进行清创缩短后再植，切割、电锯伤缩短很少，不影响再植的长度。而手指的长度是关系整个手外形美观的一个重要标志。如两断端破坏严重，清创时需去除较多组织，再植后手指过于短小就会影响美观及功能，故无再植的必要。切割性一指多段断离伤，再植虽有一定难度，但清创中去除缩短较少，应争取再植。既往断指多指掌指关节至远侧指间关节之间的断离，对末节离断再植提及很少并有很多争议。随着显微修复外科的发展，对末节再植意见渐趋一致。对拇指、幼儿、青年及从事乐器等特殊职业者，只要末节（包括指尖）完整，能找到可供吻合的血管，均应再植。再植的末节对功能及外形均有良好效果。

（3）必须能恢复一定的功能：再植的手指不仅要保证成活，更重要的是恢复其功能。如果接上去的手指不能发挥应有的功能或对整个手的正常功能不利，就不能再植。例如一个掌指关节和近侧指间关节都遭到严重损害的手指，再植后关节不论伸直位或屈曲位融合，都不会发挥伸屈功能，反而在生活劳动中对其他指功能有一定影响。同样，一个神经、肌腱撕脱缺损又不能修复的断指，再植成活后既没有感觉功能又没有运动功能，对此类损伤就应毫不犹豫地放弃再植。相反，对具有特殊重要功能的拇指撕脱性断离，其肌腱、神经、血管从近端抽出，平面不规则，挫伤范围广，利用这些抽出的组织再植是不可能的，需动用示指的部分血管、神经、肌腱组织进行再植。此非但再植成活率高，而且术后功能恢复良好。

任何手指的缺失，对手的握持功能均有一定程度的削弱，因此，对任何有条件再植的断指均应积极再植。多个手指断离，只要有再植条件，均原位再植，手术中根据损伤程度和每个手指在整个手中所占长度比例缩短，进行原位或移位再植。只要设计合理，术后手虽比原来小，但外形仍显美观，并恢复较大捏、夹、抓、握功能。如断离的手指没有条件再植，应将有条件再植的手指移植到能发挥更大作用的指位上。

（二）分类

断指是指掌指关节以远不同平面的手指离断伤，包括近节、中节和末节离断。根据手指损伤的程度可分为两类。

1. 完全性断离

断离手指远侧部分完全离体，无任何组织相连，或只有已挫伤的少许软组织相连，但在清创时必须将这部分组织切除者称为完全性断离。

2. 不完全性断离

伤指的断面有骨折或脱位，断面只有损伤的肌腱相连或残留相连的皮肤不超过手指断面周径的1/8，其余组织包括血管均断裂，断指的远侧部分无血供或严重缺血，不接血管将引起手指坏死者称为不完全性断离。

不完全性手指断离易与手指开放骨折并血管、神经、肌腱损伤者相混淆。后者相连的组织较多，尚保留一些侧支循环，不吻接血管也能成活，即使需要进行血管修复重建其血液循环以保证远端指体的成活，这种损伤也不能称为不完全性断指。

（三）手术方法

断指再植是一直在手术显微镜下操作的一项比较细致而难度较大的工程，除了必须熟练掌握骨科、血管外科、整形外科等基本知识外，还必须熟练掌握显微外科操作技术，能达到稳、准、轻、巧，无创伤的操作技能。根据再植的一般原则和顺序，按具体情况，灵活掌握，使手术中的每一步骤、每一环节确保无误。其手指断离再植的顺序有两种：一种是多数学者常规采用的顺行再植法，即清创→骨骼固定→伸屈肌腱缝合→指背静脉吻合→背侧皮肤缝合→指固有动脉吻合→指神经缝合→掌侧皮肤缝合。另一种是逆行再植法，即掌侧皮肤缝合→指神经缝合→指动脉吻合→屈肌腱缝合→骨骼固定→伸肌腱缝合→指背静脉吻合→指背皮肤缝合。后者优点为手术操作中不用翻手，尤其在拇指再植及小儿再植中较为方便，但在做骨骼内固定时要慎重，防止牵拉及扭伤已缝合的动脉及神经。

1. 清创

清创的目的在于使创伤、污染的创面变为相对整齐清洁的伤口，为组织修复创造条件。彻底的清创是手指再植手术成功的首要环节。应当细致准确，既要清创彻底，又要珍惜健康组织，一般先清创远端再清创近端，对多指断离，可分组进行清创，以减少手术时间，节省医师的精力和体力。

（1）刷洗：剪去过长的指甲，用无菌毛刷蘸肥皂乳或肥皂，刷洗断离的手指和伤手3遍，每遍刷洗3～5 min，然后用生理盐水冲洗干净，拭干。

（2）浸泡：将伤手和离体指浸泡在1∶2 000氯己定液中5 min，浸泡同时将创面污物、异物及血块去除。个别污染严重者用3%过氧化氢泡洗2遍，然后更换氯己定液再浸泡5 min。

（3）消毒：以碘酒、乙醇，氯己定，或用碘附液消毒远近端皮肤，然后铺无菌巾单。

（4）创面清创：创面清创全过程必须在手术显微镜下进行，以便辨认血管神经，避免损伤或切除过多组织。以小圆刀或眼科剪沿断端皮缘切除一周2～3 mm宽皮肤。切至指背皮下时仔细辨认位于皮下的小静脉，其断端处往往有瘀点，稍加解剖即能找到指背静脉断口，一般能发现2～4条静脉在指背互相形成弓或网。如指背静脉细小或已破坏不能利用时，可在掌侧中央皮下找到静脉。指动脉和指神经位于屈肌腱两侧的皮肤韧带夹层内，用手指轻挤压断端或切开部分皮系韧带即可看到。如动脉血管回缩时可提起较粗的指神经，在神经后外侧可找到。将准备吻合的血管神经外膜以细丝线结扎以作标记，然后将整个创面的组织切除一层，直达骨面。腱鞘、肌腱、指骨均作相应的清创缩短，最后用1∶1 000氯己定液再清洗消毒。

2. 骨骼固定

指骨的内固定是再植手术的支柱。软组织清创后的指骨相对增长应将两断端指骨切除5 mm左右，小儿切除2 mm左右，以便进行软组织修复。关节附近离断者，应于远离关节指骨多咬除一些，关节处只切除少许即可，以保证关节的完整性。一侧关节面破坏、另一侧关节完整时，可将已破坏的关节清除，形成一个半关节，可留作后期关节成形，一般不主张关节融合。其固定方法可采取细钢针髓内贯穿固定。此法简单、迅速，是较常用的方法。钢针交叉固定，多用于指骨体处断离，因不通过关节固定，固定较牢，可早期作功能练习，但固定操作时易损伤血管、神经，要细心。也可用0.6～0.8 mm的钢丝固定。无论采用哪种固定方法，总的原则是选用简便易行、确实可靠、节省时间的固定方法。固定完毕，缝合骨膜或筋膜，以防止骨端分离及旋转（图5-12）。

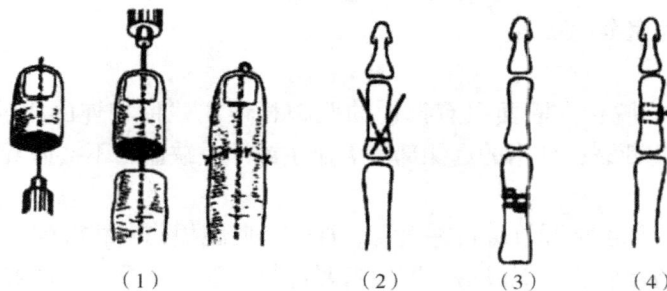

图5-12　指骨固定方法

（1）克氏针贯穿固定；（2）克氏针交叉固定；（3）梯形截骨螺丝钉固定；（4）钢丝环扎固定

3. 肌腱修复

肌腱早期修复是手指功能恢复的重要一环。缝合肌腱应无创操作、细致进行，以恢复原来的解剖结构。其顺序是先缝合指伸肌腱（包括侧腱束缝合），然后缝合指屈肌腱。指伸屈肌腱用 3-0 尼龙线做间断"8"字或褥式缝合。指屈肌腱修复包括指浅屈、深屈肌腱与腱鞘，只要有修复的条件如切割伤均全部修复。断指患者常因外伤致腱鞘不规则破损，范围大，不能修复，为防止肌腱粘连，将指屈浅肌腱剪除，只缝合指深屈肌腱，也是目前常采用的一种修复方式。指深屈肌腱近端回缩力大，牵出后为防止在张力下缝合而撕裂伤，于断端以近 15 mm 处横穿一针头，使其不能回缩，以利于操作。可用 3-0 尼龙线做 Kessler 或"∞"字缝合或改良 Bunnell 缝合。肌腱对合后可在断端间断加针缝合，以充分对合，增加缝合强度和消灭粗糙面（图 5-13）。

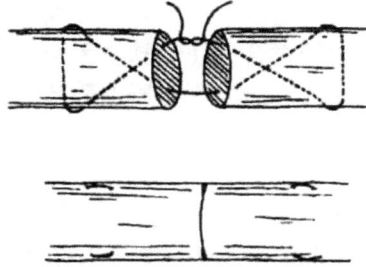

图 5-13　改良 Bunnell 缝合

4. 指背静脉修复

精细的血管吻合是再植手术成活的关键。应集中精力认真细致地吻合血管。缝合前，先将伤手置于手掌朝下、手背向上的便于操作的合适位置，手术野铺以清洁湿润纱布，以便放置针线并易发现及防止纱布纤维脱落带入血管腔。将血管周围的软组织牵开，以显露两端相对应、口径相等指背静脉。吻合之前还必须对血管质量进一步检查，如有内膜损伤必须切除，如吻合张力大，血管长度不够，可在近端充分游离指背静脉，以延长其长度。如缺损过大，可取他处静脉移植。将静脉两断端外膜剪去 2 mm，在吻合处深面用一小块绿色的塑料膜作为背景，再用肝素普鲁卡因液冲洗断端血管腔。根据血管粗细情况可选用 10-0、11-0 或 12-0 无损伤针线，作两定点间断加针外翻吻合（图 5-14）。缝合质量好的血管，松掉血管夹即有静脉血通过吻合口反流至远端。小儿的血管细、娇嫩，不宜应用血管夹，可行开放式吻合。指背只要有可供吻合的静脉均尽量予以吻合，以利于再植指的血液循环（图 5-15）。

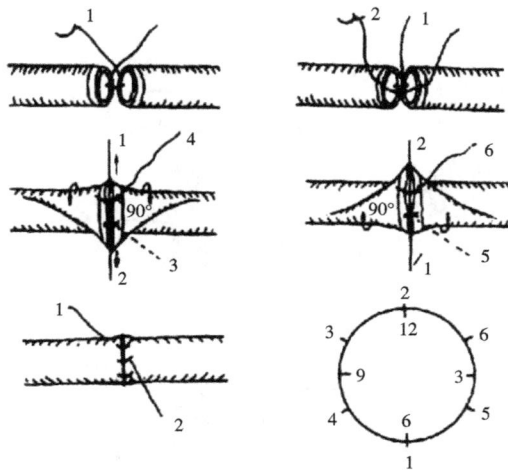

图 5-14　两定点间断加针缝合法

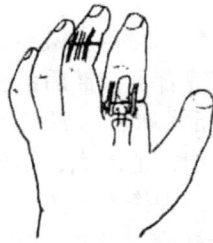

图 5-15　指背静脉吻合

5. 指背皮肤缝合

指背皮肤缝合应在静脉吻合完毕后及时进行。缝合时和拉线打结时要避开静脉部位，防止误伤已修复好的静脉。一般选用 3-0 丝线缝合，皮肤对合后使静脉在无张力下通畅良好。手指两端的周径相差不大时，不用做锯齿状切开皮肤缝合，只做环形缝合不会压迫静脉影响回流，并且皮肤愈合后瘢痕细小，外形良好。

6. 指动脉修复

指动脉修复是手指再植术中的最重要环节，必须以一丝不苟的精神与吻合静脉相回的方法去吻合动脉。吻合前要对动脉两断端作详细检查，除注意外膜的损伤征象外，尤其重视内膜的损伤，如内膜毛糙不光滑，表示已损伤，应剪除损伤段，直至正常的内膜为止。近端血管多有回缩，外露较少，通常需要做侧方切口去寻找。血管清创完毕后松开止血带或去除血管夹让近端血管喷血，将腔内残留的血凝块喷出，如血管呈持续状喷血，一般表示血管良好。如血呈渗出或间断状喷出，甚至无出血现象，表示血管痉挛或仍有血管损伤处。在撕脱性损伤中，即便是血管外观正常以及有正常出血，偶然发生血栓。在临床上看到指动脉血栓形成要比静脉血栓形成的多。

血管缺损过多，不可在张力下勉强吻合，应采取措施，在无张力下吻合，一般可采用健侧的指动脉游离足够长度后移位于患侧与远端指固有动脉吻合。多个手指断离时，可取小静脉移植修复。实践证明，高质量的多个吻合口修复比在张力下修复要保险得多；吻合两条指动脉比吻合一条指动脉使再植指成活的机会多，而且后期无明显的手指变细及怕冷等改变。偶尔，血管痉挛是一个难题，但常常可以在局部外膜下使用 3% 罂粟碱注射液得到缓解。对于顽固性痉挛，采取上述方法无效时，剥离外膜、管腔内压扩张或在已吻合的血管远端用显微镊子轻柔地夹持血管进行通畅试验，常能最后奏效（图 5-16）。血液循环恢复后表现为：①萎瘪的指腹变为丰满，恢复原来的张力。②皮肤颜色由苍白转为红润，毛细血管充盈试验阳性。③指体由冷变温。④指端小切口出血活跃，血呈殷红色。⑤超声多普勒测试仪，在指端能听到动脉搏动声。

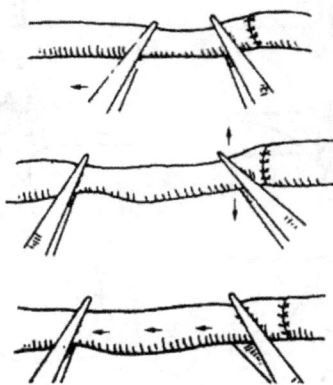

图 5-16　血管通畅试验

7. 指神经修复

早期正确地修复神经是再植手指感觉功能恢复的基础。因此必须认真仔细修复神经,最好两条指固有神经均修复,以恢复更好的感觉。缝合神经是在指动脉修复后进行;否则会妨碍指固有动脉吻合操作。在吻接前将挫伤的神经切除,使健康的两端在无张力下用9-0无损伤尼龙线间断外膜缝合,一般2～4针(图5-17)。缝合两条神经确有困难时,可缝合一侧指神经。如缝合同侧有困难时可跨越屈肌腱交叉缝合,或取邻指的神经移位交叉吻接。根据各手指在功能上有一定区别,故一般修复主要的一侧,如拇指、小指修复尺侧,示指、中指、环指修复桡侧指固有神经为主。

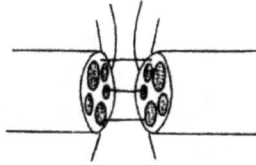

图5-17　神经缝合法

8. 掌侧皮肤缝合

(1)血液循环建立后,掌侧皮肤要做一期闭合,可能的情况下与背侧皮肤一样作环形疏松直接缝合,皮肤过紧、过长缝合都会影响手指血供。进针勿过深,以免损伤指动脉。皮肤缺损可采用邻指皮瓣成形或游离皮片移植。

(2)皮肤伤口关闭后要洗去血污。先以小块凡士林纱布覆盖缝合伤口处,再以剪碎的纱布铺盖,最后以大块纱布包扎。在包扎时注意以下几点:①置手指于功能位。②敷料包扎勿过紧过松。③禁止环形包扎或并指包扎。④患指指端外露,以便观察血供和测量指温。

(四)术后处理

由于手指损伤的类型、程度不一,血管吻合的质量和数量不一,伤员的体质与精神状态不同,断指再植术后可产生全身或局部的并发症,如果因疏忽而处理不及时,容易导致手术的失败。再植术后及时正确地处理是再植指成活不可忽视的辅助措施。

1. 石膏固定

再植后的手指应给予石膏固定制动,使手指维持在所需要的位置。伤员术后情绪改变随之产生过度活动而影响血液循环。一般给予上肢石膏托或夹板固定,固定时近端要超出肌肉起始点,远端要超出指端,以达充分固定目的。如远端不超出指端,有时内固定钢针尾部易钩住被褥而使患者活动扭转刺激血管痉挛。小儿断指再植术后易躁动不安,只固定一侧上肢是达不到固定的目的,需在亚冬眠疗法下用"飞机式"石膏夹固定双上肢于外展60°位,可获得良好的固定效果。

2. 病房要求

再植后的患者,需要安置在安静、舒适和空气新鲜的特定病房中休息,最好不要放入普通大病房内混住,病房应有保暖设备使室温维持在25℃左右,以防寒冷刺激诱发血管痉挛。在再植指的上方相距4 cm处以60 W灯泡持续照射,以提高局部温度。切勿放置过近以免引起烫伤,室内绝对禁止吸烟,以避免患者吸入烟雾中的尼古丁致血管痉挛,导致再植指坏死。

3. 体位

(1)术后10 d内,患手抬高至略高于心脏水平,以利静脉及淋巴回流减轻肿胀反应;采用平卧位,禁止侧卧,以防肢体受压,影响动脉供血或静脉回流。

(2)下地后患手以绷带或三角巾悬吊于胸前功能位,以免坠积性瘀血。

4. 应用防凝及解痉药物

血管吻合口的通畅主要取决于彻底清创和精确无误的小血管吻合技术。但要看到断指再植术后10 d内,容易发生血管痉挛及血管内血栓形成,导致手术失败。为保证手术后血管通畅,适当预防性应用防凝及解痉药物,有助于避免或减少血管痉挛或血栓形成。有时可获得较好的结果。此类药物确有降低血浆中纤维蛋白原、血液黏稠度、血小板聚集功能及黏附率、溶栓、扩张血管及改善微循环的作用，故成为显微血管术后常规用药。常用的药物有：罂粟碱、妥拉唑啉、低分子右旋糖酐、阿司匹林、双嘧达莫、复方丹参等。肝素由于有明显的不良反应，目前已不列为常规用药。但在明显出现再植指血液循环危象时，及时地投入能起到可观的作用。

5. 应用抗生素

近十几年来，抗生素的生产不断飞速的发展，有许多广谱抗生素相继问世，抗生素的预防和抗感染的作用在现代治疗中已充分体现出来。因此，在手指断离再植及其他显微外科手术后的治疗中，也出现了广泛而大量地使用抗生素，用以预防和治疗术后感染。

手指断离创面是污染的创面，均有发生感染的可能。不容否认强调在手术中彻底清创是避免感染的主要措施，而不应单纯依赖使用抗生素作为预防感染的主要手段。忽视清创术，即使术后使用大量的抗生素，也并不一定能够避免感染的发生。诚然，尽管经过彻底清创，因再植手术伤口暴露时间长，潜在感染的可能性依然存在，术后抗生素的使用也是必要的。抗生素药物的选择应根据创面污染的轻重。创面污染轻的，手术后常规应用青霉素和链霉素或庆大霉素肌注。创面污染重的并有广泛挫伤的应用大剂量青霉素类每日2次，静脉滴注，还可加用甲硝唑等药物静脉投入，有利于抑制革兰阳性和阴性细菌。一旦伤口感染发生，除了局部换药引流外，应做细菌培养和药敏试验，以便全身给予有效的抗生素治疗。

应用抗生素时一定要注意避免应用对血管有刺激的抗生素，如红霉素等，同时还注意防止对肝、肾功能的损害。

6. 血供观察

（1）皮肤颜色：血液循环正常时的皮肤是红润略带微黄。指体指甲床颜色反映皮下血液循环的情况，在再植术后是最容易观察又是最可靠的客观指标。手指再植术后，早期因血管呈扩张状态，其颜色比正常指更红润。指体由红润变苍白，说明系指动脉痉挛或栓塞造成再植指缺血。指体由红润变为暗红，继而转为青紫色，甚至出现皮下水疱，说明指静脉血流受阻。指体呈浅灰色，有花斑状瘀血，轻压处呈苍白状，表示静脉血淤滞，毛细血管床缺乏动脉血的灌注。

（2）皮肤温度：再植指皮肤温度的高低反映手指血液循环情况。在患指和健指各定一个相同部位的测试点，用皮肤温度监测计定时测试，并作对照。测试时要移开照射的灯泡。皮温计敏感性较高，笔试测头触皮压力要均匀，以免发生误差。患指血供正常时，温度与健指几乎相等，高低只相差 $1 \sim 2\,^{\circ}\mathrm{C}$，若指温低于健指 $3 \sim 4\,^{\circ}\mathrm{C}$，则说明再植指血供障碍，应立即采取相应的解救措施。

（3）毛细血管充盈试验：正常手指压迫指甲或皮肤处呈苍白色，去除压迫立即恢复原来红润，为毛细血管充盈试验阳性。如动脉供血不足，其毛细血管充盈缓慢或不充盈。静脉回流不畅时，毛细血管床瘀血，指体呈暗紫色，压迫出现苍白区，去除压迫后迅速充盈。有时动脉栓塞，静脉仍有反流血，充盈试验缓慢，往往被认为仍有动脉血供。此试验有一定误差，只供参考，不能作为判断血供的主要依据。

（4）指腹张力：通血后的指腹饱满而富有弹性。供血不足指萎瘪，缺乏张力；血液回流障碍，则皮肤青紫张力增高。

（5）指端小切口出血试验：用小尖刀于再植后的指腹侧方做一小切口，一是观察手指血供情况，二是在静脉回流受阻不畅时放血可起到治疗作用。观察小切口出血，了解再植指血供情况，是一个可靠的指标。血供正常时小切口处用针头挑刺出血活跃，溢出鲜红色血液。出血少或不出血，表示动脉供血障碍。如小切口流出暗紫色血液，而且速度较快，表示静脉回流障碍。

以上客观指标一般术后每 30 min 或每小时观察一次，以后随时间延长及血液循环情况改变适当增加或减少观察次数。一旦发现异常情况应根据五项内容综合判断其病理变化的性质与程度（表5-2）。

表5-2　动、静脉危象鉴别

鉴别要点	动脉	经脉
皮色	苍白	黯紫
皮温	低	低
指腹张力	低	高
小切口出血	少或不出	多呈黯紫色
毛细血管充盈	阴性	阳性

7. 血管危象的处理

再植术后发生血液循环危象的常见原因可概括为两类：一是血管本身的因素，如血管痉挛、血栓形成等；二是血管外因素，如血肿、组织水肿皮肤缝合张力过大等。血管外因素如不能及时得到解除，即可导致血管本身的改变，发生血管血栓形成与血管痉挛临床较难区别，一般原则是先按血管痉挛处理，如不显效，立即手术处理。

（1）血管痉挛：包括动脉和静脉痉挛。动脉痉挛可造成严重指体供血不足，而静脉中层平滑肌稀少、口径又相对大，痉挛不至于引起回流障碍。动脉痉挛多发生于术后 1 ~ 3 d，24 h 内最为多发，少有发生在术后十几天的。其发生原因与处理措施见（表5-3）。对顽固性痉挛，经处理 30 min 仍不能缓解的要手术探查。术中见动脉痉挛，可用 50% 硫酸镁液纱布湿敷，3% 罂粟碱行动脉外膜注入等措施治疗。

表5-3　血管痉挛发生原因、机制与处理措施

发生原因	发生机制	处理措施
温度因素	寒冷刺激可引起血管收缩；温热可引起血管扩张。指体血管对温度的反应较为敏感	若为寒冷刺激引起的小血管痉挛，就应给予适当保温，使室温提高到所要求温度，局部灯泡照射
疼痛和机械刺激	创口疼痛和骨端固定欠佳，体位变动等刺激均可引起血管强烈收缩	可针对其原因给镇痛药，加强制动。小儿多因躁动不安所致，以亚冬眠或适当镇静药使其安静入睡，即可缓解
血容量不足	由于大量失血，又得不到充分的补充，血压下降，可引起周围血管代偿性收缩痉挛	失血后要快速补足有效血容量，以消除血管痉挛
炎症刺激	由于清创不彻底损伤组织与感染引起炎症反应，可刺激血管引起痉挛	一旦发生痉挛要及时控制感染与引流炎性分泌物，消除压迫及刺激因素
药物的影响	术后错误地应用血管收缩药物及刺激小血管的药物，可引起小血管痉挛，影响手指的血供	禁用这类药物。一旦发生，加大应用血管解痉药物
血管受压	伤口缝合或术后纱布包扎过紧，或被渗血浸湿的纱布如不及时去除，待干燥后变成硬块物压迫血管，使指体供血不足	立即松解，更换敷料，拆除张力大的缝线。有时指体血供即可改善
吸烟	无论主动吸烟还是被动吸烟，烟雾中的尼古丁吸入后可导致血管痉挛，即使吻合口已经愈合的血管仍会发生痉挛使指体坏死	一旦发现，迅速肌注或静滴罂粟碱及妥拉唑啉等以解除血管痉挛

（2）血栓形成：多由于血管清创不良、血管吻合质量欠佳、吻合口张力过大及上面所述及的血管外因素等引起。一旦血栓形成，应及时进行手术探查。手术中暴露吻合的血管，可见到吻合口近端扩张，吻合口阴影增深，触之有实质感，远端血管变细，无搏动，断口血管内有血栓，血栓以下切断不喷血。如血栓局限很小，只需取出，检查内膜完整光滑，用肝素盐水冲洗，血管张力不大时可直接缝合。如血

栓广泛较大，需截除一段血管，行血管移植修复，重建血液循环。同时将肝素 100 ~ 200 mg 加入生理盐水 500 mL 内稀释，静脉滴注，维持 24 h。一般维持 5 ~ 7 d 后可停药。在应用期间密切注视出血倾向。

8. 功能练习

手指断离后再植，就会不可避免地使手指的动作受到一定的限制，这给人们的生活起居、劳动生产带来困难。如果术后及时进行得当的练习，会使伤手获得最大限度的功能恢复。相反，如果术后怕痛，不注重功能练习，再植的手将会是一个僵直无用的手。

（1）积极地进行主动和被动的功能练习，是恢复手功能的简单易行和最有效的方法。可以改善伤手的血供及营养，恢复关节活动度，增加肌力，使运动逐渐协调。主动活动是主要的，被动活动是起辅助作用，应鼓励和指导患者自己做主动和被动功能锻炼。值得注意的是，要对患者讲明功能练习的意义及重要性，定期检查效果，以防患者因疼痛或疏忽而放松了锻炼，错过了时机或因锻炼不得法而未起到锻炼作用。

（2）要尽量缩短制动时间，手术后 3 周去除外固定，先行固定远近端的关节小范围的被动活动。在指骨未骨性愈合前，骨折端已经有较多坚强的纤维骨痂连接，早期去除内固定不会出现骨折端错位。于 4 周去除内固定钢针，行徒手功能练习。被动练习手指关节屈、伸活动，待关节活动达到要求后，重点做主动功能练习。其活动范围应由小到大，次数要由少到多，这样效果好。在练习过程中要避免伤者用健手揉捏指间关节，否则有害无益，会使结缔组织增生，指间关节长期增粗，从而影响了手指的活动度。

（3）除以上徒手练习外，还可借助简单的物体和器械以增加练习兴趣和效果。如用宽约 6 cm 的木板，握于手掌内，用以控制拇指及手指的掌指关节，使指间关节便于锻炼。揉转金属球、核桃可以练习手指及拇指伸、屈、外展、内收及协调运动。揉捏橡皮泥、握捏小皮球、圆锥体、分指板、指拨齿轮器等器械也都是锻炼手功能十分有效的方法。除了积极的练习外，在日常生活活动中要尽量多使用患手指，如拣划火柴、扣纽扣、系鞋带、系腰带、写字、洗衣服等。

（4）在治疗的早期、中期、晚期，根据病情及恢复情况给予必要的辅助治疗，如红外线、TDP、微波、音频、蜡疗、按摩等理疗。有条件时，可根据病情设计和制作支具，如单指或多指屈曲支具、单指或多指背伸支具、近侧指间关节伸直支具、拇指对掌功能支具等，术后使用可消除瘢痕、防止和矫正畸形，并能有效地进行主被动练习，以使再植指成为一个灵活有用的手指。

三、断指再植术后晚期修复性手术

由于手工业机械的使用越来越普遍，致使手指离断伤明显增多，很多患者有机会得到再植，并且使再植的手指成活，断指成活了不等于再植成功，更重要的是恢复断指功能及美观，因此再植术后晚期并发症的修复或矫治颇为重要。

（一）自体骨移植术

1. 手术指征

再植时由于指骨粉碎骨折骨缺损、骨折对合不良、内固定不牢、髓腔破坏严重，或软组织血供不良、骨感染，造成骨缺损或骨不连接者。自体骨移植术，供骨主要取自髂骨或桡骨远端的骨松质。

2. 麻醉

臂丛麻醉，取髂骨加硬膜外麻醉。

3. 手术步骤

以拇指近节指骨骨缺损为例。

（1）以指骨缺损处的横纹端侧方做纵切口长约 2 cm 直达指骨。

（2）清除指骨断端间的纤维瘢痕组织，咬除部分硬化骨，打通指骨髓腔。

（3）于桡骨远端背侧做纵切口，分层次暴露桡骨远端，根据骨缺损大小切取合适骨块，两端修成菱形，插入指骨骨髓腔，克氏针贯穿固定（图 5-18）。术后行石膏托指板固定 4 ~ 6 周。

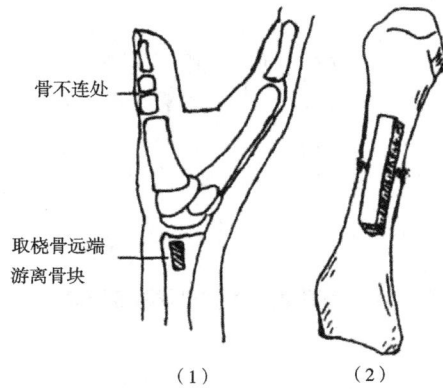

图 5-18　拇指近节骨不连髓内自体骨移植

（1）取骨块；（2）嵌入植骨

（二）肌腱粘连松解术与肌腱移植术

1. 手术指征

旋转撕脱或挤压撕脱性断指，肌腱、鞘管或肌腱床挫伤严重，或者断指平面位于Ⅱ区（无人区），修复操作粗糙，缝合方法不当，内固定时间过长，功能锻炼欠佳，常引起肌腱粘连或断裂。需于再植术3～6个月后行肌腱粘连松解或肌腱移植重建术。

2. 麻醉

臂丛麻醉。

3. 体位

仰卧位，臂外展置于患侧手术台上。

4. 手术步骤

以示指二区屈指深肌腱粘连或断裂为例。

（1）切口：在示指掌侧做S形或Z形、侧正中、掌侧斜切口至合适长度，仔细分离，避免损伤指固有动脉及神经，暴露指屈肌腱（鞘）。

（2）肌腱粘连松解：锐性分离或以肌腱剥离子，向远近端分离肌腱直至完全松解。注意保护滑车的完整性，特别是环状韧带2（A2）和4（A4）的完整，否则手指屈曲时会产生弓状畸形，影响手指的屈曲功能，如滑车已破坏不能保留，则重建屈肌肌腱滑车。术后第2天换药后即在保护下进行主、被动功能锻炼。

（3）肌腱移植术：①对肌腱已断裂或粘连变性严重者，则需行肌腱移植重建术。在原手术切口基础上，远端切至末节指腹。手掌部于远侧掌斜纹开始，向近端做3～4 cm弧形切口（图5-19）。切开皮肤、皮下组织及掌腱膜，掌腱膜应与皮瓣一同掀起，注意勿损伤掌浅弓血管及指总神经。显露手指和手掌部腱鞘后，锐性切开腱鞘（注意保留A2和A4滑车），切除变性肌腱和瘢痕，指浅屈肌腱止点切断、切除。②指深屈肌腱远端于抵止部切断，近端游离至无瘢痕正常组织或在蚓状肌水平切断，部分指深屈肌腱顺行撕脱破坏，可选同指或邻指屈指浅肌作为动力肌。在腕部及前臂中段做两个横切口，根据缺损长度取掌长肌腱［图5-20（1）］。将移植肌腱一端缝于近端动力肌腱，并用蚓状肌包埋以防粘连，另一端穿过保留或重建之滑车，根据Schneider"手指阶梯排列"调整肌腱张力，用抽出缝合法固定至末节指骨或屈肌肌腱远侧断端上［图5-20（2）］。术后石膏托将患指固定于屈曲位4周，拆除石膏，循序渐进行功能锻炼。

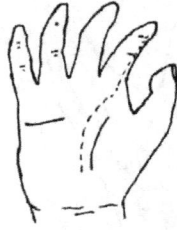

图 5-19 示指屈指肌腱松解移植切口

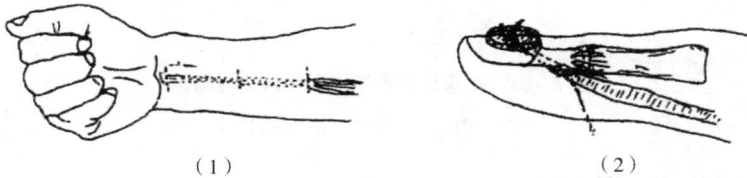

（1） （2）

图 5-20 取掌长肌腱（1）与指深屈肌腱重建（2）

（4）滑车重建术：屈肌腱滑车已破坏或肌腱松解后残留的滑车系统不能有效地发挥作用，或肌腱移植重建时必须重建滑车（主要是 A2 和 A4 滑车）才能有效地恢复手指功能。切口同图 5-19 "示指屈指肌腱松解移植切口"，充分显露所有屈肌腱滑车系统，切除瘢痕化的肌腱和周围瘢痕，但必须保留没有瘢痕的正常腱鞘。应用切除不用的指浅屈肌腱、腕或踝屈肌支持带、掌长肌腱，作成长约 6 cm、宽约 0.25 cm 腱条，如果原屈肌腱鞘仍有满意的骨纤维边缘，将肌腱与其编织后再用褥式缝合固定。如果骨纤维边缘不完整，可将肌腱条围绕指骨包绕一周，并与自身用褥式缝合固定（图 5-21）。术后根据屈肌腱松解或移植重建情况采取固定或有计划功能锻炼。

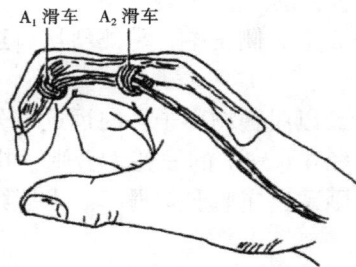

图 5-21 滑车重建术褥式缝合固定

（三）关节功能重建与关节融合术

断指离断平面位于关节或关节破坏严重，再植后关节强直于非功能位，畸形严重，影响功能，或远端指间关节离断后槌状指畸形，指伸肌腱止点无法重建，需做关节功能位融合。第 2 ~ 第 5 指掌指关节离断或关节破坏功能丧失对功能影响较大，而且影响其他手指掌指关节活动度和力量，或术后伴有创伤性关节炎疼痛严重，可行吻合血管跖趾关节移植重建或人工掌指关节置换术。

1. 吻合血管跖趾关节移植术

手术具体内容见相关章节。该手术适用于重要示、中指单指掌指关节或近指间关节移植，但术后移植关节屈曲活动度限制在 30° 以内，术前应慎重评估手术适应证。

2. 人工掌指关节置换术

（1）适应证：掌指关节平面再植术后掌指或近指间关节破坏严重，关节非功能位畸形无法矫形，而皮肤软组织条件尚可者。

（2）麻醉：臂丛麻醉。

（3）切口设计：关节背侧横切口。

（4）手术步骤：①牵开伸肌腱暴露并纵行打开关节囊，切除部分关节囊及术野内所有滑膜组织。②咬骨钳修整关节面残余骨组织，用髓腔锉逐号扩大两端骨髓腔，以容纳假体柄。③在试模植入并确定尺寸后将安装假体套上金属环后按近远顺序插入髓腔，复位假体关节。④复位伸肌腱，并缝合固定伸肌腱两侧，恢复其对线并防止肌腱滑脱导致指体偏移，关闭切口。

（5）术后处理：将移植关节伸直位固定3周后拆除（骨移植患者延长至术后4~6周）。在指导下功能康复训练。

3. 指间关节融合术

（1）适应证：关节破坏严重，遗留严重创伤性关节炎，关节强直于非功能位，采取其他手术方法无法恢复功能，软组织如肌腱、关节囊等缺如无法重建者。

（2）麻醉：臂丛麻醉。

（3）体位：仰卧位，臂外展置于侧方手术台上。

（4）切口设计：背侧S形或Z形、指侧方纵切口。

（5）手术步骤：①逐层分离，暴露关节。②切开骨膜及关节囊。③以骨刀将近指间关节截骨呈掌屈40°，远指间关节掌屈30°位（图5-22）。④交叉克氏针固定，必要时取骨松质移植，以促进早期愈合，闭合切口。⑤术后处理：术后石膏托固定4~6周。

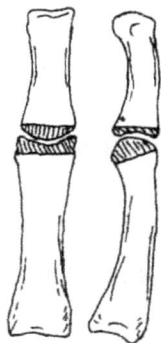

图5-22　指间关节融合术

（四）畸形矫正术

由于对断指条件较差，但断指功能重要，尽量保留再植长度，导致骨断端未能精确对位，或因内固定欠妥造成成角、旋转或屈曲畸形，以及瘢痕挛缩造成的侧方成角畸形等，影响外观及功能，需二期（术后半年）行矫正手术。

1. 成角、旋转畸形矫正术

（1）麻醉：臂丛麻醉。

（2）体位：仰卧位，臂外展置于手术台上。

（3）切口设计：以畸形的顶点为中心，于手指侧面正中做纵向切口。

（4）手术步骤：①切开皮肤、皮下组织，注意保护指动脉及神经。②切开畸形部位骨膜，并向两侧剥开。③根据成角畸形及旋转角度，用骨刀做楔形截骨或将指骨截断。④矫正后以交叉克氏针或指骨钢板内固定。闭合切口。见图5-23。

（5）术后处理：患指石膏托（夹板）外固定，逐步进行功能锻炼，4~6周骨折愈合后去除外固定，加大功能锻炼力度。

2. 锤状指及纽孔畸形矫正术

因肌腱缺损修复困难或遗漏修复侧腱束造成的肌腱张力不平衡所致的锤状指畸形、纽孔畸形等，可二期行肌腱移植修复或重建术。但锤状指畸形修复效果往往欠佳，如畸形严重影响功能，可行远指间关节融合术。

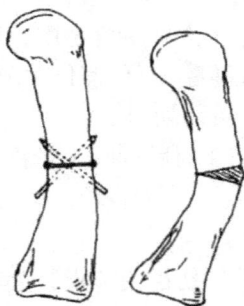

图 5-23　指骨畸形愈合截骨矫形术

（五）截指术

1. 适应证

（1）再植后断指的畸形明显，即使做了矫形手术亦未恢复外形及功能。

（2）神经缺损较多或顺行撕脱无法修复，再植指无感觉，指腹萎缩明显易冻伤或烫伤，溃疡长期不愈合。

（3）并发感染、骨髓炎长期不能治愈。

（4）单指离断术后功能差影响其他手指功能。

（5）上述情况下为减轻患者痛苦或经济负担，在患者同意后可行截植术。

2. 注意事项

（1）应尽量保留残指长度，尤其是拇指，其次为中指、示指。为安装美容指或再造手指创造条件。

（2）残端皮肤缝合时应无张力，防止皮肤坏死或瘢痕增生，导致骨外露或残端痛。

（3）避免纵行残端瘢痕，导致残端挛缩，持物无力。

（4）指间关节离断时，应切除软骨面，残端修成弧形。

四、断指再植术后功能评定

断指再植功能评定标准的讨论：目前断指再植已不能单纯满足于成活率高，还要掌握好再植的指征，更要提高术后功能恢复水平。为此，许多学者一致认为应制定统一的断指再植术后功能评定标准。

为此，初步编订一份"断指再植疗效评定标准"予以介绍。

断指再植疗效评定标准：再植指功能好坏主要决定于关节活动范围、感觉恢复程度、血循环、外观及日常生活活动情况，五者评定标准尽量采用国际通用检测办法。

（一）关节活动功能（国际手外科联合会制定）

总屈曲度（掌指＋近指间＋远指间）－总伸直受限度（掌指＋近指间＋远指间）＝手指总屈伸度（TAM）。

优：TAM 200°～260°（相当于正常指的 75%～100%）。

良：TAM 130°～200°（相当于正常指的 50%～75%）。

差：TAM 100°～130°（相当于正常指的 40%～0%）。

劣：TAM＜100°（相当于正常指的＜40%）。

（二）感觉恢复程度（世界卫生组织采用）

优：S5，单一神经支配区两点辨别能力恢复正常（＜10 mm）。

良：S4，单一神经支配区浅痛觉及触觉恢复，过敏感消失。

差：S3，单一神经支配区浅痛觉及触觉恢复。

劣：S2 及 S1，无感觉或单一神经支配区只有皮肤深痛觉。

（三）血液循环状况

优：皮肤色泽、温度正常，不需特殊保护。

良：色泽稍差，温度略低，怕冷。

差：肤色苍白或发绀，温度明显低，畏寒严重。

劣：肤色灰暗或发绀，冷天不敢外露。

（四）再植断指外观

优：再植指没有旋转、非功能成角畸形，外形丰满，短缩不超过 1 cm。

良：轻度旋转，非功能成角畸形，但无明显功能影响，轻度萎缩，短缩不超过 1.5 cm。

差：旋转，成角畸形，影响功能，有萎缩，缩短不超过 2 cm。

劣：畸形明显，短缩超过 2 cm，严重影响功能及外观。

（五）再植断指日常生活活动

进行 10 项内容检查：①拣针（指甲捏）。②拣分币（指腹捏）。③写字（常用 3 指捏）。④提（箱子或桶、提包、水壶等重物）。⑤拿茶缸（较大的）。⑥锤钉子（强力握持）。⑦上螺丝（中央抓握）。⑧系鞋带（综合细动作）。⑨扣纽扣（综合细动作）。⑩拧开大口瓶（用指夹的强握），完成得好得满分，可以完成、不太好得一半分，不能完成则无分。

优：完成得分 > 3/4（75% ~ 100%）。

良：完成得分 > 1/2（50% ~ 74%）。

差：完成得分 > 1/4，不到 1/2（25% ~ 49%）。

劣：完成得分 < 1/4（0 ~ 24%）。

（六）综合评定

（1）关节活动功能占 40%。

（2）感觉恢复程度占 20%。

（3）血循环状况占 10%。

（4）再植断指外观占 10%。

（5）再植断指日常生活活动占 20%。

（七）等级分值

优：80 ~ 100 分。

良：60 ~ 80 分。

差：40 ~ 60 分。

劣：< 40 分。

第六章 关节脱位

第一节　肩锁关节脱位

（一）概述

肩胛上肢带通过锁骨与躯干相连，在锁骨两端分别形成了肩锁和胸锁关节，在肩胛和锁骨外侧 1/3 尚有另一连接结构，喙锁韧带。胸锁关节是连接上肢带和躯干的唯一滑膜关节结构。

（二）病因与病理

（1）肩锁关节构成肩锁关节位于皮下，由肩胛骨的肩峰关节面和锁骨外侧端的锁骨关节面构成。肩锁关节由肩峰端和锁骨端关节面、关节滑膜及纤维关节囊构成。在两个相邻的略呈扁平的关节面之间有关节软骨盘结构，软骨盘增加了两个关节面相互的适应性。Urist 根据关节面解剖形态和排列方向，把肩锁分为 3 种形态：Ⅰ型，冠状面关节间隙的排列方向自外上向内下，即肩锁关节面斜行覆盖肩峰端关节面；Ⅱ型，关节间隙呈垂直型排列，两个关节相互平行；Ⅲ型，关节间隙由内上向外下，即肩锁关节面斜行覆盖锁骨端关节面。Ⅲ型结构属于稳定型，Ⅰ型属于不稳定型。在水平面上，肩锁关节的轴线方向由前外指向后内。两关节结构之间有完整的关节囊包绕并有肩锁韧带加强，其关节囊的上下壁有肩喙韧带的部分纤维加入，和关节囊共同起到防止锁骨远端脱位的作用。肩锁关节的前方有斜方肌和三角肌的腱性部分加强。此外，喙锁韧带包括圆锥韧带和斜方韧带，前者起于喙突基底的内侧面，向上行于冠状面内，止于锁骨喙突粗隆下面，后者偏外，起于喙突基底内侧和上面，向外上行走于矢状面内，止于锁骨下面，控制锁骨前移，和锁骨外侧端的滑动，两条韧带协同作用可以防止肩胛骨的后移，同时对维持肩锁关节的稳定性起着重要的作用。

（2）肩锁关节的活动范围肩锁关节在功能上属微动关节，参与肩关节的联合运动。当上肢上举超过 120°，肩锁关节除了有外展、关节面相互靠拢等运动外，锁骨端关节面随锁骨旋后而发生旋转运动。这些运动虽然范围不大，但对肩锁关节产生了较强的挤压、分离和扭转等应力作用。

1）轴向的旋前与旋后活动：肩峰（即肩胛骨）于锁骨外侧端上的旋前和旋后角度之和一般为 30°，由于肩锁关节和喙锁韧带的协同作用，肩胛骨旋前时锁骨长轴与肩胛冈之间夹角增大，旋后时两者之间夹角减小。

2）肩锁关节的外展和内收活动：由于肩锁关节和喙锁韧带位于该运动的同一平面内（冠状面）所以肩锁关节的外展活动受到喙锁韧带（特别是圆锥韧带）的限制。内收运动则因喙突碰撞锁骨外端而受到限制。肩锁关节的内收和外展活动范围之和一般接近 10°。

3）钟摆样运动：肩锁关节的钟摆样运动是指在肩胛骨表现为自后内向前外的旋转和摆动，范围为 60°～70°，其运动轴心刚好和肩锁关节面相垂直，该活动受到肩关节周围肌肉的良好控制和肩锁关节囊、韧带和喙锁结构的限制。

（三）临床表现

肩锁关节脱位一般均有明确的外伤史。肩部外侧触地或患侧手臂撑地的间接暴力损伤是肩锁关节脱位的主要暴力形式。依据损伤和脱位程度的不同，可表现为肩部疼痛，患侧上肢上举或外展时疼痛加重。肩锁关节局部压痛或出现畸形，肩峰外侧端隆起，往下推压出现反弹性的"琴键征"（Piano Sign）。"琴键征"阳性意味着肩锁关节的完全性脱位。部分患者出现斜方肌前缘的肿胀和压痛。

X 线检查做前后位水平投照，而双侧对比有助于作出正确诊断。对于部分脱位病例，如在对照时双上肢采取下垂负重位，将有助于加强患侧肩锁间分离，使诊断更加明确。

（四）分类

1. Allman 分类法

肩锁关节脱位常常由于肩峰外侧受到直接冲撞所致。肩锁关节脱位占肩部损伤的 12% 左右，Allman 把肩锁关节损伤分为 3 度：Ⅰ度，指肩锁关节的挫伤，并无韧带断裂或关节脱位。Ⅱ度，是肩锁关节半脱位，肩锁关节囊和肩锁韧带已破裂，喙锁韧带中的斜方韧带部分也有断裂，肩锁关节分离或部分性脱位。Ⅲ度，是肩锁关节完全脱位，喙锁韧带二个组成部分即斜方韧带和圆锥状韧带均断裂，肩锁关节完全分离，锁骨外侧端向上后方隆起，有浮动感，所谓"琴键征"阳性。通常还并发三角肌和斜方肌部分肌纤维断裂。

对于Ⅰ、Ⅱ度损伤，一般采用非手术治疗。Ⅲ度的肩锁关节完全脱位是手术治疗的适应证。Ⅲ度损伤因关节结构及周围软组织损伤较重，关节稳定装置均遭破坏，即使手法复位成功也极难维持复位后的位置。

2. Rockwood 分类法（图 6-1）

Rockwood 分类法将肩锁关节的损伤分为 6 类。

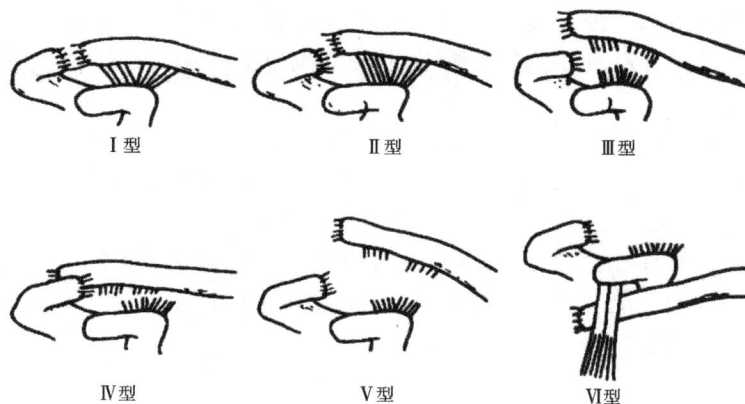

図 6-1　Rockwood 分类法

其中，Ⅰ型、Ⅱ型与Ⅲ型分别与 Allman 分类中的 3 型一致。Ⅰ型是肩锁关节挫伤，并未形成肩锁间的脱位。Ⅱ型为喙锁韧带被牵拉，可能有部分韧带纤维的断裂，但二组韧带的连续性仍然保持。Ⅲ型为肩锁间的完全性脱位，缘于喙锁韧带的组成部分——圆锥韧带和斜方韧带已完全断裂所致。Ⅳ型是较少见的一种完全性脱位，锁骨端向肩峰的后方移位，在前后位上肩峰与锁骨外侧端形成重叠移位，此型脱位原则上需要手术复位与固定，手法复位难以成功也难以维持位置。Ⅴ型的肩锁关节脱位锁骨外侧端向头端翘起，难以使肩峰与锁骨外端对合，原因是锁骨外侧端往往插入斜方肌前缘，导致二分离骨端间的肌肉阻隔。手术治疗是其适应证，而且往往要修复斜方肌的前缘。Ⅵ型的肩锁脱位是最为少见的一种类型，完全脱位的锁骨外侧端移位至喙尖下方，喙肱肌和肱二头肌短头联合肌腱的后方。此型脱位有可能伴有臂丛或腋血管的伴发损伤，应引起重视。也是手术治疗的指征。

（五）治疗

1. 非手术疗法

即 Zero 位固定，它的原理是利用 Zero 位时上臂外展与上举达到 155°，使肩胛骨的肩峰端与锁骨外侧端靠拢，达到肩锁关节的复位与固定，使受伤的韧带、关节囊得到修复。

患者仰卧，患臂上举，使上肢轴线与躯干轴线的夹角在冠状面与矢状面各成155°，患侧上肢做持续性皮肤牵引，重量约3 kg。维持牵引3～4周。然后改用外展支具或肩"人"字石膏固定，再保持Zero位固定3～4周。治疗后第7或第8周去除外固定，开始肩部功能锻炼及肌力康复练习，时间一般4～6周。

患者在临床牵引3～4周后，能继续完成3～4周的支具或肩"人"字石膏固定。但约有1/4患者对这种固定牵引位置缺少耐受性，认为是一种负担。心理上的耐受能力低于生理上的耐受能力。女性及年龄较大的患者的耐受能力优于男性和年轻患者。

患肢位于Zero位时，能使分离的肩锁关节肩峰端与锁骨端相互接近、靠拢，并使肩锁关节达到正常的解剖学复位。Zero位固定有利于已撕裂的喙肩韧带、肩锁关节囊得到修复。

Lizaur等认为在肩锁关节完全性脱位的病例中，手术中发现约有93.5%的病例存在三角肌或斜方肌的损伤或两者同时存在，因此他主张在切开复位的同时，对上述肌肉进行缝合修补。Zero位固定使三角肌和斜方肌也处于松弛状态，有利于这两组肌肉的修复。为了韧带和肌肉的修复，固定持续时间一般不少于6～8周。不完全性脱位患者固定后8周内都能达到并保持解剖复位，完全性脱位患者固定8周后，2例达到完全复位，4例达到部分复位。被修复的韧带主要为瘢痕性纤维组织连接，其力学性还不能满足肩锁关节间解剖关系所需要的强度。因此治疗后8～12个月随访发现，Allman Ⅲ度完全脱位型仅50%病例能保持部分复位（改善）；50%病例在重力作用下修复的韧带重新松弛，肩锁关节又回复到完全性脱位状态。不完全脱位型（Ⅱ度）病例70%能保持完全复位，30%仍有部分脱位。不完全脱位患者的喙锁韧带组成之一斜方韧带虽已完全损伤，但圆锥韧带仍得到保存，在韧带低张力的松弛状态下断端间靠拢接触，使修复较容易；而且在日后的生活中圆锥韧带的完整对修复中的斜方韧带起减张作用。由此可见，Zero位固定治疗肩锁关节脱位的效果与肩锁关节脱位程度、喙锁韧带的损伤程度密切相关。

Zero位固定方法对Allman Ⅱ度的不完全脱位有较好疗效，1年以上的复位保持率为70%，临床效果评定优良率高。但对Ⅲ度完全性脱位，本方法随访1年以上，仅50%的病例能达到并维持部分复位，另50%病例复发完全性脱位，临床效果评定有33%的病例疗效差。

此方法的适应证：3周以内的肩锁关节部分脱位或部分不能接受手术的完全性脱位患者；患臂上举或外展范围能达到130°以上；能耐受较长时间（3周以上）的卧床牵引者。适应证选择恰当，治疗方法正确，可以获得预期的治疗效果。

Zero位固定的注意事项：

卧床达3周以上，易使老年患者并发呼吸系统感染。患臂上举持续牵引应注意手部血运及神经功能障碍。本组病例虽未发生并发症，但黑田曾报道在Zero位牵引中出现腋神经麻痹。一旦发现血管、神经症状，应找出原因并中止Zero位牵引。

2. 手术疗法

肩锁关节脱位手术修复的方法很多（图6-2）有肩锁间或喙锁间内固定及喙锁韧带缝合术，韧带移植修复法，锁骨外侧端切除以及比较符合力学要求的动力性肩锁稳定结构重建的方法。

（1）Phemister法：由Phemister先采用。以克氏针交叉固定肩锁关节，维持位置，同时缝合、修复喙锁韧带和肩锁韧带。

本方法在理论上使肩锁关节达到解剖学复位。存在的缺点是：肩锁关节用克氏针固定期间，锁骨的旋转功能受限，限制了上臂的上举活动范围，可发生继发性盂肱关节僵硬。拔除克氏针后，肩锁关节本身因克氏针损伤发生退变和肩锁关节骨性关节炎。过早拔除克氏针容易发生脱位复发。由于肩锁关节受到较强的应力作用，克氏针向外滑脱和向内游走也不少见。不缝合喙锁韧带，只用克氏针固定肩锁关节是导致日后肩锁脱位高复发率的原因之一。

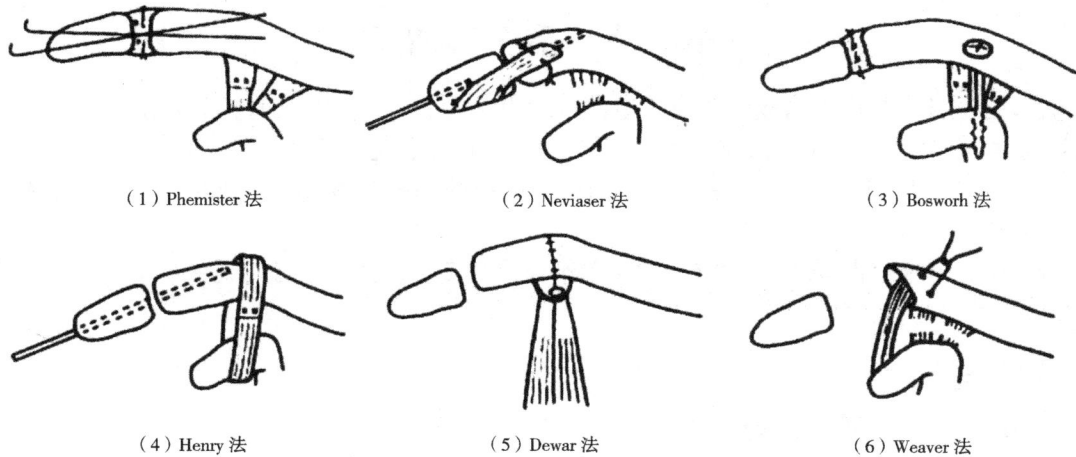

（1）Phemister 法　　　　　　（2）Neviaser 法　　　　　　（3）Bosworh 法

（4）Henry 法　　　　　　（5）Dewar 法　　　　　　（6）Weaver 法

图 6-2　锁关节脱位手术修复法

（2）Bosworth 法：喙锁间加压螺丝钉内固定和喙锁韧带缝合术。

与 Phemister 法不同处在于采用加压螺丝钉自锁骨向喙突体部垂直加压固定，使肩锁关节复全并得到固定，同时必须做喙锁韧带缝合修复。本法也有因加压螺钉松动滑出，肩锁关节脱位复发的报道。对老年人存在喙突骨质疏松者慎用。

（3）Henry 法：克氏针内固定和采用阔筋膜重建喙锁韧带术。适用于 2 周内的肩锁关节完全脱位。由于移植的阔筋膜替代物随时间推延而出现退变，筋膜条松弛，失去固定作用。20 世纪 70 年代 Bargren 和 Harrison 改用 Dacron 人造编织物代替阔筋膜作为移植物，但也存在人造编织物的异常反应；以及 Dacron 人造编织物缺乏弹性，使固定部位发生骨质吸收；手术操作比较复杂，故而未得到广泛应用。

（4）Neviaser 法和 Weaver 法：利用韧带移位修复方法重建肩锁间结构，恢复喙锁间稳定性。由 Nevlaser 于 1952 年首先报道。1972 年 Weaver 报道了将喙肩韧带的肩峰端切断、游离后移位到锁骨上，重建喙锁韧带的方法。本法操作简单，不需要任何内固定。仅适用于新鲜的肩锁关节脱位病例。

（5）锁骨外侧端切除术：锁骨外侧端切除长度，原则上以不超过喙锁韧带在锁骨上的止点，即圆锥状韧带结为宜。适用于：50 岁以上，肩锁关节完全性脱位的患者；时间过长，难以复位的陈旧性肩锁关节完全脱位；经非手术治疗无效，仍有症状的Ⅱ度脱位；陈旧性肩锁关节脱位伴喙锁韧带部分广泛骨化，影响肩关节上举活动，切除锁骨外 1/3 及骨化灶，有利于改善肩的功能。锁骨外侧端切除术的优点是方法简单，可以在局部浸润麻醉下完成。但术后三角肌前方失去了锁骨外侧部的附力，使肌力减弱、肌肉萎缩，对举臂和持重功能带来一定影响。而且肩胛带前支（锁骨）短缩会造成肩胛骨的旋前和内收，形成轻度翼状肩畸形。本法应慎用。

（6）Dewar 重建术：动力性肩锁稳定结构重建术。

1965 年 Dewar 设计用带肱二头肌短头腱和喙肱肌联合腱的喙突骨块，向上移位固定于锁骨前方的方法用于治疗陈旧性肩锁关节脱位。之后，Baeeington 用本法治疗新鲜的肩锁关节脱位，也取得较好的疗效。显露喙突时应在三角肌胸大肌间沟仔细分离，保护头静脉，连同三角肌向外侧牵开。在自上而下分离肌肉的深面间隙时，应避免损伤喙肱肌内缘来自肌皮神经的肌支。该二肌腱自上而下游离的长度不宜超过 5 cm。适用于：成人陈旧性肩锁关节完全脱位；成人新鲜的肩锁关节完全脱位。

肱二头肌短头和喙肱肌肌腱本身的张力足以维持喙锁、肩锁间的解剖关系。而上肢本身的重力以及肢体负重时该二肌肉收缩所产生的向下牵引力，又具有促使肩锁和喙锁间相互靠拢的动力性复位作用。因而 Dewar 的重建术对稳定肩锁间结构有静力学和动力学的双重作用。

改良的 Dewar 手术是在原 Dewar 手术操作的基础上，同时切除锁骨外侧端 1 cm，形成肩—锁间的假关节。对陈旧性肩锁关节完全脱位，肩锁关节损伤较重，存在关节内碎片及破碎软骨盘等，肩锁关节结构破坏较严重病例，改良法能避免术后发生锁骨端与肩峰端的撞击并出现继发性骨关节炎。

第二节 肩关节脱位

盂肱关节是肱骨头与肩盂构成的关节，通常也称为肩关节。人类对于肩关节脱位的认识和记述已有两千余年，更早可以追溯至四千余年以前人类最古老的书籍中就有记载。两千余年以前，Hip-pocrates 对肩关节脱位的创伤解剖、类型和有关复发性肩关节脱位的一些问题做过详细的记述，并介绍了世界上最早的复位方法和手术治疗方法。

肩关节脱位有的报道占 45% ~ 50%，北京积水潭医院资料统计占全身四大关节（肩、肘、髋、膝）脱位的 40.1%。

一、病因与病理

（一）解剖及盂肱关节的稳定机制

肩关节是全身活动范围最大的关节，而且在正常的活动中又能保持其相对的稳定性。这与盂肱关节的结构特点以及与肩锁、胸锁关节和肩胛胸壁间的活动密切相关。

盂肱关节的骨性结构是由肱骨头与肩盂组成。是盂肱关节稳定的因素之一。肱骨头外形近于半圆形，约占圆周的 2/5。冠状面肱骨头颈的轴线与肱骨干纵轴成角 130° ~ 135°。横断面肱骨头颈有向后 20° ~ 30° 的倾斜角，称为肱骨头的后倾角。后倾角的改变与关节的稳定性有一定的关系。

肩盂关节面呈梨形、凹窝状，与肱骨头相吻合。垂直径大于横径。肩盂关节面相当于肱骨头关节面的 1/4 ~ 1/3。肩盂纵径与肱骨头直径比值，或横径与肱骨头直径比值 < 0.75，皆说明肩盂发育不良，会影响盂肱关节的稳定性。盂的纵径及横径与肱骨头直径的比值称为盂肱关节指数。

当创伤性肩关节前脱位时，如发生盂前缘的压缩骨折，或肱骨头后侧的压缩骨折时，均可影响盂肱关节的稳定，成为复发脱位的病理基础。

盂的关节面在 75% 的正常人中有平均 7.4°（2° ~ 12°）向后倾斜角度。后倾角减小也是盂肱关节不稳定的因素之一。

此外肩峰及喙突也可限制肱骨头向后上及前上方向的过度移位。

维持盂肱关节稳定的另一因素是关节囊及韧带结构。盂肱关节的关节囊较大而且松弛，容许肱骨头有足够大的活动范围。肩关节的韧带有喙肱韧带，前方的上盂肱韧带、中盂肱韧带、下盂肱韧带，以及后下盂肱韧带。盂肱韧带是关节囊增厚的部分。由于在肩胛骨止点部位有不同的变异，因此其稳定关节的作用也不相同。附丽点距肩盂越远，关节囊越松弛，稳定关节的作用越差。在通常活动范围情况下，由于关节囊松弛，因此不能发挥防止盂肱关节移位的作用。只有当关节活动到一定的活动范围时，当关节囊韧带处于张力状态下，才能发挥其限制肱骨头过度移位的稳定作用。关节囊韧带对盂肱关节的稳定作用是诸稳定因素中最后的防线。

盂唇是一纤维性软骨的边缘。是盂缘骨、骨膜、关节软骨、关节囊及滑膜组织的相互连接的结构。可以加深盂窝，增加对肱骨头的稳定作用。同时也是连接盂肱韧带和二头肌长头肌腱到肩盂的附丽结构。试验切除盂唇软骨后，肩盂防止肱骨头移位的稳定作用减少 50% 以上。创伤性肩关节前脱位时，大多数病例发生盂唇软骨分离，称为 Bankart 病变。在复发性肩关节前脱位的病例中，Bankart 损伤是重要的病因之一。

肩部的肌肉对于肩关节的活动和动力的稳定作用都是非常重要的。肱二头肌长头和组成肩袖的诸肌肉是盂肱关节的主要动力稳定因素。借助于这些肌肉的选择性收缩或协调收缩，可以通过肌腱与盂肱关节囊韧带的交织结构主动地调节这些结构的张力，从而可以提供一动力韧带的作用。同时也可抵消其他，动力肌肉收缩活动时引起的影响肱骨头稳定的活动。

Depalma 等通过尸体试验和手术观察，证明肩胛下肌是防止肱骨头向前脱位的重要动力因素。表现为肩关节的活动实际为盂肱关节、肩锁、胸锁关节以及肩胛胸壁间活动的总合。盂肱关节本身只有 90° 的主动外展活动。如果上臂内旋位，只有 60° 的外展活动。在上举活动中，冈下肌和小圆肌协调收缩使肱骨外旋，避免大结节与肩峰相顶撞，从而才可产生进一步的外展活动。没有肩胛骨的活动，盂肱关节只有 120° 的被动活动范围，超过此范围肩峰可与肱骨颈相抵触。因此在充分上举肩时，需有肩胛骨向外旋转 60° 的活动。肩胛骨的活动连带锁骨、肩锁关节及胸锁关节活动。完全上举活动是以盂肱关节与肩胛胸壁间 2∶1 的活动范围来完成的。在此活动中锁骨抬高 30°～40°，锁骨向上旋转 40°～50°。肩锁关节有 20° 的活动范围，胸锁关节为 40° 的活动范围。

肩关节的活动与相对的稳定与上述的解剖结构和功能活动密切相关。肌肉的稳定作用也称为主动稳定因素。骨结构、关节面的形状、关节囊韧带、盂唇软骨等静力稳定作用也称为被动稳定因素。

除了上述与解剖有关的静力与动力稳定因素之外。盂肱关节的稳定还与物理学中一些力学规律有关。

盂肱关节囊是一个封闭的有限关节腔。正常时关节内有约 1 mL 的游离关节液分布在滑膜及关节软骨表面。当肱骨头与肩盂之间发生相对的移位时，关节内产生的负液压会阻止关节间进一步分开，同时使关节囊贴近关节间隙，使关节囊的纤维受到牵拉，阻止关节移位。

正常的关节内存有负压，这是由于组织间隙内的渗透压和关节内渗透压存有差异所致。关节内的负压使关节不易发生分离，有利于关节的稳定。

大气压对于肩关节的稳定作用已经得以肯定。悬挂的尸体肩关节标本，当切除肩部肌肉后，肩关节没有向下半脱位的现象，但是当用注射器针头穿刺关节囊，有空气进入到关节腔内时，则立即会发生肱骨头向下半脱位的现象。

维持盂肱关节稳定的另外一种力学机制是肱骨与肩盂之间的黏滞力。物理学中当两种物体表面之间接触紧密时，两种物体分子之间会产生一种相互吸附的力，物理学中称之为黏滞力。在正常关节内，肱骨头与盂光滑软骨面的衔接以及滑液的作用，恰似两片湿的玻片贴在一起，彼此之间可以滑动，但不易被分开。

临床上当肱骨近端骨折时，关节腔内可有出血或反应性渗液，从而使上述的稳定作用减弱，X 线片可见肱骨头有向下半脱位的现象。

（二）盂肱关节不稳定的分类及外伤机制

盂肱关节不稳定可有很多不同的分类方法。根据造成脱位的原因可分为创伤性盂肱关节不稳定和非创伤关节不稳定两类。创伤性关节不稳定是正常的肩关节遭受外力损伤后使其变得不稳定。占关节不稳定发生率的 95%～96%。

非创伤性肩关节不稳定者约占 4%，一般没有外伤诱因，或由极轻微的外力引起。此类疾患原始肩关节多有骨发育异常，如肱骨头过度后倾、肩盂发育不良或盂的畸形。也可患有神经、肌肉系统疾患。非创伤性盂肱关节不稳定的患者常表现双肩不稳定或肩关节多方向的不稳。有的患者可以随意控制肩关节的脱位和复位。此类患者常并发有感情上和精神病学的问题。此类患者一般不宜采用手术治疗，应以康复治疗为主。

根据关节不稳定的程度可以分为盂肱关节脱位和半脱位，关节脱位是指肱骨头与肩盂关节面完全分离，不能即刻自动复位。而盂肱关节半脱位是肩关节活动至某一位置的瞬间，肱骨头与盂的关系发生一定程度的错位，产生一定的症状，并可自动恢复到正常的位置。患者有时可感到肩关节有暂时的错动不稳的感觉，此种疾患可发生于原始肩关节脱位治疗后、手术治疗后。也可伴发于复发性肩关节脱位。

根据关节脱位的时间及发作的次数可分为新鲜脱位、陈旧脱位和复发脱位等。文献中有的将脱位时间超过 24 h 者称为陈旧性脱位。但从创伤病理变化以及治疗方法考虑，将脱位时间超过 2～3 周者称为陈旧性脱位较为合理。

复发性肩关节脱位是指原始创伤脱位复位后的一段时间内（一般在伤后 2 年内），肩部受轻微的外力或肩关节在一定位置活动中即又发生脱位。而且在类似条件下反复发生脱位时称为复发性脱位。

根据盂肱关节不稳定的方向可分为前脱位、后脱位、上脱位及下脱位等。

前脱位是最为常见的盂肱关节脱位类型，占盂肱关节脱位的 95% 以上。直接外力虽可造成肱骨头脱位，但主要发生机制是肩外展、后伸伴外旋的外力，由于肱骨头的顶压，造成前关节囊和韧带以及盂唇软骨的损伤，外力继续作用可使肱骨头脱向前方。常伴有肱骨大结节或肩袖的损伤。根据肱骨头脱位后的位置不同，前脱位又可分为如下几种类型：喙突下型：肱骨头脱位至喙突下方；盂下型：肱骨头脱向前下，位于盂下缘；锁骨下型：肱骨头脱位后向内侧明显移位，至喙突的内侧、锁骨下方；胸内脱位型：是较为少见的类型。肱骨头移位通过肋间进入胸腔。常并发肺及神经、血管损伤。

后脱位是较为少见的损伤。发生率占肩关节脱位的 1.5% ~ 3.8%。当肩关节在内收、内旋位肱骨遭受由下向上的轴向外力时，可造成盂肱关节后脱位。

此外当癫痫发作、电休克治疗时，由于肌肉痉挛收缩也可造成关节脱位。肩部内旋肌群的肌力（胸大肌、背阔肌及肩胛下肌）明显强于外旋肌群的肌力（冈下肌、小圆肌），因此发生后脱位的概率高于前脱位。

直接外力作用于肩前方也可造成后脱位。后脱位造成后方关节囊以及盂唇软骨的损伤，常并发小结节骨折。后脱位又可分为肩峰下脱位（占后脱位的 98%）、后方盂下脱位及肩胛冈下脱位。

盂肱关节下脱位是罕见的脱位类型。1962 年 Roca 复习世界文献仅收集到 50 例。发生机制为肩部遭受过度外展的外力，使肱骨颈与肩峰顶触并形成一个支点，将肱骨头自关节囊下方撬出关节。使肱骨头关节面顶端向下，头交锁于盂窝下，肱骨下端竖直向上。因此也称为垂直脱位。常并发有严重的软组织损伤。

二、临床表现

对疑为盂肱关节不稳的患者应详细询问有关的病史。应了解是否为第一次发作，以及首次发作的时间。首次脱位年龄越小者，以后成为复发脱位的发生率越高。年龄 20 岁以下的患者，首次脱位以后变成复发脱位的发生率为 80% ~ 95%。其次应询问致伤外力的大小以及外伤机制。Rowe 指出复发脱位发生率与原始损伤程度成反比。轻微外力即造成脱位者，说明盂肱关节稳定因素有缺陷，易转化为复发不稳定。而严重外伤引起脱位者，由于软组织损伤较重，经修复形成瘢痕组织，可使盂肱关节变得更为稳定。

外伤的原因、外伤时肩关节的位置以及外力作用的方向，有助于对以往脱位方向的分析。此外有无原始脱位的病历资料、X 线检查，是否易于复位，都有助于对盂肱关节不稳定的分析判断。

急性前脱位的临床表现为肩部疼痛、畸形、活动受限、患者常以健手扶持患肢前臂、头倾向患侧以缓解疼痛症状。上臂处于轻度外展、外旋、前屈位。肩部失去圆钝平滑的曲线轮廓，形成典型的方肩畸形。患肩呈弹性固定状态位于外展约 30° 位。试图任何方向的活动都可引起疼痛加重。触诊肩峰下空虚，常可在喙突下、腋窝部位触到脱位的肱骨头。患肩不能内旋、内收。当患肢手掌放在对侧肩上，患肢肘关节不能贴近胸壁。或患肘先贴近胸壁，患侧手掌则不能触及对侧肩，即所谓 Dugas 体征阳性。

诊断脱位时应注意并发肱骨颈骨骨折和结节骨折的可能。并发大结节骨折的发生率较高，文献中报道为 15% ~ 35%。此外应常规检查神经、血管。急性脱位并发腋神经损伤的发生率为 33% ~ 35%。

陈旧性肩关节脱位的体征基本同新鲜脱位，但肿胀、疼痛较轻，依脱位时间长短和肢体使用情况不同，肩关节可有不同程度的活动范围。肩部肌肉萎缩明显，尤以冈上肌及三角肌为著。

陈旧性肩关节前脱位的病理改变是在新鲜脱位病理损伤基础上，随着时间的迁延，一些损伤组织得到修复，一些组织由于废用和挛缩发生了相应的继发病理改变：

（1）关节内和关节周围血肿机化，形成大量纤维瘢痕组织填充肩盂，并与关节囊、肩袖结构和肱骨头紧密粘连，将肱骨头固定于脱位的部位。

（2）关节周围肌肉发生失用性肌肉萎缩，关节囊、韧带和一些肌肉发生挛缩并与周围组织粘连。以肩胛下肌、胸大肌及肩袖结构尤为明显。

（3）原始损伤并发肱骨大结节骨折者，可发生畸形愈合。骨折周围可有大量骨痂以及关节周围骨化。

（4）关节长期脱位后，肱骨头及肩盂关节软骨发生变性、剥脱、关节发生退行性改变。

（5）肱骨上端、肱骨头以及肩盂由于长期失用，可发生骨质疏松，骨结构强度降低。

以上病理改变增加了闭合复位的困难，脱位时间越久，粘连越牢固，越不容易复位。强力手法复位，不但易于造成肱骨上端骨折，而且由于臂丛神经及腋部血管与瘢痕组织紧密粘连，也易造成损伤。即使采用切开复位，也需由有经验医生谨慎操作。

急性后脱位的体征一般不如前脱位明显、典型。很容易造成误诊，有的报告误诊率可高达 60%。因此肩关节后脱位有"诊断的陷阱"之称。容易形成误诊或漏诊有如下几方面的原因。

（1）肩后脱位绝大多数为肩峰下脱位，而这种类型的脱位没有前脱位时那样明显的方肩畸形以及肩关节弹性交锁现象。患侧上臂可靠于胸侧。

（2）只拍摄前后位 X 线片时，X 线片中肱骨头没有明显脱位的表现。骨科医师只依赖于正位片表现排除了脱位的可能是造成误诊的主要原因。

（3）X 线片上发现一些骨折，并主观认为这些损伤就是引起肩部症状的全部原因，从而不再认真检查主要的损伤。

（4）肩关节后脱位是较为少见的损伤，一些医师缺乏体检和诊断的经验，因此易于误诊。

下方脱位的临床体征非常明显、典型。上臂上举过头，可达 110° ~ 160° 外展位，因此也称为竖直性脱位。肘关节保持在屈曲位，前臂靠于头上或头后。疼痛症状明显。腋窝下可触及脱位的肱骨头。常并发神经、血管损伤。下方脱位在老年人中多见。

上方脱位时上臂在内收位靠于胸侧。上臂外形变短、肱骨头上移，肩关节活动明显受限。活动时疼痛加重。易并发神经、血管损伤。

三、诊断与鉴别诊断

外伤后怀疑有肩关节脱位时，需拍 X 线片确定诊断。以明确脱位的方向、移位的程度、有无并发骨折。更为重要的是明确有无并发肱骨颈的骨折。不能只根据临床典型的体征做出脱位的诊断，更不能不经 X 线检查就采取手法复位治疗。否则不仅复位会遇到困难，也有可能造成医源性骨折，使治疗更为复杂，困难，形成医疗上的纠纷。

由于肩胛平面与胸壁平面有 30° ~ 45° 成角，因此通常的肩正位片实际是盂肱关节的斜位片。肱骨头与盂面有 6/8 ~ 7/8 相重叠，肩峰下后脱位时肩正位 X 线片常常给以正常表现的假象。从而使经验不足或粗心大意的医生落入"诊断的陷阱"之中。实际在肩关节正位 X 线片中肱骨头与肩盂大部分相重叠，形成一椭圆形阴影。肱骨头关节面与盂前缘的影像均为光滑弧形曲线，彼此成平行关系。肱骨头关节面影像与盂前缘影像之间的距离较小。

而肩峰下后脱位时，由于肱骨头内旋并移向盂的后外上方，因此在正位 X 线片上的影像发生一定的改变。肱骨头与肩盂重叠的椭圆形阴影明显减少或消失。由于上臂内旋畸形，大结节影像消失，小结节影像突向内侧，因此肱骨头关节面内缘的影像不再是光滑的弧形曲线，与盂前缘弧形失去平行关系。头关节面与盂前缘距离增宽。给以盂窝空虚的外形。Arncf 和 Sears 指出，头关节面与盂前缘距离 > 6 mm 时，则高度可疑为后脱位。后脱位时，由于上臂处于内旋位，颈干角的投影减小甚至消失，从而使头、颈的轴线在一条直线上。

肱骨头后脱位时，肱骨头的前内侧被盂后缘嵌压形成压缩骨折。在 X 线上显示为一平行于盂后缘的密度增高的弧形线，其内侧为相对密度减低区，后脱位时有 75% 的发生率。

由于普通肩前后位 X 线片易于漏诊肩关节后脱位的诊断，因此在无 CT 等先进设备的单位，建议对肩部骨折脱位采用创伤系列 X 线片投照，即肩胛面正位、肩胛侧位和腋位。

肩胛面正位片投照时，将片匣与肩胛骨平面平行放置，X 线垂直投照，中心指向喙突。正常肩关节的影像表现为头的关节面与盂关节面相平行，显示有关节的间隙。盂肱关节脱位时，头盂之间的间隙消失，出现重叠影像。

肩胛侧位像是盂肱关节的真正侧位投影。正常肩关节影像为肱骨头位于盂窝中央。肱骨头脱位时，在肩胛侧位上可清楚显示前、后的移位。

腋位 X 线片也是盂肱关节的侧位投影，对于盂肱关节的骨折或脱位可以提供更为清晰、明确的影像。可清楚显示头与盂的前后关系以及肱骨头、结节的骨折。

新鲜肩部损伤患者因为疼痛往往不能使患肩外展达到需要的角度，因此影响腋位片的拍摄。可采用改良腋位投照。不需外展上臂，可仰卧位拍照，也可采用站立位，身体向后仰斜 30° 位拍照、也称

Velpeau 腋位。

有时也可采用穿胸位 X 线片用为诊断盂肱关节的损伤。拍片时患肩侧方贴近片匣，健侧上臂上举过头，X 线自健侧通过胸廓投照。所得影像为肩关节的斜位片。肩胛骨腋窝缘与肱骨上端后内缘的影像形成一光滑的弧形曲线，称为 Moloney 线，肱骨头前脱位时，由于头向前移，肱骨头外旋，使颈干角及肱骨颈的轮廓充分显现，因此在穿胸位 X 线片上 Moloney 顶端弧线增宽。而后脱位时，由于肱骨头及颈向后上方移位，因此使 Moloney 弧形变窄，顶上变尖。

CT 检查对肱盂关节横断面的解剖关系能清晰显示，对于脱位方向、脱位程度及是否并发骨折等骨结构状态起提供重要信息的作用。在断层扫描基础上的三维图像重组更能立体地显示脱位与骨折状态，对于脱位并发骨折病例更有价值。

CT-A：指 CT 检查与关节造影相结合。注入双重对比造影剂后再做 CT 检查，除了显示骨性结构外还能显示关节囊及盂唇等结构，对病理状态的了解优于单纯的 CT 检查。

MRI：对于脱位同时并发的软组织创伤的分辨具有优势。关节囊、韧带、盂唇、肩袖肌腱以及新鲜骨折都能从图像与信号提供的信息予以分辨。新鲜损伤在骨与软组织内的出血，MRI 即可反映出信号的异常，在鉴别诊断方面十分有价值。

四、治疗

（一）肩关节脱位治疗方法的选择

1. 新鲜肩关节脱位

新鲜肩关节脱位的治疗原则应当是尽早行闭合复位。不仅可及时缓解患者痛苦，而且易于复位。一般复位前应给予适当的麻醉。复位手法分为以牵引手法为主或以杠杆方法为主两种。一般以牵引手法较为安全。利用杠杆手法较易发生软组织损伤及骨折。

新鲜前脱位常用如下几种方法复位。

Hippocratic 复位法：是最为古老的复位方法，至今仍被广泛应用。只需一人即可操作。患者仰卧位，术者站于床旁，术者以靠近患肩的足蹬于患肩腋下侧胸壁处，双手牵引患肢腕部，逐渐增加牵引力量，同时可轻微内、外旋上肢，解脱头与盂的交锁并逐渐内收上臂。此时常可感到肱骨头复位的滑动感和复位的响声。复位后肩部恢复饱满的外形。此时复查 Dugas 征变为阴性，肩关节恢复一定的活动范围。

Stimson 牵引复位法：患者俯卧于床上，患肢腕部系一宽带，悬 5 磅（约 2.27 kg）重物垂于床旁。根据患者体重及肌肉发达情况可适当增减重量。依自然下垂位牵引约 15 min。肩部肌肉松弛后往往可自行复位。有时需术者帮助内收上臂或以双手自腋窝向外上方轻推肱骨头，或轻轻旋转上臂，肱骨头即可复位。实践体会此种方法是一种安全、有效、以逸待劳的复位方法。一般不需麻醉即可实行。

Kocher 方法：是一种利用杠杆手法达到复位的操作。需有助手以布单绕过患者腋部及侧胸部行反牵引，然后术者沿患肢上臂方向行牵引，松脱肱骨头与肩盂的嵌压。然后使肱骨干顶于前侧胸壁形成支点，内收、内旋上臂，使肱骨头复位。操作时手法应轻柔，动作均匀缓慢，严禁采用粗暴、突然的发力，否则易于造成肱骨颈骨折或引起神经、血管损伤。

Otmar Hersche 报道 7 例肩关节脱位患者行闭合复位时造成医源性肱骨颈部骨折。其中 3 例原始损伤没有骨折。因此在复位前应仔细阅片后再行复位。并发有结节骨折的病例，发生颈部骨折的概率较大。

盂肱关节脱位并发外科颈骨折时，可先试行闭合复位。手法复位后应常规再拍 X 线片，以证实肱骨头确已复位，同时也可观察有无新的骨折。此外应复查肢体的神经、血管情况。

患肩复位后，将患肩制动于内收、内旋位。腋窝垫一薄棉垫。可以颈腕吊带或三角巾固定。制动时间可依患者年龄而异。患者年龄越小，形成复发脱位的概率越大。30 岁以下者可制动 3～5 周。年龄较大的患者，易发生关节功能受限，因此应适当减少制动的时间。早期开始肩关节功能锻炼。

新鲜脱位闭合复位不成功时，有可能是移位的大结节骨块阻挡或关节囊、肩袖、肱二头肌腱嵌入阻碍复位。此时需行手术复位。此外当肱骨头脱位并发肩盂大块移位骨折、肱骨颈骨折时，多需手术切开复位。

对新鲜盂肱关节后脱位的复位，患者仰卧位，沿肱骨轴线方向牵引，如肱骨头与盂后缘有交锁，则需轻柔内旋上臂，同时给予侧方牵引力以松脱开头与盂缘的嵌插交锁。此时从后方推肱骨头向前，同时外旋肱骨即可复位。复位成功的关键是肌肉应完全松弛，因此应在充分的麻醉下进行。复位手法力求轻柔，避免强力外旋，以免造成肱骨头或肱骨颈骨折。

复位后如较为稳定，可用吊带或包扎固定于胸侧。将上臂固定于轻度后伸旋转中立位3周。如复位后肱骨头不稳定，则需将上臂置于外旋、轻后伸位以肩人字石膏或支具固定。也可在复位后以克氏针通过肩峰交叉固定肱骨头。3周后去除固定开始练习肩关节活动。

闭合复位不成功时，或并发小结节骨折头复位后骨折仍有明显移位、复位后不稳，需行切开复位固定。肱骨头骨折缺损较大时，可用肩胛下肌或连同小结节填充缺损处。

盂肱关节下脱位时应先行闭合复位。沿上臂畸形方向向外上方牵引，以折叠的布单绕过患肩向下方做反牵引。术者自腋窝部向上推挤肱骨头，同时逐渐内收上臂以达复位。有时由于肱骨头穿破关节囊不能闭合复位时，则需切开复位。

盂肱关节上脱位更为少见，一般采用闭合复位治疗。如并发肩峰骨折使关节复位后不稳时，则需手术治疗，固定移位的骨折。

2. 陈旧性肩关节脱位

陈旧性肩关节脱位的治疗方法是难以确定的。一般应根据患者的年龄、全身状况、脱位的时间、损伤的病理、症状的程度以及肩活动范围等因素综合分析决定。首先确定脱位是否还需要复位。如需复位，能否行闭合复位。如需手术治疗采用何种手术方式。以下几种治疗方法可供治疗参考。

（1）功能治疗作为一种治疗方法，是因为很多病例经过一段时间的功能锻炼后，肩部功能活动可以得到明显的改进。因此在陈旧性肩关节脱位时，医生和患者不要把脱位关节的复位作为唯一目的，而应以最后的功能恢复结果作为治疗的目的。不要把功能治疗看成是一种消极的、无能为力的方法。在一定条件下，对于一些病例，功能锻炼可能是较为合理、有效的治疗方法。

功能锻炼适于年老体弱、骨质疏松者，脱位时间超过2个月以上的中年患者或半年以上的青年患者，由于软组织粘连，关节软骨的退变，难以手术复位并取得满意的手术治疗效果。一般通过2～3个月的功能锻炼，肩关节的功能活动可得到明显改进，可胜任日常的生活和工作。

（2）闭合复位一般适用于脱位时间在1个月以内，无神经、血管受损的青壮年患者。并发有骨折者一般应行手术复位。脱位时间在1～2个月者也偶有闭合复位成功的机会。脱位时间越长，闭合复位越困难。

陈旧性肩关节脱位行闭合复位时，必须在麻醉下进行，以使肌肉完全松弛。复位时先行手法松动肱骨头周围的粘连。一助手固定住肩胛骨，另一助手握住患肢前臂行轻柔牵引。术者握住患者上臂轻轻摇动并旋转肱骨头，逐渐增大活动范围松解开肱骨头周围的粘连。在牵引下经证实肱骨头已达到肩盂水平，且头与盂之间无骨性嵌插阻挡时，可根据不同脱位的方向试行复位的手法。推挤和旋转肱骨头使其复位。复位中禁用暴力和杠杆应力，以免造成骨折。如肱骨头达不到松动程度，或试行1～2次操作仍不能复位时，则应适可而止，放弃复位或改行切开复位。不要把复位的力量逐步升级反复整复，以免造成骨折或引发神经、血管损伤。

Schulz报道61例陈旧性肩关节脱位患者，40例试行闭合复位，其中20例复位成功，但脱位时间超过4周者仅有1例。

（3）切开复位适用于脱位时间半年以内的青壮年患者，或脱位时间虽短，但并发有大、小结节骨折或肱骨颈骨折者。

陈旧性肩关节脱位后，由于软组织损伤、瘢痕粘连，使肱骨头固定。腋动脉及臂丛神经变位并与瘢痕组织粘连，因此陈旧性盂肱关节脱位切开复位的手术是困难而复杂的手术，很容易造成神经、血管的损伤。行切开复位时应靠近肱骨头处切断肩胛下肌肌腱和关节囊，松解出肱骨头。复位后如不稳定，可用克氏针交叉固定。

（4）人工肱骨头置换术适用于脱位时间较长，关节软骨面已软化，或肱骨头骨缺损30%～40%

的病例。由于人工关节置换术的进展，目前已很少采用单纯肱骨头切除术和肩融合术来治疗陈旧性肩关节脱位。

（二）盂肱关节脱位的并发症

（1）肩袖损伤：前脱位时并发肩袖损伤较为多见，后脱位时则较少发生。Petterson 报道创伤性肩关节脱位患者，经关节造影证实有肩袖撕裂者高达 31.3%。Tijmers 报道前脱位并发肩袖损伤率为 28%，并指出随年龄增加，发生率有增加趋势。肩袖损伤时肩外展、外旋活动受限，活动时疼痛。超声波检查及关节造影或关节镜检查有助于诊断。症状明显时需行手术治疗。

（2）血管损伤：肩关节脱位可并发腋动脉、静脉或腋动脉分支的损伤，常见于老年人，血管硬化者。可发生于脱位时，或闭合复位时，也可发生于手术切开复位时，陈旧性脱位切开复位时，由于血管解剖位置移位和粘连，更易遭受损伤。

腋动脉依其与胸小肌的解剖关系可分为三部分。

第一部分位于胸小肌内侧。第二部分位于胸小肌后方。胸小肌的外侧为腋动脉的第三部分。腋动脉行径胸小肌下缘时，受到该肌肉的束缚作用。肩关节脱位后，肱骨头顶压腋动脉向前移位，使腋动脉在胸小肌下缘受到剪式应力的作用。因此在该处易受损伤。可造成血管断裂、撕裂或血管内膜损伤而致栓塞。

腋动脉损伤时肩部肿胀明显。腋窝部尤甚。患肢皮肤苍白或发绀，皮肤温度低，桡动脉搏动消失，肢体麻痹。腋部有时可听到动脉搏动性杂音。严重时可有休克表现。血管造影可诊断损伤的部位。

确定诊断后必须行手术治疗。多需行人造血管移植或大隐静脉移植修复。不宜采用血管结扎治疗。否则可造成上肢的功能障碍甚至坏死。

（3）神经损伤：肩关节前脱位并发神经损伤比较常见，有的报道发生率为 10.5% ~ 25.0%。最常见为腋神经损伤。有报道 101 例肩关节脱位及肱骨颈骨折患者，根据临床及电生理检查，发现有 45% 患者有神经损伤的表现。损伤的发生率依次为腋神经（37%）、肩胛上神经（29%）、桡神经（22%）及肌皮神经。并指出老年患者及局部有明显血肿形成时发生率较高。

肩部骨折、脱位并发神经损伤容易漏诊。尤其在老年患者，关节的功能活动受限往往归因于制动引起关节僵直所致。只根据皮肤感觉障碍来诊断有无神经损伤是不准确的。一些患者有皮肤感觉丧失，但肌肉运动正常。也有的患者有肌肉运动丧失，但相应支配区的皮肤感觉正常。因此神经损伤诊断主要应以肌肉运动和肌电图检查来确定诊断。

由于腋神经的局部解剖特点，其损伤多为牵拉伤。大多数病例在 4 个月内可恢复。神经损伤应早期诊断，密切观察，积极进行理疗。腋神经损伤完全恢复可迟至伤后 1 年。如果伤后 10 周仍无恢复迹象，则预后不好。

（4）肩关节复发脱位：是急性创伤性肩关节脱位的常见并发症，尤其多见于年轻患者。一般报道 20 岁以下者复发脱位发生率为 80% ~ 92%，40 岁以上复发率为 10% ~ 15%。

创伤性盂肱关节脱位后，使关节囊、盂唇软骨撕脱、肱骨头发生嵌压骨折，从而改变了关节的稳定性，形成了复发脱位的病理基础。

创伤性原始脱位复位后的制动时间及制动方式与复发脱位发生率的关系仍有不同观点。一些作者认为制动时间与复发脱位发生率没有关系。一些作者报告制动时间短于 3 周者复发率高。一般认为根据患者不同年龄，复位后采用不同时间的制动，对损伤的软组织的修复，对恢复肩关节的稳定性是有益的。

（5）肱二头肌腱滑脱肱骨头向前脱位时可使连接大、小结节的肩横韧带损伤，造成二头肌腱滑向头的后外侧。有时可成为阻碍肱骨头复位的因素。常需手术切开复位，修复肩横韧带。如果肩横韧带不能正常修复，可形成晚期复发性二头肌腱长头滑脱，肩关节屈伸、旋转活动时二头肌腱反复脱位与复位可造成弹响及疼痛，需行手术治疗。

（6）并发肩部骨折。

1）大结节骨折：盂肱关节前脱位有 15% ~ 35% 的病例并发有肱骨大结节骨折。可由肩袖撕脱或肩盂撞击引起。绝大多数病例当脱位复位后，骨块也得到复位。因此可采用非手术方法治疗。如肱骨头复位后，大结节仍有明显移位（> 1 cm），则会明显影响肩关节功能，应行手术复位，以螺钉或张力带钢丝固定。

2）小结节骨折：常并发于后脱位时发生，由撞击或肩胛下肌牵拉所致。一般脱位复位后骨折也即复位，不需特殊处理。如骨块较大或复位不良时，需行手术复位固定。

3）肱骨头骨折：前脱位时头后外侧与盂前缘相撞击可形成头的压缩骨折，称为 Hill-Sacks 损伤。有的报道新鲜前脱位病例中头骨折的发生率为 27%～38%。但在复发性盂肱关节前脱位的病例中，头骨折的发生率可高至 64%～82%。肱骨头压缩骨折是肩关节脱位的并发症，同时又可成为复发脱位的因素。

后脱位时可发生肱骨头前内侧的压缩骨折，可形成肩后方不稳，可行肩胛下肌腱及小结节移位治疗。

4）肩盂骨折：肱骨头脱位时可造成盂缘的压缩骨折、片状撕脱骨折，也可造成大块的肩盂骨折。压缩骨折可影响盂肱关节的稳定，形成复发脱位的因素。大块的肩盂骨折，如有移位，可影响肱骨头的稳定，应手术复位固定。

5）肩峰骨折：由肱骨头脱位撞击引起，当肱骨头脱位并发肩峰骨折时，应复位以内固定物固定肩峰骨块，以防止肱骨头继发脱位。

肱骨头上移撞击肩峰造成骨折时，尚应考虑到夹于其间的肩袖也有可能被损伤，应及时诊断并给予治疗。

6）喙突骨折：前脱位并发喙突骨折少见，多因肱骨头撞击引起。一般移位不大，不需特殊处理。

7）外科颈骨折：肱骨头脱位并发外科颈骨折是少见的严重损伤。可见于外伤后，也可发生于复位治疗时、肩关节脱位并发外科颈骨折应与单纯外科颈骨折并发肱骨头假性脱位鉴别。肩关节脱位并发外科颈骨折多需切开复位。手术操作时应注意减少软组织剥离，尽力保留肱骨头的血液循环免受进一步损伤。

8）解剖颈骨折：是少见的严重损伤。只能依 X 线片与外科颈骨折并发脱位相鉴别。因肱骨头失去血循供应，易发生缺血坏死。治疗宜采用人工肱骨头置换术。

9）肩关节脱位并发肱骨干骨折：此种损伤组合较为少见。常由机器绞伤、交通事故、重物砸伤所致。由于肱骨干骨折后局部的疼痛、肿胀畸形，掩盖了肩部的症状及畸形。因此容易造成肩关节脱位诊断的漏诊。为防止盂肱关节脱位的漏诊，应重视全面体检，重视骨折相邻关节的检查和 X 线检查，以减少漏诊。

肱骨干骨折并发肩关节脱位时，肩关节脱位多可行闭合复位治疗。肱骨干骨折采用切开复位内固定，以利于早期开始肩关节功能锻炼。

（三）复发性肩关节脱位

1. 概述

一般是指在首次外伤发生脱位之后，在较小的外力作用下或在某一特定位置使盂肱关节发生再脱位。此类脱位与随意性脱位不同，再次脱位时一般均伴有程度不同的疼痛与功能障碍，并且不能自行复位。

2. 病因与病理

依据脱位方向可分成前方脱位、前下脱位及后方脱位三类，以前方脱位最常见。依据脱位程度又可分成完全性脱位或不完全性脱位（半脱位）。

首次盂肱关节脱位常常导致关节囊松弛或破裂，盂唇撕脱（Bankart lesion），若是前方脱位则并发盂肱中韧带的损伤。这种关节稳定性复合结构的损伤导致了关节稳定装置的破坏，使脱位容易再次发生。此外股性结构的损坏，包括肱骨头后上方压缩骨折形成的骨缺损（Hill-Sachs 畸形），及肩盂骨折缺损，也导致了盂肱关节不稳定和复发性脱位倾向。上述关节囊复合结构及骨性结构的缺陷是首次外伤脱位或反复脱位损伤叠加的结果，而非原始病因。在这些病理性结构缺陷形成后，将加重盂肱关节不稳定和增强再脱位的倾向性。

（四）复发性肩关节前方脱位

1. 临床表现

好发于青壮年，25 岁以下占 80%，40 岁以上较少见。男女发病比为（4～5）：1，右侧明显多于左侧。绝大部分患者有明确外伤史和首次脱位史。

2. 脱位机制

在上臂外展、外旋及过度后伸位，当肘部受到自后向前撞击性暴力时导致肱骨头向前方脱位，首次外伤的巨大暴力可以使肱骨头后上方与肩盂的撞击过程中发生压缩骨折，甚至使肩盂前缘或前下缘发生骨折。前方关节囊松弛，盂唇撕裂，盂肱中韧带松弛，肱骨头自盂肱中、下韧带间向前方脱出。盂唇和关节囊的剥离，及盂肱中韧带的松弛是难以重新愈着和愈合的。前方关节囊稳定结构的破坏，与肱骨头的缺损，患者在患臂重复上述位置时极易再次向前脱出。

3. 诊断

（1）首次外伤性肩关节脱位史或反复脱位史。

（2）肱骨头推挤试验：存在前方不稳定征象。被动活动关节各方向活动度一般不受限。

（3）向下牵拉，存在下方不稳定表现。

（4）肩盂前方存在局限性压痛。

（5）恐惧试验阳性：当被动外展、外旋及后伸患臂时患者出现恐惧反应。

（6）X线诊断：在脱位时摄取前后位和盂肱关节轴位X线片可以明确显示肱骨头的前方或前下脱位。肱骨的内旋位做前后位X线片能显示肱骨头后上方缺损（Hill-Sachs畸形），轴位X线片可以显示肩盂前方骨缺损。

（7）CT及CT-A检查：CT检查能清晰显示肱骨头骨缺损或肩盂骨缺损，并能测量肩盂后倾角，及肩盂横位和肱骨头横位比值（肩盂指数），以及肱骨头后倾角有助于确定是否存在盂肱关节的发育不良因素。在鉴别前方脱位或后方脱位方面CT检查无疑是有确定性诊断意义的方法。CT-A，在用双重对比盂肱关节造影的同时做CT检查能更清晰显示关节囊前壁撕裂、扩张、盂唇剥脱的情况，其临床诊断价值由于X线平片和单纯CT检查。

（8）关节镜诊断：镜下可以观察肩盂、盂唇、肱骨头及关节囊前壁状况，并在牵引，内旋、外旋等不同位置进行动态观察。在用关节内镜检查确定诊断、了解病理变化的同时，还能在内镜引导下做一些相应的镜下手术治疗。

4. 治疗

复发性肩关节前方脱位诊断一旦确立，非手术治疗一般难以获得长期疗效。应当针对病因和主要病理改变进行手术修复或盂肱关节稳定结构的重建。对于复发性肩前方不完全脱位，宜进行康复训练，包括加强三角肌、肩袖肌群、肱二头肌及肱三头肌以及胸大肌肌力，使盂肱关节稳定性增强，可以得到较好的疗效。

（1）前关节囊紧缩或成形术：例如Bankart手术，紧缩前壁关节囊，并使外侧端缝合于肩盂前缘上。Neer II的前关节囊紧缩加固成形术。使前壁关节囊成倒T形切开，形成上、下两个关节瓣，并使上、下两瓣交叉重叠缝合，达到前关节囊紧缩加固的目的。

（2）前关节囊及肩胛下肌重叠缝合，加固前关节囊的Putti-Platt方法，Magnuson方法是用肩胛下肌自小结节附着部切离重新固定到大结节下方，使肩胛下肌张力增高，并限制肱骨头过度外旋。上述两种方法在术后都会造成肩关节外旋度数的丢失，是以牺牲一定的活动范围达到关节稳定重建的方法。

（3）利用骨挡阻止肱骨头向前方脱位：Qudard-山本手术，利用喙突部垂直植骨，形成盂肱关节前方骨挡，阻止肱骨头脱出。Eden-Hybbinette法是肩盂前方的直接植骨形成骨挡，并修复肩盂骨性缺损。植骨形成骨挡，长期确诊结果发现部分患者植骨块发生吸收，影响手术疗效。

（4）利用肌腱移植构筑防止肱骨头脱位的动力性结构：如Boythev法和Bristow法，是肩前内侧稳定结构动力性重建方法。一方面增加了肩胛下肌张力，另一方面在上臂外展后伸位时，联合肌腱在盂肱关节前方张应力增强，并形成肌腱性阻挡，并压迫肱骨头向后，防止肱骨头向前脱出。

（5）肩盂或肱骨头下截骨术用于治疗存在肩盂发育不良，或肱骨头前倾角过大的发育畸形的矫正术。存在这些骨性发育不良因素者，盂肱关节稳定性差，有易脱位倾向。应依据脱位程度、时间及病理改变状态决定术式，必要时可行联合性手术。

近年关节镜下微创手术得到长足发展。前关节囊及盂唇的修复可在镜下用锚钉固定来完成。也有采取激光或热灼方法使前关节囊的胶原纤维紧缩使之重新得到稳定的一些新技术，对部分轻度关节囊松弛与半脱位病例有一定效果。其长期疗效还有待较长时间的随诊、观察方可得出结论。

（五）复发性肩关节后方脱位

1. 概述

肩关节后脱位占肩关节脱位的 4% ~ 5%，Kessel 及 Rockwood 都认为肩的后脱位最易漏诊，所以又被称作忽略性肩关节后脱位。Kessel 的一组 38 个肩关节后脱位患者中复发性后脱位占 8 个，而随意性后脱位占 18 个。前者有明确外伤史，后者无创伤史，能由意志控制脱位及自动复位且无疼痛症状。

2. 病因与病理

一般由于上臂内收位，肘部直接撞击暴力传达到肱骨头使肩关节后关节囊及后方盂唇从肩盂及肩胛颈部撕脱，肩盂后缘与肱骨头前内侧冲撞，二者均可发生骨折。肩盂后缘可嵌入肱骨头内侧压缩骨折形成的凹陷之中，可形成顽固性后脱位，手法整复不易得到满意的效果。

3. 临床表现

肩盂前方空虚感。肩关节的前举、外展仅有部分受限，后伸无明显受限，内旋、外旋受限较明显。原因是肩盂后缘压入肱骨头凹陷处形成了鞍状结构的假关节，使肱骨头与肩盂后缘之间仍能在冠状位及水平位保持一定的上举、后伸、内收、外展的活动范围。复发性后脱位病例，三角肌及冈下肌变薄、挛缩，患臂前举及内旋位易复发脱位，并伴有疼痛，脱位后不能自行复位。患臂前举 90° 时肩后方可扪及脱出的肱骨头。被动前举 90° 并内旋肱骨头时出现恐惧感。

4. 诊断

（1）损伤性后脱位病史。

（2）复发性脱位伴疼痛，不能自行复位。

（3）肩盂前方空虚感，后方可扪及突出的肱骨头。

（4）肩部轴位 X 线片可显示肱骨头后脱位及肱骨头凹陷性缺损。

（5）CT 检查更能清晰显示并确定肱骨头后脱位的诊断。

5. 治疗

（1）后方软组织修复及关节囊紧缩成形术（类似前关节囊紧缩成形术）。

（2）后方肩盂骨挡手术：取髂嵴或肩胛冈骨块植于肩盂后方形成骨挡，防止肱骨头向后脱出。

（3）肩盂切骨成形术：切骨后植骨可增大肩盂下方及后方面积。使肩盂向外、向前上的倾斜角加大，增加了盂肱关节稳定性。

（4）Neer 的改良 Melaughlin 手术：将肩胛下肌腱连同小结节移植到肱骨头前内侧骨缺损处用螺丝固定。

术后应与肱骨外旋 20° 位做右肩固定 3 周，3 周后开始做康复训练，增强肌力及改善关节活动范围。创伤性复发性后脱位术后内旋功能会有不同程度减少。如能进行系统的康复训练，日常生活活动都能完成。

6. 鉴别诊断

外伤性复发性肩关节脱位应与非损伤性脱位作出鉴别。

（1）先天性或发育性。

骨骼因素：包括肩盂发育不良及肱骨头发育异常。

软组织因素：中胚叶发育缺陷全身性关节囊及韧带松弛症。

Saha 指出，肩盂纵径与肱骨头直径比值 < 0.57，肩盂横径与肱骨头直径比值 < 0.57，属于肩盂发育不良。正常肩盂略呈后倾，平均后倾角 7.5°，Sala 发现肩关节不稳定病例中 80% 的患者肩盂呈前倾。肩盂臼面过深，凹面曲率大于肱骨头球面曲率，头盂间呈周边接触，极易发生脱位。软组织发育异常从详细询问病史，仔细的体格检查及明确的阳性体征提供鉴别诊断依据。先天性或发育性肩关节不稳定患者的发病年龄较轻，均出现于青少年时期。

（2）麻痹性盂肱关节不稳定及脱位。

（3）特发性肩松弛症。原因不明，好发于青少年，表现为多方向性盂肱关节不稳。可发生于单侧或双侧，无明显外伤诱因。临床检查可发现肱骨头与肩盂间存在上下、前后及轴向不稳定。患臂上举时肱骨头在肩盂上发生滑脱现象，在牵引患臂向下时，肱骨头极易向下松弛移动。被认为是局限于盂肱关节腔内的不稳定。该病发生完全脱位者较少见，一般为半脱位和关节失稳。与创伤性复发性肩关节脱位不难做出鉴别。

（4）随意性肩关节脱位。是随患者自身意志控制在特定体位和姿势是盂肱关节脱位并能自动进行复位的一种病理现象。本病在 10 ～ 20 岁年龄段多见，四肢关节、韧带较松弛。可能并存精神异常因素。其诊断要点如下。

1）随意性脱位及自动整复的特点。

2）脱位及复位时均无关节疼痛感。

3）盂肱关节松弛，在前、后方及下方不稳定。

4）全身其他关节与韧带结构的过度松弛。

5）并发存在精神异常，对诊断有一定参考意义。

随意性肩关节脱位是一种完全性脱位，与创伤性复发性肩关节脱位应当认真作出鉴别。本病是以非手术疗法为主，增强肌力，康复训练，必要时由精神科医师配合治疗，而手术治疗的效果极差，至今尚无手术成功病例组的指导。值得引起外科医师的警惕和重视。

第三节　肘关节脱位

肘关节是人体内比较稳定的关节之一，但创伤性脱位仍不少见，其发生率约占全身四大关节（髋、膝、肩、肘）脱位总数的一半。10 ～ 20 岁发生率最高，常属运动伤或跌落伤。

新鲜肘关节脱位经早期正确诊断和及时处理后，一般不遗留明显功能障碍。但若早期未得到及时正确地处理，则可导致晚期出现严重功能障碍，此时无论何种类型的治疗都难以恢复正常功能，而仅仅是获得不同程度的功能改善而已。所以对肘关节脱位强调早期诊断、及时处理。

一、肘关节后脱位

1. 病因与病理

因肘关节后部关节囊及韧带较薄弱，易向后发生脱位，故肘关节后脱位最为常见。多由传达暴力和杠杆作用所造成。跌倒时用手撑地，关节在半伸直位，作用力沿尺、桡骨长轴向上传导，使尺、桡骨上端向近侧冲击，并向上后方移位。当传达暴力使肘关节过度后伸时，尺骨鹰嘴冲击肱骨下端的鹰嘴窝，产生一种有力的杠杆作用，使肘关节囊前壁撕裂。肱骨下端继续前移，尺骨鹰嘴向后移，形成肘关节后脱位。由于暴力方向不同，尺骨鹰嘴除向后移位外，有时还可向内侧或外侧移位，有些病例可并发喙突骨折。

多数急性脱位是累及尺桡骨的后脱位。后脱位、后外侧脱位及后内侧脱位之间很难进行区分，对治疗影响不大。而其他类型的脱位如内、外侧脱位、前脱位及爆裂脱位，在临床上很少见，治疗也与后脱位有所不同。

2. 临床表现及诊断

肘部明显畸形，肘窝部饱满，前臂外观变短，尺骨鹰嘴后突，肘后部空虚和凹陷。关节弹性固定于 120° ～ 140°，只有微小的被动活动度，肘后骨性标志关系改变。X 线检查：肘关节正侧位片可显示脱位类型、并发骨折情况。

3. 治疗

（1）闭合复位：诊断明确并对神经血管系统进行仔细评价之后，应及时行闭合复位。在局部麻醉或臂丛麻醉下，2 名助手分别托住前臂和上臂进行对抗牵引，有侧移位者应先矫正侧移位，而后术者一手握上臂的下端，另一手握前臂，双手用力，在牵引下屈曲肘关节，一般屈曲达 60° ～ 70° 时，关节即能自动复位。复位后用长臂石膏托固定肘关节在屈肘 90° 的位置，3 ～ 4 周去除外固定，逐渐练习关节自动活动。

（2）切开复位：很少需要切开复位。但对于超过3周的陈旧性脱位及并发有鹰嘴骨折、或内上髁骨折块嵌入关节腔、或并发有血管、神经损伤的新鲜脱位需行切开复位术。陈旧性脱位切开复位的疗效取决于手术时间的早或迟，手术越早，疗效越好。

手术方法：仰卧位，肘关节置于胸前。伤肢上臂用充气止血带，取肘关节后侧手术入路。先分离和保护尺神经，然后在肱三头肌腱膜上做舌形切开下翻，以备缝合时延长肌腱。再在肱骨下段的后正中线上纵行切开肱三头肌，直达骨膜，并于骨膜下剥离肱骨下端前、后面附着的肌肉、关节囊和韧带。由于尺神经已经分离和拉开，后面和侧面的剥离比较安全，但剥离前面时，须注意勿损伤肱动、静脉和正中神经。

分离肱骨下端后，肱骨与鹰嘴即已完全分开。如为新鲜脱位，只需清除血肿、肉芽及少量瘢痕，再将移位的骨折块复位即可。而陈旧性脱位在肱骨下端后面有大量骨痂形成，从外表看与肱骨干的骨皮质相似。如脱位时间较短，这些骨痂可用骨膜剥离器剥去；如时间过长，则须用骨刀切除。用同样方法清除尺骨半月状切迹、肱骨冠状窝的瘢痕组织，一般较易清除。清除骨痂过程中，如软骨面损伤严重，应考虑行关节成形术或融合术。如骨痂及瘢痕组织清除彻底，复位较易。助手将前臂屈曲并牵引，术者将鹰嘴向前推，待冠状突滑过肱骨滑车，即可复位。复位前即应松开止血带，彻底止血。复位后，将肘关节做全程伸屈活动数次，测试复位后的稳定性。肱三头肌挛缩者，应将肱三头肌腱膜延长缝合。术后用石膏托将肘关节固定于屈曲90°位。3～4周去除外固定，逐渐练习关节自主活动。

二、肘关节前脱位

1. 病因与病理

单纯肘关节前脱位在临床上非常少见。常因跌伤后处于屈肘位，暴力直接作用于前臂后方所致；或跌倒后手掌撑地，前臂固定，身体沿上肢纵轴旋转，首先发生肘关节侧方脱位，外力继续作用则可导致尺桡骨完全移位至肘前方。由于引起脱位的外力较剧烈，故软组织损伤较重，关节囊及侧副韧带多完全损伤，并发神经血管损伤的机会也增多；肘部后方受到打击，常并发鹰嘴骨折。

2. 临床表现

肘关节前脱位可并发肱动脉损伤。复位前肢体短缩，前臂固定在旋后位，肱二头肌腱将皮肤向前顶起绷紧。

3. 治疗方法

基本的复位手法是反受伤机制，对前臂轻柔牵引以放松肌肉挛缩，然后对前臂施加向后、向下的压力，并同时轻柔地向前挤压肱骨远端，即可完成复位。复位后亦应仔细检查神经血管功能。肱三头肌止点可发生撕脱或剥离，应注意检查主动伸肘功能。复位后应屈肘稍 < 90° 固定，根据局部肿胀和三头肌是否受损决定。若并发鹰嘴骨折，则需要切开复位内固定。

三、肘关节内侧和外侧脱位

1. 病因与病理

侧方脱位分为内侧和外侧脱位两种。外侧脱位是肘外翻应力所致，内侧脱位则为肘内翻应力致伤。此时，与脱位方向相对的侧副韧带及关节囊损伤严重，而脱位侧的损伤反而较轻。

2. 临床表现

肘关节增宽，上臂和前臂的长度相对正常。在正位X线片上，单纯肘外侧脱位可表现为尺骨的半月切迹与小头—滑车沟相"关节"，允许有一定范围的肘屈伸活动，非常容易造成误诊，特别是在肘部肿胀明显时。

3. 治疗方法

复位方法：在上臂采取对抗牵引，轻度伸肘位牵引前臂远端，然后对肘内侧或外侧直接施压，注意不要使侧方脱位转化为后脱位，否则会进一步加重软组织损伤。肘内侧脱位常常是一个半脱位，而不是一个完全的脱位，并发的软组织损伤不如肘外侧脱位那样广泛、严重。Exar-chou 认为在肘外侧脱位中，肘肌可嵌入脱位的关节间隙，并阻挡关节复位，故外侧脱位有时需要手术切开复位。

四、肘关节爆裂脱位

临床上非常罕见。其特点是尺桡骨呈直向分开，肱骨下端位于尺桡骨之间，并有广泛的软组织损伤。除有关节囊及侧副韧带撕裂外，前臂骨间膜及环状韧带也完全撕裂。分为两种类型：前后型和内外型。

1. 前后型

比内外型多见。尺骨及冠状突向后脱位并停留在鹰嘴窝中，桡骨头向前脱位进入冠状突窝内。尸体研究表明，此脱位是在 MCL 发生撕裂之后，前臂强力旋前所造成的，即前臂在外力作用下被动旋前和伸直，再加上施加于肱骨远端向下的应力，将尺桡骨分开，环状韧带、侧副韧带以及骨间膜都发生了撕裂。临床上此种脱位类似于肘后脱位，不同之处是可在肘前窝触及桡骨头，手法复位和复位肘后脱位类似，应首先对尺骨进行复位，然后对桡骨头直接挤压以完成复位。

2. 内外型

非常少见，属罕见病例。肱骨远端像楔子一样插入外侧的桡骨和内侧的尺骨之间。本病多为沿前臂传导的外力致伤，环状韧带及骨间膜破裂后，尺骨和桡骨分别移向内侧及外侧，而肱骨下端则处在二者之间。容易诊断，肘部明显变宽，很容易在肘后方触及滑车关节面。复位手法应以伸肘位牵引为主，同时对尺骨和桡骨施加"合拢"力即可获得复位。

五、单纯尺骨脱位

在前、后方向上均可发生单纯尺骨脱位。首先，将桡骨头作为枢轴，MCL 发生断裂，而 AL 及 LCL 保持完整。损伤机制中还需有肱骨及前臂的成角和轴向分离。正常情况下，尺骨近端在前臂旋后位稳定，只有前臂远端与桡骨之间发生旋转，而在此种损伤中，尺骨近端的固定作用丧失，允许整个前臂包括尺骨近端与桡骨一起发生旋转。在前臂内收和旋后时，冠状突可发生移位至滑车后方。此时患肘保持在被动伸直位，前臂正常提携角消失，甚至可变为肘内翻。在伸肘和前臂旋后位进行牵引可获得复位，对前臂施加外翻应力有助于完成复位。单纯尺骨前脱位更为少见，此种损伤中，尺骨向前旋转，前臂外展，桡骨仍作为一个固定的枢轴，鹰嘴被带向前方，并且与冠状突窝发生锁定。此时患肘保持在屈曲位，提携角增加。在前臂内收和旋前位，直接向后挤压尺骨近端可获得复位。

第四节 桡骨头脱位

一、单纯桡骨头脱位

临床上非常少见。若桡骨头向前脱位，应首先怀疑是否是 Monteggia 骨折脱位损伤的一部分。若向后脱位，则更像是肘关节后外侧旋转不稳定。推测前臂强力旋前和撞击极可能是创伤性单纯桡骨头后脱位的受伤机制。有 2 篇报道认为在前臂旋前位桡骨头可获得复位并且稳定，但其他学者认为在旋后位固定更好。急性损伤采取闭合复位一般能够获得成功。闭合复位失败者，可能有环状韧带等软组织嵌夹在肱桡关节间隙，需手术切开复位，应尽可能早期诊断、早期复位，避免切除桡骨头，以利于后期功能康复。Salama 报道了 1 例由于电休克致肘部组织极度挛缩造成的桡骨头后脱位，也是因为延误了诊断，采取了桡骨头切除。应注意除外 Monteggia 骨折脱位和先天性桡骨头脱位才能诊断创伤性单纯桡骨头脱位。伤后，前臂旋前和旋后受限；侧位 X 线片上，桡骨头轴线在肱骨小头下方通过即可诊断。应与先天性桡骨头脱位鉴别，与后者相比，前者更少见。先天性桡骨头脱位成人在跌伤后可感到肘部疼痛，但前臂旋转能力仍勉强与伤前一样；由于桡骨的生长板发育延迟，腕部 X 线片上可发现下尺桡不平衡，类似于急性下尺桡关节分离，并且桡骨头呈"穹隆"状，肱骨小头发育平坦，无腕部不稳定，也没有前臂肿胀和疼痛。

二、桡骨小头半脱位

多见于 1～4 岁小儿，因为儿童肘关节的韧带、肌肉、骨骼发育不完全，关节囊较松弛，若肘部处于伸位牵拉，肘关节内负压增加，将松弛的前关节囊及环状韧带吸入关节腔内，嵌于桡骨头与肱骨小头之间，桡骨头向桡侧移位，即形成半脱位。

临床表现及诊断：有被他人牵拉史，肘部疼痛并保持于半屈曲位，前臂呈旋前位，肘部无明显肿胀，患儿拒绝用患肢取物。X 线检查多无明显改变。

治疗一般不需麻醉，手法复位即可。术者一只手用拇指向后内方压迫桡骨小头，另一只手持患手，屈曲肘关节，将前臂稍加牵引，并前后旋转，可感到或听到复位时的轻微弹响声，疼痛立即消失，患肘功能恢复。

第七章　　　　　上肢骨折

第一节　锁骨骨折

锁骨是有两个弯曲的长骨，位置表浅，桥架于胸骨与肩峰之间，是肩胛带同上肢与躯干间的骨性联系。锁骨呈"∽"形，内侧段前凸，且有胸锁乳突肌和胸大肌附着，外侧段后凸，有三角肌和斜方肌附着。锁骨骨折较常见，多发生在中 1/3 处，尤以幼儿多见。

一、病因病机

多因摔倒时肩外侧或手部着地，外力经肩部传达至锁骨而发生，以短斜行骨折为多。骨折后，内侧段可因胸锁乳突肌的牵拉向后上方移位，外侧段则由于上肢的重力和三角肌以及胸大肌牵拉而向前下方移位，相互重叠。

直接暴力多引起横断或粉碎骨折，临床较少见。骨折严重移位时，锁骨后方的臂丛神经和锁骨下动、静脉可能合并损伤。

二、诊断要点

因锁骨位于皮下，骨折后局部肌肉痉挛、肿胀、疼痛、压痛均较明显，可摸到移位的骨折端，故不难诊断。患肩内收下垂，常以健手托着患侧肘部，以减轻上肢重量牵拉，头向患侧倾斜，下颌偏向健侧，使胸锁乳突肌松弛而减少疼痛。幼年患者缺乏自诉能力，且锁骨部皮下脂肪丰厚，不易触摸，尤其是青枝骨折，临床表现不明显，易贻误诊断，但在穿衣、上提其手或从腋下托起时，会因疼痛加重而啼哭，常可提示诊断。X 线正位片可显示骨折类型和移位方向。根据受伤史、临床表现和 X 线检查即可作出诊断。

锁骨外侧 1/3 骨折时，需要判断喙锁韧带是否已损伤，因为该韧带损伤与否直接关系到治疗方法的选择和预后。不能肯定诊断时，可拍摄双侧应力 X 线片。让患者坐位或站立位，以手腕各悬挂一 2.25 ~ 6.75 kg 重物（不是提在手中），放松上肢肌肉，然后拍摄双肩正位 X 线片。如患肩喙锁韧带断裂，则 X 线片显示为骨折移位加大，并且喙突与锁骨之间距离增宽。锁骨的胸骨端或肩峰端关节面的骨折，常规 X 线片有时较难确定诊断，必要时需行断层 X 线检查。

诊断骨折的同时，应详细检查患肢末梢血液循环、肌肉活动及皮肤感觉，以除外锁骨下神经、血管的损伤。

三、治疗

幼儿无移位骨折或青枝骨折可用三角巾悬吊患侧上肢。有移位骨折，虽可设法使其复位，但实际上没有很好的方法维持复位，最终锁骨总要残留一定的畸形。外形虽不雅观，但一般不影响肩关节的功能。婴幼儿由于骨塑形能力强，因此，一定的畸形在发育中可自行矫正，不必为取得解剖复位而反复整复，不宜随意采用手术治疗。有移位骨折可按以下方法治疗。

1. 整复方法

患者坐位，挺胸抬头，双手叉腰，术者将膝部顶住患者背部正中，双手握其两肩外侧，向背侧徐徐牵引，使之挺胸伸肩，此时骨折移位即可复位或改善，如仍有侧方移位，可用提按手法矫正。

2. 固定方法

在两腋下各置棉垫，用绷带从患侧肩后经腋下，绕过肩前上方，横过背部，经对侧腋下，绕过对侧肩前上方，绕回背部至患侧腋下，包绕 8 ~ 12 层。包扎后，用三角巾悬吊患肢于胸前，即为"∞"字绷带固定法；亦可用双圈固定法。一般需固定 4 周，粉碎骨折可延长固定至 6 周。大多数病例均可达临床愈合。

3. 手术治疗

采用切开复位内固定术应慎重，手术创伤加之骨膜的广泛剥离，可导致骨折延迟愈合甚至不愈合。对粉碎骨折移位严重、开放性骨折、多发骨折或断端骨片损伤锁骨下神经、血管及有刺破皮肤可能时，可行切开复位，克氏针或钢板螺丝钉内固定术。

4. 药物治疗

初期宜活血祛瘀，消肿止痛，可内服活血止痛汤或肢伤一方加减，外敷接骨止痛膏或双柏散；中期宜接骨续筋，内服可选用新伤续断汤、续骨活血汤、肢伤二方，外敷接骨续筋药膏；中年以上患者，易因气血虚弱，血不荣筋，并发肩关节周围炎，故后期宜着重养气血，补肝肾，壮筋骨，可内服六味地黄丸或肢伤三方，外贴坚骨壮筋膏。儿童患者骨折愈合迅速，如无兼证，后期不必用药。

5. 练功活动

初期可作腕、肘关节屈伸活动，中后期逐渐作肩部练功活动，重点是肩外展和旋转运动，以防止肩关节因固定时间太长而致功能受限制。

第二节 肱骨外科颈骨折

肱骨外科颈骨折是指发生于肱骨解剖颈下 2 ~ 3 cm 处的骨折。本骨折多见于中、老年患者，尤其有骨质疏松者，骨折发生率增高。

一、病因病机

外科颈位于解剖颈下，为松质骨与皮质骨交界处，是应力上的薄弱点，易发生骨折。大、小结节间沟内有肱二头肌长头肌腱通过，骨折后若整复不良，可并发肱二头肌长头肌腱腱鞘炎。紧靠肱骨外科颈内侧有腋神经向后进入三角肌内，臂丛神经、腋动静脉通过腋窝，故骨折严重移位时可合并神经血管损伤。

肱骨外科颈骨折多数为间接暴力所致。跌倒时手掌或肘部着地，传达暴力导致肱骨外科颈部发生骨折。患肢在受伤时所处的位置不同，可发生不同类型的骨折。临床常分为以下五型。

1. 裂缝骨折

肩部外侧受到直接暴力打击，可造成肱骨大结节骨折合并肱骨外科颈裂缝骨折，是骨膜下无移位骨折。

2. 嵌插骨折

受传达暴力所致的肱骨外科颈骨折，两断端互相嵌插。

3. 外展型骨折

患者跌倒时，上肢处于外展位，导致骨折处两断端外侧嵌插，内侧分离，骨折端向前、内侧突起成角，此型骨折多见。若骨折远端向内侧移位明显时，常伴有肱骨大结节撕脱骨折。

4. 内收型骨折

患者跌倒时，上肢处于内收位或轻度外展位，导致骨折处两断端内侧嵌插，外侧分离，骨折端向外侧突起成角，此型骨折少见。

5. 肱骨外科颈骨折合并肩关节脱位

当上肢处于外展外旋位时遭到较大暴力,可导致骨折及肱骨头向前下脱位。此类骨折脱位,整复困难,若处理不当易造成患肢严重功能障碍。

二、诊断要点

有明显外伤史,伤后局部疼痛、肿胀明显,功能障碍。检查时在上臂内侧可见明显瘀斑,肱骨外科颈局部有环形压痛和纵轴叩击痛,除无移位骨折外,可有畸形、骨擦音和异常活动。合并肩关节脱位者,可出现方肩畸形,在腋下或喙突下可扪及肱骨头。X线检查可确定骨折类型及移位情况。

根据受伤史、临床表现和X线检查可作出诊断。

三、治疗

无移位的裂缝骨折或嵌插骨折,仅用三角巾悬吊患肢3 ~ 4周即可。有移位骨折常闭合复位后固定治疗。

(一)整复

患者取仰卧位,一助手在伤侧肩外展45°、前屈30°、上臂中立位、屈肘90°位,沿肱骨纵轴向下牵引,另一助手用布带绕过患侧腋下并向上提牵,纠正短缩、成角移位,然后术者根据不同类型采取不同手法复位。

1. 外展型骨折

待骨折重叠错位被纠正后,术者双手握骨折部,双拇指按于骨折近端的外侧,余指抱骨折远端内侧向外捺正,助手同时在牵拉下徐徐内收上臂即可复位。

2. 内收型骨折

待骨折重叠错位被纠正后,术者双手拇指压住骨折的外侧向内推,其余四指拉骨折远端向外,助手同时在牵拉下徐徐外展上臂即可复位。如骨折部向前成角畸形明显者,应改为两拇指推挤骨折远端,其余四指按住成角处,逐渐将上臂上举过头顶即可纠正。

3. 合并肩关节脱位

可先持续牵引,使盂肱关节间隙增大,手法纳入肱骨头,然后整复骨折。

(二)固定

超肩关节夹板固定法:选用四块夹板,其中内侧夹板较其他三块稍短,且在该夹板的一端用棉花包裹呈蘑菇状大头垫,其余三块顶端穿孔系以布带,以便做超关节固定用。

外展型骨折固定时,大头垫应顶住腋窝部,并在骨折近端外侧放一平垫;内收型骨折则大头垫应放于肱骨内上髁的上部,并在外侧成角突起处放一平垫;其余三块夹板分别放在上臂的前、后、外侧,使夹板近端超肩关节,远端达肘部,用三条扎带将夹板捆紧;一短布带穿过三块超肩关节夹板顶端的布带做环状结扎,再用一长布带系于环内侧,并绕对侧腋下(用棉花垫好)打结。将患肢屈肘悬吊于胸前,固定4 ~ 6周。

外展型骨折应使肩关节保持在内收位,切不可做肩外展活动,尤其在固定早期更应注意这一点,以免骨折再移位。内收型骨折早期固定在外展位,勿使患肢做内收动作。对移位明显的内收型骨折,除夹板固定外,可配合皮肤牵引3周,肩关节置于外展前屈位,其角度视移位程度而定。

(三)功能锻炼

固定早期可做握拳,屈伸肘、腕关节,舒缩上肢肌肉等活动。3周后练习肩关节各方向活动,活动范围循序渐进,每日练习十余次。解除夹板固定后,应配合中药熏洗,以促进肩关节功能恢复。练功对老年患者尤为重要。

(四)药物治疗

按骨折治疗三期用药原则进行内外用药,解除固定后可用海桐皮汤等熏洗,以促进肩关节恢复功能。

第三节 肱骨干骨折

（一）发病

肱骨干骨折可发生于任何年龄，以成人多见，多为直接暴力所致，如产伤、机器卷压伤等。投掷、跌倒等间接暴力也可致伤。以横形和螺旋形骨折多见，桡神经损伤可发生在肱骨中 1/3 骨折。

（二）诊断要点

（1）上臂肿胀、疼痛、侧突畸形，不能高举。

（2）有挤压痛、假活动、骨擦音和肘部冲击痛。

（3）正侧位 X 线片，可明确骨折部位、类型及移位程度。

（4）如有腕下垂，手不能伸直，虎口背侧感觉丧失，应考虑到桡神经损伤。

（三）相关解剖

肱骨干近端起于胸大肌止点的上缘，远端至肱骨髁上。肱骨干近端部分呈圆柱形，远端的 1/3 更近似于三棱柱形。3 条边缘将肱骨干分成 3 个面：前缘，从肱骨大结节嵴到冠状突窝；内侧缘，从小结节嵴到内上髁嵴；外侧缘，从大结节后部到外上髁嵴。前外侧面有三角肌粗隆和桡神经沟，桡神经和肱动脉从此沟经过。前内侧面形成平坦的结节间沟。前外侧面和前内侧面远端相邻的部位是肱肌的附着点。后面形成一个螺旋形的沟，容纳桡神经由此通过，此沟的外上方和下方分别为肱三头肌的外侧头和内侧头附着点。内侧和外侧的肌间隔将上臂分成前、后两个肌间隔。肱二头肌、喙肱肌、肱肌、肘肌、肱动脉和静脉，以及正中神经、肌皮神经和尺神经均在前肌间隔内。后肌间隔内包括肱三头肌和桡神经。肱骨干的血液供应来自肱动脉的分支。从肱动脉发出的一支或多支营养血管、肱深动脉或旋肱动脉，提供肱骨干远端和髓内的血液供应。骨膜周围的血液循环也是由这些血管和许多小的肌支，以及肘部动脉吻合构成的。在手术治疗骨折的时候必须小心避免同时破坏骨膜周围的血液供应。

（四）骨折分类分型

AO 分类法是一种被大家公认的比较好的解剖分类方法。所有骨干骨折均可按 2 块主要骨折块的接触情况分为 3 类：①接触大于 90% 为简单型骨折，骨折为横断、螺旋形或斜形。②部分接触：为楔形骨折或蝶形骨折，合并一附加的骨折块。③无接触：复杂螺旋形骨折、双段骨折或粉碎性骨折。每一种骨折类型又根据骨折的解剖位置分为 1 型、2 型、3 型三个亚型。

（五）切开复位内固定的适应证

（1）保守治疗不能达到满意的对位和对线。

（2）合并的肢体损伤需要早期活动。

（3）大段骨折。

（4）病理性骨折。

（5）骨折伴有大血管损伤。

（6）在 Holstein 和 Lewis 所描述的那种肱骨远端螺旋骨折中，采用手法复位和夹板或石膏后出现桡神经麻痹。

（7）伴发损伤的治疗要求卧床休息。有些肱骨干骨折伴有肘关节骨折，需要早期活动该关节，是内固定的相对适应证。内固定用于闭合复位的严重的神经功能障碍，如不能控制的帕金森病，也可能是手术的适应证。

同时做上肢和下肢牵引常很困难，在这种情况下，对肱骨干骨折也可选用切开复位内固定治疗。

（六）手术入路

1. 前外侧入路

前外侧入路通常用于肱骨干近 1/3 和中 1/3 的骨折，它也可以同时用于远端骨折。此外，当使用前外侧入路治疗远端骨折时，桡神经则更容易暴露。

患者采取仰卧位，肩下垫枕以支撑肩胛骨。铺单时应该暴露颈部、肩部、肘部和前臂。肩关节外展 45° ~ 60°。皮肤定位标志包括喙突、三角肌胸肌肌间沟、肱二头肌外侧沟和外上髁。皮肤切口从喙突远端 5 cm 开始，沿着三角肌胸肌肌间沟走行。切口顺着二头肌外侧缘向下延续至肘关节上方 7.5 cm。分离浅筋膜和深筋膜，注意保护肱骨头静脉。通过三角肌和胸大肌之间可以暴露肱骨干的近端。再往远端，将二头肌牵向内侧，暴露肱肌。沿着肱肌长轴向深方纵行切开（中线偏外侧）暴露肱骨干。由于肱肌的外侧部分受桡神经支配，内侧部分由肌皮神经支配，因此在应用此入路时要保护好支配肱肌的神经。屈曲肘关节，沿着肱肌内侧起点的前方附着部分分离，有助于更好暴露肱骨。虽然桡神经绕着肱骨干走行，但是通过肱肌的外侧部分可以保护桡神经。再往远端，仍然通过肱肌的内侧和外侧暴露肱骨。操作中应该避免损伤外侧的桡神经和内侧的前臂外侧皮神经。

2. 后侧入路

后侧入路是通过切开肱三头肌暴露从鹰嘴窝到中上 1/3 的肱骨。在单纯的肱骨远端骨折中，后侧入路非常有用。同时它也适用于需要对桡神经损伤进行探查和修复的手术。

患者取俯卧位或者侧卧位，上臂外展 90°，肘关节处于休息位。铺单时暴露肘和肩关节。采用直切口从肩峰后外侧缘到鹰嘴尖。典型的切口是从三角肌的游离缘到鹰嘴尖近端 4 cm。近端顺着肱三头肌长头腱和外侧头腱之间钝性分离。远端要从肱三头肌腱进行锐性分离，保护臂外侧皮神经。在内侧头的近端，肱深动脉和桡神经沿着螺旋沟走行，应该仔细暴露和保护。近端暴露受到腋神经和肱骨后方血管丛的限制。

此入路最大的缺点是桡神经和肱深动脉穿越切口区域，因而存在损伤的风险。

3. 外侧入路

扩大的外侧入路除了具有外侧入路可以暴露肘关节的优点外，还可以进一步暴露肱骨近端。患者取卧位，在肱三头肌和臂部前侧肌群之间的肌肉平面暴露远端 2/3 的肱骨。桡神经可以在臂部远端完全暴露。如果需要的话，将肱三头肌后侧切开，切口可进一步向近端或前外侧延长（通过三头肌间隙）。

4. 前内侧入路

通过肌间隔的后侧可以暴露肱骨干的前内侧面，切口可以从内髁向近端延长。需要从肱三头肌内游离尺神经并牵向内侧。肱三头肌从内侧肌间隔和邻近肱骨干的后表面游离。在暴露的过程中有伤及正中神经和肱动脉的危险。在骨折的固定中很少使用这种切口；然而在伴有血管损伤的治疗时却很有用。

（七）内固定

肱骨干骨折可应用钢板螺丝钉、髓内钉内固定或外固定器。横行或短斜行骨折，可使用 4.5 mm 的 AO 加压钢板。用 6 孔或 8 孔钢板固定。这类骨折通常很牢固，术后仅需要用吊带悬吊支持上肢 3～4 周。3.5 mm 等较小的钢板尤其适用于更为远端的骨折。长斜行和螺旋形骨折可使用拉力螺丝固定，但必须加用某种类型的外固定如肱骨外展支架。若技术条件允许，这种情况使用髓内钉更好。

（八）钢板和髓内钉临床应用对比

从目前发表的文献看，肱骨干骨折后使用钢板没有发现肩和肘的问题。发生骨不连、术后神经麻痹、继发感染的患者不到 0%。相比而言，使用顺行髓内钉的研究中，20% 的患者存在肩部问题，10% 的患者出现骨不连。使用钢板可以将并发症降到最低。

（九）并发症

桡神经损伤：桡神经是肱骨干骨折最容易损伤的神经，因为它呈螺旋形经过骨干中部背侧，它在上臂远端穿过上臂肌间隔前行进入前臂的位置相对固定。通常桡神经损伤是挫伤或轻度牵拉伤，随着骨折愈合，神经损伤有可能恢复。虽然神经有被尖锐的骨块边缘切断、损伤的可能，但这种情况很少发生。如骨折已经愈合，经过 3～4 个月神经损伤没有恢复，可做神经探查。因为通常桡神经损伤是挫伤或轻度牵拉伤，常规探查有可能增加不必要的手术和并发症。早期探查和修复断裂的神经的效果并不比后期修复效果好。

第四节　肱骨髁上骨折

肱骨下端较扁薄，髁上部处于松骨质和密骨质交界处，后有鹰嘴窝，前有冠状窝，两窝之间仅为一层极薄的骨片，两髁稍前屈，并与肱骨纵轴形成向前 30°～50° 的前倾角，髁上部是应力上的弱点，容易发生骨折。前臂完全旋后时，上臂与前臂纵轴呈 10°～15° 外翻的携带角，骨折移位可使此角改变而呈肘内翻或肘外翻畸形。肱动脉和正中神经从肱二头肌腱膜下通过，桡神经通过肘窝前外方并分成深浅两支进入前臂，肱骨髁上骨折时，易被刺伤或受挤压而合并血管、神经损伤。肱骨髁上骨折多见于儿童。

一、病因病理

肱骨髁上骨折多为间接暴力所致，如爬高墙、攀树跌下，嬉戏追逐跌倒，或不慎滑跌等。根据暴力和受伤机制不同，可将肱骨髁上骨折分为伸直型和屈曲型两种，其中伸直型多见，占髁上骨折的 90% 以上。

（一）伸直型

肘关节伸直位或近于伸直位跌倒，手掌先着地，暴力经前臂传达至肱骨髁部将肱骨髁推向后上方，由上而下的身体重力将肱骨干推向前方，使肱骨髁上骨质薄弱处发生骨折。骨折线由前下斜向后上，骨折远端向后上方移位而骨折近端向前方移位，骨折严重移位时，向前移位的骨折近端常穿过肱前肌，甚至损伤正中神经和肱动脉。肱动脉损伤可引起筋膜间隙区综合征，若处理不当或处理不及时，则前臂屈肌群肌肉发生缺血坏死，继而纤维化形成缺血性肌挛缩。受伤时肱骨下端除遭受前后方暴力外，还同时伴有来自尺侧和桡侧的侧方暴力，造成骨折远端同时伴有侧方移位。根据骨折远端侧方移位的不同，又可分为尺偏型和桡偏型。尺偏型为骨折远端向尺侧移位，尺侧骨皮质可有小碎片或嵌压塌陷，尺侧骨膜多被剥离而桡侧骨膜多断裂，骨折整复后远端还容易向尺侧再移位，即使达到解剖对位，仍因尺侧骨皮质压挤缺损而向尺侧倾斜，故此型肘内翻畸形发生率较高。尺偏型临床占大多数。桡偏型为骨折远端向桡侧移位，桡侧骨皮质受挤压而塌陷，桡侧骨膜多被剥离，尺侧骨膜多断裂，骨折整复后若远端向桡侧倾斜较严重，则会遗留肘外翻畸形，但临床发生率较低。受伤时肱骨下端还可出现旋转暴力，造成骨折远端旋前或旋后移位。一般尺偏型远端多旋前移位，桡偏型多旋后移位。骨折远端侧方或旋转移位严重时，还可损伤桡神经和尺神经，但多为挫伤。

（二）屈曲型

肘关节在屈曲位跌倒，肘尖先着地，暴力经尺骨鹰嘴把肱骨髁由后下方推至前上方，而造成肱骨髁上屈曲型骨折。骨折线由后下方斜向前上方，骨折远端向前上方移位。此型很少发生血管、神经损伤，骨折远端亦可因侧方暴力和旋转暴力造成侧方移位和旋转移位。根据骨折远端侧方移位的不同，亦可分为尺偏型和桡偏型。

若以上暴力较小，可发生青枝骨折或裂缝骨折，或呈轻度伸直型和屈曲型骨折移位。若肱骨下端受到压缩性暴力，则发生粉碎性骨折，尺骨半月切迹向肱骨下端劈裂，而于髁上骨折同时伴有髁间骨折，内、外两髁分成两块骨片，故又称肱骨髁间骨折。若骨折严重移位，也可损伤肱动脉及桡神经、尺神经、正中神经。

一般来说骨折类型与受伤姿势有关，但不是必然的因果关系。

二、诊断要点

无移位骨折肘部可有肿胀、疼痛，肱骨髁上处有压痛，功能障碍。骨折有移位者，肘部疼痛、肿胀较明显，甚至出现张力性水泡，有畸形、骨擦音和异常活动。伸直型肱骨髁上骨折肘部呈靴状畸形，但肘后肱骨内、外上髁和鹰嘴三点关系仍保持正常，这一点可与肘关节后脱位相鉴别。此外，还应注意桡动脉的搏动、腕和手指的感觉、活动、温度、颜色，以便确定是否合并神经或血管损伤。神经损伤表现为该神经支配范围的运动和感觉障碍。若肘部严重肿胀，桡动脉搏动消失，患肢剧痛，手部皮肤苍白、发凉、麻木，被动伸指有剧烈疼痛者，为肱动脉损伤或受压，处理不当则发展形成缺血性肌挛缩。骨折畸形愈合的后遗症以肘内翻为多见，肘外翻少见。粉碎性骨折多遗留肘关节不同程度的屈伸活动功能障碍。肘关节正侧位 X 线片可显示骨折类型和移位方向。伸直型骨折远端向后上移位，骨折线多从前下方斜向后上方。屈曲型骨折远端向前上方移位。骨折线从后下方斜向前上方。尺偏型远端向尺侧移位，桡偏型远端向桡侧移位。粉碎性骨折两髁分离，骨折线呈 T 形或 Y 形。根据受伤史、临床表现和 X 线检查可作出诊断。

三、治疗方法

无移位骨折可置患肢于屈肘 90° 位，用颈腕带悬吊 2 ～ 3 周，有移位骨折应整复固定治疗。粉碎性骨折或软组织肿胀严重，水泡较多而不能手法整复或整复后固定不稳定者，可在屈肘 45° ～ 90° 位置进行尺骨鹰嘴牵引或皮肤牵引，重量 1 ～ 2 kg，一般在 3 ～ 7 d 后再进行复位。并发血循环障碍者，必须紧急处理，首先应在麻醉下整复移位的骨折断端，并行尺骨鹰嘴牵引，以解除骨折端对血管的压迫，如冰冷的手指温度逐渐转暖，手指可主动伸直，则可继续观察。如经上述处理无效，就必须及时手术探查肱动脉损伤情况。合并神经损伤一般多为挫伤，在 3 个月左右多能自行恢复，除确诊为神经断裂者外，不须过早地进行手术探查。尺偏型骨折在治疗过程中应注意预防肘内翻畸形。

（一）整复方法

肱骨髁上骨折整复手法较多，现将临床上常用的两种整复手法介绍如下。

（1）患者仰卧，两助手分别握住其上臂和前臂，作顺势拔伸牵引，矫正重叠移位。若远端旋前（或旋后）应首先矫正旋转移位，使前臂旋后（或旋前）。然后术者两手分别握住骨折远近端，自两侧相对挤压，矫正侧方移位。矫正上述移位后，若整复伸直型骨折，则以两拇指从肘后推远端向前，两手其余四指重叠环抱骨折近段向后拉，并令助手在牵引下徐徐屈曲肘关节，常可感到骨折复位时的骨擦感；整复屈曲型骨折时，手法与上相反，应在牵引后将远端向背侧压下，并徐徐伸直肘关节。

（2）患者仰卧，助手握患肢上臂，术者两手握腕部，先顺势拔伸，再在伸肘位充分牵引，以纠正重叠及旋转移位。整复伸直型尺偏型骨折时，术者以一只手拇指按在内上髁处，把远端推向桡侧，其余四指将近端拉回尺侧，同时用手掌下压，另一只手握患肢腕部，在持续牵引下徐徐屈肘。这样，尺偏和向后移位同时可以矫正。尺偏型骨折容易后遗肘内翻畸形，是由于整复不良或尺侧骨皮质遭受挤压，而产生塌陷嵌插所致。因此，在整复尺偏型肱骨髁上骨折时，应特别注意矫正尺偏畸形，必要时可矫枉过正，以防止发生肘内翻畸形。

（二）固定方法

伸直型骨折复位后固定肘关节于屈曲 90° ～ 110° 位置 3 周。夹板长度应上达三角肌中部水平，内外侧夹板下达（或超过）肘关节，前侧板下至肘横纹，后侧板远端呈向前弧形弯曲，并嵌有铝钉，使最下一条布带斜跨肘关节缚扎时不致滑脱；采用杉树皮夹板固定时，最下一条布带不能斜跨肘关节，而在肘下仅扎内外侧夹板。为防止骨折远端向后移位，可在鹰嘴后方加一梯形垫；为防止肘内翻，可在骨折近端外侧及远端内侧分别加塔形垫。夹缚后用颈腕带悬吊。屈曲型骨折应固定肘关节于屈曲 40° ～ 60° 位置 1 ～ 2 周，前后固定垫位置应与伸直型相反，余同伸直型固定，以后逐渐屈曲至 90° 位置 1 ～ 2 周。如外固定后患肢出现血液循环障碍，应立即松解全部外固定，置肘关节于屈曲 45° 位置进行观察。

（三）练功活动

骨折复位固定后，即可开始练功活动，应多作握拳、腕关节屈伸等活动，粉碎骨折应于伤后 1 周在牵引固定下开始练习肘关节屈伸活动，其他类型骨折应在解除固定后，积极主动锻炼肘关节伸屈活动，严禁暴力被动活动，以免发生损伤性骨化，影响肘关节的活动功能。

（四）药物治疗

肱骨髁上骨折的患者以儿童占大多数，且骨折局部血液供应良好，愈合迅速。内服药早期重在活血祛瘀、消肿止痛；肿胀严重、血运障碍者加用三七、丹参，并重用祛瘀、利水、消肿药物，如茅根、木通之类。中、后期内服药可停用。成人骨折仍按三期辨证用药。合并神经损伤者，应加用行气活血、通经活络之品。早期局部水疱较大者，可用针头刺破，或将水疱内液体抽吸，并用乙醇棉球挤压干净，外涂甲紫。解除夹板固定以后，可用中药熏洗，以舒筋活络、通利关节，预防关节强直。

第八章　下肢骨折

第一节　股骨干骨折

股骨干骨折是骨科临床上最常见的骨折，约占全身骨折的 6%，由于股骨是下肢主要的负重骨，如果复位不当，骨折可引起长期的功能障碍及严重残疾。股骨干骨折多为高能创伤所致，常合并多系统损伤。目前有数种治疗股骨干骨折的方法，骨科医师必须了解每一种方法的优缺点及适应证，为每例患者选择恰当的治疗。骨折的部位和类型、骨折粉碎的程度、患者的年龄、社会和经济需求及其他因素均可影响治疗方法的选择。

不管选择哪种治疗方法，下面的治疗原则已获得一致认可：恢复肢体的对线、旋转和长度；保存血液供应，以促进骨折愈合并防止感染；促进患肢及全身的康复。

（一）应用解剖

股骨是人体中最长的管状骨。骨干由骨皮质构成，表面光滑，后方有一股骨粗线，是骨折切开复位对位的标志。股骨干呈轻度向前外侧突的弧形弯曲，其髓腔略呈圆形，上、中 1/3 的内径大体一致，以中上 1/3 交界处最窄。

股骨干为三维肌肉所包围，其中伸肌群最大，由股神经支配；屈肌群次之，由坐骨神经支配；内收肌群最小，由闭孔神经支配。由于大腿的肌肉发达，股骨干直径相对较小，故除不完全性骨折外，骨折后多有错位及重叠。

股骨干周围的外展肌群，与其他肌群相比肌力稍弱，外展肌群位于臀部，附着在大粗隆上，由于内收肌的作用，骨折远端常有向内收移位的倾向。已对位的骨折，常有向外弓的倾向，这种移位和成角倾向，在骨折治疗中应注意纠正和防止。否则内固定的髓内钉、钢板，可以被折弯曲、折断，螺丝钉可以被拔出。

股动脉、股静脉在股骨上中 1/3 骨折时，由于有肌肉相隔不易被损伤。而在其下 1/3 骨折时，由于血管位于骨折的后方，而且骨折断端常向后成角，故易刺伤该处的动、静脉。

股骨大转子、股骨外髁、髌骨和膝关节间隙是股骨主要的体表标志。股骨外侧最主要的软组织结构是阔筋膜、髂胫束和股外侧肌，它们共同作用形成张力带。根据手术进路的选择，股外侧肌常向腹侧回缩而远离股骨粗线或它可被轻柔提起形成微创内固定技术所谓的"通道"。骨盆和胫骨的额外骨性标志对评估肢体成角、旋转和长度很重要。粉碎性骨折时，健肢也应铺巾，以便手术中进行比较。

（二）分类

1. 根据骨折的形状分类

（1）横行骨折：大多数由直接暴力引起，骨折线为横行。

（2）斜行骨折：多由间接暴力所引起，骨折线呈斜行。

（3）螺旋形骨折：多由强大的旋转暴力所致，骨折线呈螺旋状。

（4）粉碎性骨折：骨折片大于 3 块者（包括蝶形的），如砸压伤等。

（5）青枝骨折：断端没有完全断离，多见于儿童。因骨膜厚，骨质韧性较大，伤时未全断。

2. Winquist 将粉碎性骨折按骨折粉碎的程度分为 4 型

Ⅰ型：小蝶形骨片，对骨折稳定性无影响。

Ⅱ型：较大碎骨片，但骨折的近远端仍保持 50% 以上皮质接触。

Ⅲ型：较大碎骨片，骨折的近远端少于 50% 接触。

Ⅳ型：节段性粉碎性骨折，骨折的近远端无接触。

（三）诊断

一般有受伤史，伤后肢体剧痛，活动障碍，局部肿胀压痛，有异常活动，患肢短缩，远端肢体常外旋。根据成角畸形、短缩、反常活动和疼痛等临床症状，就能明确诊断股骨干骨折、股骨转子下骨折。

软组织损伤评估应该是临床完整体检不可缺少的一部分。由于大腿软组织覆盖很厚，因此股骨开放性骨折较少见。大腿损伤表皮完整，但深部肌层可撕裂。不要忽略皮下组织脱套损伤，需仔细检查神经血管功能。

X 线片检查可以作出诊断。标准 X 线检查包括两个平面摄片。摄片需包括相邻关节，以免遗漏患肢股骨颈或胫骨近端骨折。年轻患者股骨骨折往往是遭受严重暴力所致，因此常可伴其他损伤。多发性损伤或可疑伴有骨盆、脊柱、膝关节损伤，需仔细检查以明确诊断，这些创伤会影响整个治疗。

（四）治疗

1. 术前规划

单一骨折术前准备无特殊，粉碎骨折需仔细分析，需要两个平面的高质量 X 线片。骨干近端或股骨转子下骨折常极不稳定且伴疼痛，应在健髋屈曲 90° 后，水平摄侧位片。使用髓内钉时，需拍摄高质量的骨盆和股骨近端 X 线片，排除股骨颈和转子的隐匿骨折。有了 X 线片，即可制订手术方案。粉碎骨折时，健肢正位片可作相互比较。

肢体长度及对线（向前成角、内翻和外翻、旋转畸形）的恢复与纠正是治疗的主要目标。简单骨折不必解剖复位就可纠正长度。根据 X 线片和临床检查即可判断向前成角、内翻和外翻。

术中髋膝关节覆盖铺巾，将关节屈曲 60° 可观察肢体有无旋转畸形。

2. 体位和复位

依术者的经验和偏好，可在普通可透射 X 线的手术床或骨科牵引床上进行手术，患者可以仰卧也可以侧卧。髓内钉手术时，C 形臂电透机需获得两个平面的图像。

用骨科牵引床牵引或骨骼牵开器可闭合复位股骨干骨折。根据骨折的不同平面，可方便地采用骨骼牵开器纠正肢体的内收、外展畸形。髓内钉手术时用短的髓内钉采用所谓的"操纵杆技术"可控制近端股骨移位。粉碎性骨折可经韧带牵引复位。

3. 手术切口

顺行髓内钉手术时，在股骨大转子顶点近端 12 ～ 15 cm 处做 3 ～ 5 cm 纵向切口即可。根据各种不同品牌髓内钉设计，其进钉点有所不同。常规的顺行带锁髓内钉用于股骨中 1/3 骨折和股骨远端骨折。用 C 形臂电透机确保进钉点在正、侧两平面上均在股骨髓腔中央是最重要的。

对于手术切开安放接骨板时，手术切口应在大腿外侧的股骨大转子和股骨外髁之间连线上。切开阔筋膜，沿肌间隔牵开股外侧肌，应保护股动脉穿支。

如采用微创技术放置接骨板，手术切口在股骨外髁前外侧 3 ～ 5 cm。骨折间接复位（用股骨牵开器）后，在肌腹下沿股骨干用骨膜剥离器分离并插入接骨板，接骨板的固定螺钉经小切口拧入。

4. 内植物的选择

选择内植物的依据很多，包括：①骨折部位及形态。②髓腔大小，有无其他内植物（假体）。③软组织状况。④患者情况（多发性损伤，ISS 评分）。⑤个人经验和爱好。⑥内植物的有效性、手术器械和术中 X 线检查。

股骨转子下骨折可用髁接骨板、动力髁螺钉（DCS）、股骨近端髓内钉（PFN）和带螺旋刀刃的实心股骨髓内钉。股骨干骨折是髓内钉的指征。单纯股骨中 1/3 骨折适用于通用髓内钉或新型的扩髓空心带锁髓内钉。对于复杂的骨折、股骨上下 1/3 骨折，实心或空心髓内钉均可使用。少数病例可用宽的有限接触加压接骨板、长的髁接骨板或动力髁螺钉。

无论是开放性还是闭合性损伤，如有严重软组织创伤，建议使用外固定支架、不扩髓髓内钉或有限扩髓髓内钉治疗。鉴于外固定支架对患者局部和全身影响最小，推荐在多发性损伤患者、ISS 评分超过 40 时采用。为避免钉道感染，可在 1 ～ 2 周内更换更可靠的内固定。

5. 股骨干骨折是扩髓或不扩髓髓内钉的最好适应证之一

实心股骨髓内钉可以是传统髓内钉，也可以是带锁髓内钉。不扩髓股骨髓内钉须在远端和近端进行带锁固定。

股骨干骨折也可用接骨板固定，如股骨干骨折伴股骨颈骨折，多发性损伤和截骨矫形手术，可以用切开技术或半切开技术施行接骨板手术操作。

由于股骨骨折常伴有膝关节的韧带损伤，笔者建议在骨折固定后，在麻醉状态下全面进行同侧膝关节物理检查。

6. 术后护理

近端股骨骨折内固定后，应伸展髋关节以防屈曲挛缩。股骨干骨折内固定术后，肢体应取 90°/90°（髋关节屈曲 90°，膝关节屈曲 90°）位置，防止挛缩，便于膝关节活动。股骨远端内固定后，应将膝关节屈曲 30° ～ 60° 置于 CPM 操练机上，以便活动。要及时开始理疗，不迟于术后第二天。

根据患者全身情况、伴随损伤和依从性，术后几天即可开始行走。如患者能遵从医嘱，几乎所有病例均可部分负重（10 ～ 15 kg）。依照骨折类型和内固定方式，医生应根据患者个体情况逐渐增加负重。

（五）并发症

1. 髓内钉手术

髓内钉手术中至关紧要的是股骨大转子的髓内钉进钉点，特别是股骨近端或转子下骨折。需详细了解不同类型髓内钉的使用方法。术中应特别注意骨片旋转移位，这是骨折错位或畸形愈合最常见的原因。

2. 接骨板内固定

接骨板内固定术中，最应引起重视的是解剖复位时骨片游离失活。只有简单骨折方可解剖复位坚强内固定。严重粉碎骨折需用长接骨板桥式固定，使骨折部位不受干扰。股骨转子下骨折的治疗难题是接骨板疲劳，尤其是在无内侧骨皮质支撑时。植骨可在内固定失败之前使骨折愈合。

3. 外固定支架

股骨骨折用 Schanz 螺钉复位相当困难，而采用组合式三套管技术或套管对套管连接持骨钳很容易达到骨折复位，即使是术后也易于调整。如多发性损伤，作为临时性固定装置，钉道不应妨碍以后的手术，也不应影响股外侧肌。螺钉应从股骨外侧肌间隔平面自后向前打入股骨干。

第二节　股骨髁上骨折

股骨髁上骨折是发生在腓肠肌起点上 2 ～ 4 cm 范围内的骨折，多发生于青壮年。

一、病因病理

股骨髁上骨折多由高处跌下，足部或膝部着地，间接暴力所引起，也可因直接打击所造成。此外，若膝关节强直、废用性骨质疏松，更容易因外力而发生股骨髁上骨折。

股骨髁上骨折可分为屈曲型、伸直型，一般以屈曲型多见。屈曲型骨折线多由后上斜向前下方，呈斜形或横断骨折，远段因受腓肠肌的牵拉和关节囊的紧缩，而向后移位，容易压迫或损伤腘动、静脉和神经；伸直型骨折线从前上斜向后下，远段向前移位。

二、诊断要点

临床表现与股骨干下 1/3 骨折类似，检查时应注意防止膝关节过伸而造成血管神经损伤。若局部出现较大血肿，且胫后动脉、足背动脉搏动减弱或消失时，应考虑为腘动脉损伤。膝关节正侧位片可确定骨折类型和移位情况。

三、治疗方法

对青枝骨折或无移位的骨折，应将膝关节内的积血抽吸干净，然后用夹板固定，前侧板下端至髌骨上缘，后侧板的下缘至腘窝中部，两侧板以带轴活动夹板超膝关节固定，小腿部的固定方法与小腿骨折相同，膝上用 4 根布带固定，膝下亦用 4 根布带固定。有移位的屈曲型骨折可采用股骨髁部冰钳或细钢针牵引；伸直型骨折则采用胫骨结节牵引。骨牵引后只配合手法整复即可复位，整复时要注意保护腘窝神经血管，用力不宜过猛；复位困难者，可加大牵引重量后再整复。骨折对位后局部用夹板固定，两侧板的下端呈叉状，骑在冰钳或细钢针上。

若用上述方法仍不能复位或合并腘动脉、腘静脉损伤和压迫者，可考虑手术探查、切开整复内固定。

练功方法与股骨干骨折基本相同，但因骨折靠近关节，易发生膝关节功能受限，所以应尽早进行股四头肌舒缩活动和关节屈伸活动。5～7 周后解除牵引，改用超膝关节夹板固定直至骨折愈合。

药物治疗按骨折三期辨证施治，解除夹板固定后应用中药熏洗并结合理筋按摩。

第三节　股骨髁间骨折

股骨髁间骨折又称股骨双髁骨折，为关节内骨折，是膝部较严重的损伤，青壮年多见，骨折愈合后易出现膝关节强直。

一、病因病机

损伤病因与股骨髁上骨折相类似，但较髁上骨折承受的暴力要大。多因自高处坠落下，足部触地，先发生股骨髁上骨折，如暴力继续传达，骨折近端嵌插于股骨髁之间，将股骨髁劈开分内外两块，成为 T 形或 Y 形骨折，由于暴力强大，肌肉牵拉力等因素，故移位严重。髁间骨折为关节内骨折，关节腔常有大量积血。

二、诊断要点

伤后膝部疼痛，肿胀严重，有皮下瘀斑，膝关节呈半屈曲位，下肢功能丧失，患肢缩短，膝部可能有横径或前后径增大，局部压痛明显，并可扪及骨擦音。应注意检查腘窝有否血肿，足背动脉、胫前动脉的搏动，以及小腿和足背的皮肤感觉、温度，以便确定是否伴有血管神经损伤。膝部 X 线正侧位片可明确骨折类型和移位情况。根据受伤史、临床表现和 X 线检查可做出诊断。

三、治疗

治疗髁间骨折，应达到良好的对位，使关节面光滑完整，才能有效地恢复关节的功能和防止创伤性关节炎、关节强直的发生。

1. 整复方法

整复前应先吸净关节腔内积血。对股骨内外髁分离者，可采用股骨冰钳牵引；无明显移位者，用胫骨结节牵引。在牵引下用两手掌压迫股骨内外两髁，使骨折块复位。

2. 固定方法

骨折对位后局部超膝关节用夹板固定。

3. 手术治疗

较严重的关节内骨折，有明显移位，手法整复不能达到满意复位者，应施行切开复位内固定手术。

4. 药物治疗

药物治疗按骨折三期辨证施治。

5. 练功活动

牵引期间应舒缩股四头肌，6～8 周后解除牵引，继续用超膝关节夹板固定，指导患者练习不负重步行锻炼和关节屈伸活动。骨折愈合后坚强后再负重行走。

第四节　髌骨骨折

髌骨骨折占全部骨折损伤的 10%，大部分髌骨骨折由直接及间接暴力联合所致。由于髌骨位于膝前皮下，易受到直接暴力损伤，如膝部撞在汽车的仪表上或摔倒时膝前部着地等。这些损伤常导致粉碎性或移位性骨折，也可使股骨下端及髌骨的软骨受到损伤。间接损伤所致的骨折常由膝关节屈曲位股四头肌强烈收缩所致，这些骨折一般是横形的，且可以合并内、外侧支持带撕裂。大部分髌骨骨折是由直接和间接暴力联合作用所致。髌骨骨折造成的最重要的影响为伸膝装置的连续性丧失及潜在的髌股关节不匹配。

髌骨骨折常合并关节积血及局部触痛。如果骨折移位或伴有支持带撕裂，可出现一可扪及的缺损区，患者不能主动伸直受伤的膝关节，提示伸膝装置断裂及支持带撕裂，需手术治疗。

一、应用解剖

髌骨略呈三角形，尖端向下被包埋在股四头肌肌腱内，其后方是软骨面，与股骨两髁之间软骨面成关节。其下极为粗糙面，在关节外。髌骨后方之软骨面有两条纵嵴，中央嵴与股骨髁滑车的凹陷相适应，并将髌骨后软骨面分为内外两部分，内侧者较厚，外侧者扁宽。内侧嵴又将内侧部分为内侧面及内侧偏面，髌骨下端通过髌腱连于胫骨结节。

髌骨是人体中最大的籽骨，它是膝关节的一个组成部分。切除髌骨后，在伸膝活动中可使股四头肌力减少 30% 左右，因此，髌骨能起到保护膝关节、增强股四头肌肌力、伸直膝关节最后 10°～15° 的滑车作用。除不能复位的粉碎性骨折外，应尽量保留髌骨。髌骨后面是完整的关节面，其内外侧分别与股骨内外髁前面形成髌股关节。在治疗中应尽量使关节面恢复完整，减少髌股关节炎的发生。横断骨折有移位者，均有股四头肌腱扩张部断裂，至股四头肌失去正常伸膝功能，治疗髌骨骨折时，应修复肌腱扩张部的连续性。

致伤机制：骨折为直接暴力和间接暴力所致。直接暴力多因外力直接打击在髌骨上，如撞伤、踢伤等，骨折多为粉碎性，其髌前筋膜及髌两侧腱膜和关节囊多保持完好；骨折亦可为横断型骨折。间接暴力，多由于股四头肌猛力收缩，所形成的牵拉性损伤，如突然滑倒时，膝关节半屈曲位，股四头肌骤然收缩，牵髌骨向上，髌韧带固定髌骨下部，而股骨髁部向前顶压髌骨形成支点，三种力量同时作用造成髌骨骨折。间接暴力多造成髌骨横行骨折，移位大，髌前筋膜及两侧扩张部撕裂严重。

二、分类

1. 无移位的髌骨骨折

约占 20%。

2. 有移位的髌骨骨折

约占 80%。

（1）髌骨横行骨折：髌骨中 1/3、髌骨下 1/3 骨折。

（2）髌骨粉碎性骨折。

（3）髌骨下极粉碎性骨折。

（4）髌骨上极粉碎性骨折：较少见。

（5）髌骨纵行骨折。

三、诊断

髌骨骨折系关节内骨折。骨折后，关节内大量积血，髌前皮下瘀血、肿胀，严重者皮肤可发生水疱。有移位的骨折，可触及骨折线间的间隙。有明显外伤史，有压痛，较易诊断，髌骨正侧位 X 线片可确诊。

对可疑髌骨纵行或边缘骨折，须拍轴位片证实。边缘骨折，多为一侧，而副髌骨多发生在髌骨的外上角，骨块边缘整齐、光滑、多对称存在，以此可鉴别。

髌骨骨折应拍摄前后位、侧位及轴位 X 线片，对骨折进行影像学检查和评估，横行骨折在侧 X 线片上最清楚，而垂直型骨折、骨软骨骨折及关节面不平滑，最好在轴位 X 线片上观察，有时需要对观察对侧膝关节的 X 线片，以便将急性髌骨骨折与二分髌骨相鉴别，二分髌骨是由髌骨上外侧部分未融合所致，一般为双侧。

四、治疗

1. 非手术治疗——石膏固定

此法适用于无移位髌骨骨折，骨折移位较少，关节面不平整轻（分离小于 3 mm；关节面不平小于 2 mm），伸肌支持带损伤者，不需手法复位，抽出关节内积血，包扎，用长腿石膏托或管型固定患肢于伸直位 4 ~ 6 周。在此期间，练习股四头肌收缩，去除石膏托后练习膝关节伸屈活动。

急性髌骨骨折的最初治疗应包括：患肢伸膝位或轻度屈膝位夹板固定，膝部用冰袋冷敷，为防止软组织损害，冰袋不应直接与皮肤接触。骨折移位轻微，关节面略有不平且伸肌支持带完整闭合性骨折，非手术治疗可获得成功。

2. 手术治疗

合并伸肌支持带撕裂的骨折、开放性骨折以及超过 2 ~ 3 mm 移位或关节面不平的骨折，最好采用手术治疗。治疗目的是：恢复关节面的外形，修复伸膝装置并确切固定，以允许早期活动。皮肤正常时，应尽快施行手术治疗。延迟手术可影响患者的康复，并对患者的预后产生一定程度的不利影响。如果皮肤存在挫伤或裂伤，最好是在接诊后立即或稍后很快施行急诊手术。一旦裂伤或擦伤部位出现感染，手术必须延迟 7 ~ 10 d，直至手术伤口被污染的危险减至最小。

髌骨骨折最佳的治疗方法仍有不同的观点。认可的方法包括：各种钢丝技术、螺钉固定、部分髌骨切除术、全髌骨切除术。开放性髌骨骨折属于外科急症，应该立即进行清创和冲洗，早期的软组织覆盖（5 d 内）可减少感染的发生率。治疗闭合性髌骨骨折的方法也可成功地用于治疗开放性髌骨骨折。

钢丝固定最常用于横行骨折。粉碎性骨折如果骨折块足够大，并且用拉力螺钉固定可使其成为横行骨折，则也可用钢丝固定。最牢固的固定方法是改良张力带钢丝固定。如果早期活动，他们建议应将钢丝直接固定在骨内，而不是将其穿绕髌骨周围的软组织固定。聚酯纺织线和纺织钢缆也已应用，似乎能够提供类似不锈钢丝的固定。也有报道应用关节镜辅助经皮螺钉固定治疗移位的横行骨折。

由于对髌骨切除术存在异议，因此，切实可行时尽力保留所有的髌骨，至少髌骨近端或远端的1/3。选择髌骨部分切除术时，应尽可能多地保留髌骨。可将较大的骨折片拉力固定在一起，以增加残余髌骨的体积。

手术方法：髌前横弧形切口，长约 12.5cm，弧顶部朝向远侧骨折块，此切口可提供足够的显露，以便进行骨折复位及修复伸肌扩张部和滑膜的破裂。也可采用正中纵行切口或髌旁外侧切口，特别是在粉碎性骨折或预期将来需行关节置换时更宜选择这样的切口。如果一部分皮肤有严重挫伤，应尽可能避开或切除小的挫伤区，因为该部位皮肤缝合无明显困难。将皮肤及皮下组织分别向远侧、近侧牵开，显露髌骨前面的全貌、股四头肌和髌肌腱。如果骨折块明显分离，意味着有伸肌扩张部的撕裂，必须仔细地探察内侧和外侧。去除所有小的游离骨折块，检查关节内面，尤其是髌股沟部位有无骨软骨骨折。行关节内彻底冲洗，以去除血凝块和小的碎骨片。用大的巾钳或合适的持骨钳将骨折块解剖复位，然后根据外科医生所主张的内固定方法将骨折固定。骨折复位固定后检查关节面，确保骨折解剖复位。仔细地用间断缝隙缝合方法由靠外侧的末端向关节的中线修复滑膜、破裂的关节囊及伸膝装置。

（1）环绕髌骨周缘的环形丝固定：环绕髌骨周缘的环形钢丝固定是以前最常用的方法，通过沿髌骨周围软组织环扎的钢丝难以达到坚强的固定，故若使用这种方法，必须延迟 3 ~ 4 周后才能开始膝关节活动。

（2）张力带钢丝固定：对于髌骨骨折的固定，AO 组织已经应用并且建议张力带钢丝固定原则。将钢丝置于适当的位置可将造成骨折块移位的分离力或剪切力转换为骨折部位的压应力，从而加速骨折愈合并允许膝关节术后立即活动和功能锻炼。

（3）改良张力带钢丝固定：用两组钢丝固定，一组钢丝于紧靠髌骨上极的股四头肌肌腱的止点处横穿过，然后，向下经过髌骨的止点。将钢丝收紧，使骨折轻微复位过度或关节面张开。第二组钢丝横向穿过在髌骨的上、下极偏前面所钻的横孔，然后将其收紧。

3. 髌骨粉碎性骨折的治疗

较为常见的是，只有在髌骨下极发生粉碎性骨折，而留下一个较大且相对正常的近侧骨折块，这个骨折块是构成伸膝装置的重要部分，应予以保留。以往曾经过分强调该骨折块后来可能引发髌股关节炎，应细心观察将髌肌腱缝合在骨折块上的具体操作，以防止骨折块发生倾斜，倾斜的骨折块中磨损髌沟。

全髌骨切除术适用于不能复位、不能部分切除的严重粉碎性骨折。切除粉碎骨块时，应尽量保护其骨膜及股四头肌腱膜。切除后缝合撕裂的扩张部及关节囊，使其恢复到正常松紧度。然后，将股四头肌腱下拉与髌腱缝合。不能直接缝合者，可用股四头肌腱翻转修补缝合。在股四头肌腱上做倒 V 形切口，把切下的腱瓣下翻，修补切除髌骨后新形成的缺损。也可用股外侧肌及股四头肌腱的外侧部的腱膜瓣向下翻转修补切除髌骨处的缺损，术后石膏托固定 4 周，练习膝伸屈活动。

五、并发症

1. 创伤性髌骨关节炎

常由于原发损伤重或关节面复位后不平整所致。表现膝关节疼痛，X 线片显示关节间隙变窄，关节周围骨密度。

2. 髌骨再骨折

发生率 1% ~ 5%，由于骨愈合后短期内股四头肌腱控制膝关节稳定作用尚未完全恢复，加之髌骨内固定不够坚强，膝关节制动时间不足，当患者锻炼或行走时，在保护不充分的情况下，患膝突然腿打软，股四头肌猛力收缩，造成再骨折，若骨折后骨块分离大，髌旁腱膜组织撕裂，仍需切开复位内固定。

3. 髌骨骨折延迟愈合或不愈合

髌骨骨折骨不愈合发生率低，为 2.4% ~ 4.8%。

治疗：对无症状或症状轻微者采用非手术治疗，虽然骨折不愈合，但是患膝功能尚可；对于有明显症状的患者采用手术治疗，根据具体情况做切开复位张力带钢丝固定，髌骨部分切除或髌骨全切除，术后大部分患者功能明显改善。

第九章　　足踝部损伤

第一节　踝关节骨折

踝关节骨折是临床常见损伤，约占全身骨折的 4.2%，居关节内骨折之首，多发生于 16 ～ 35 岁的青壮年。

踝关节骨折不仅有骨骼损伤，且常合并韧带损伤和关节脱位，因此本节在叙述骨折的同时，也讨论韧带损伤和关节脱位的处理。

一、临床表现

绝大多数踝关节骨折由扭转暴力所致。因外力作用的方向、大小和肢体受伤时所处的位置不同，可造成不同类型、不同程度的损伤。

踝关节骨折的症状主要是局部疼痛、肿胀和不同程度的运动功能障碍。踝关节有不同程度的肿胀、皮下瘀血和压痛。压痛尖锐的部位表明局部有损伤。若骨折有移位，踝部可有畸形，畸形的方向常可作为判断暴力作用方向的一个指标，如足内翻畸形，常是因内收暴力所致。内、外踝均为皮下骨，若跟部骨折有移位，可清楚地触及骨折断端，并可触及骨擦感。

X 线可明确诊断。根据骨折的类型、骨折移位的特点、距骨在踝穴中倾斜或侧移位的情况、以及骨折线的位置与胫距关节面的相应关系等。尚可分析出损伤的机制。

二、损伤机制与分型

踝关节损伤若采用保守疗法治疗，对治疗有指导价值的是 Lauge-Hansen 分类法，其对特殊的骨折类型及损伤机制作了详细的分类。根据受伤时足所处的位置、外力作用的方向以及不同的创伤病理改变而分为旋后—内收型、旋前—外展型、旋后—外旋型、旋前—外旋型和垂直压缩型，其中以旋后—外旋型最常见。该分类法强调踝关节骨折波及单踝、双踝或三踝是创伤病理的不同阶段。在重视骨折的同时必须也重视韧带的损伤，只有全面地认识损伤的发生与发展过程，方能正确评估损伤的严重程度，确定恰当的治疗方案。

（一）旋后—内收型

足于受伤时处于旋后位，距骨在踝穴内强力内收，踝关节外侧组织受到牵拉而损伤，内踝受距骨的挤压而损伤。

所有的踝关节损伤，由于伤力的大小不同，致伤力量可在整个过程中停留于任何一点，因而可有不同程度的损伤形式。

Ⅰ度：踝关节外侧韧带部分或完全断裂，或引起外踝骨折。

外侧韧带的损伤可能是部分的，只有前距腓韧带的撕裂，这是由于足跖屈强力内翻所致，在此位置上，外侧韧带的前束处于张力下。若内收伤力停止，这是唯一的损伤，常称为踝扭伤。

若踝关节在 90° 位上强力内翻，踝关节外侧韧带的所有三束均同时被牵拉，可导致外侧韧带的完全断裂；若三束韧带的抗拉力大于外踝骨时，将造成外踝的骨折。该骨折表现为跟腓韧带附着处的外踝尖的撕脱骨片，或在踝关节水平位撕脱整个外踝。这种骨折的特征是横行骨折，在腓骨外侧皮质有明显的裂隙。而在旋前—外展损伤时，腓骨外侧皮质为碎裂状，两者形成鲜明对照。

Ⅱ度：暴力继续，距骨将推挤内踝发生近乎垂直的骨折，骨折位于踝关节内侧间隙与水平间隙交界处，即在踝穴的内上角，常合并踝穴内上角关节软骨下骨质的损陷，或软骨面的损伤。

（二）旋前—外展型

足在旋前位，距骨在踝穴内被强力外展，踝关节内侧组织受到牵拉伤力，外踝受到挤压伤力。

Ⅰ度：内侧牵拉伤力引起三角韧带断裂或较常见的内踝撕脱骨折。由于距骨的异常活动没有旋转因素，内踝的外展骨折在 X 线侧位上呈横行，骨折位于踝关节水平间隙以下。

Ⅱ度：若暴力继续，将导致下胫腓韧带部分或完全损伤。撕裂下胫腓前韧带，造成下胫腓部分分离；也可表现为胫骨前结节撕脱骨折；也可将下胫腓前、后韧带及骨间韧带完全撕裂，而发生下胫腓完全分离。有时也可因后韧带坚强未被撕裂，而发生后踝撕脱骨折。

Ⅲ度：距骨继续外展，使外踝在胫距关节面上 0.5 ～ 1.0 cm 外形成短斜形或碎裂骨折，小蝶形骨片位于外侧。

（三）旋后—外旋型

足处于旋后位，距骨受到外旋伤力或小腿内旋而距骨受到相对外旋的外力。距骨在踝穴内以内侧为轴向外后方旋转，冲击外踝向后外方移位，推开后踝的限制并牵拉内侧组织而损伤。

Ⅰ度：足处于旋后位，距骨受外旋伤力而外旋，因内侧组织不在张力状态下，因此内侧组织不先损伤，而先撕裂下胫腓前韧带，或造成胫骨前结节撕脱骨折。

Ⅱ度：伤力继续便产生外踝在下胫腓联合水平的冠状面斜行骨折，骨折线自胫距关节水平处向后上方延伸。

Ⅲ度：暴力继续，距骨继续向后旋转至踝穴外，推开后踝的限制，造成后踝的骨折。此时后踝骨折块被完整的后韧带与外踝联在一起，向后外方移位。

Ⅳ度：在前基础上，发生三角韧带撕裂或内踝骨折，形成旋后—外旋损伤的三踝骨折—脱位。

（四）旋前—外旋型

足于受伤时处于旋前位，三角韧带处于张力状态，当距骨在踝穴内外旋时，紧张的内侧组织首先损伤而丧失稳定性，距骨以外侧为轴向前外侧旋转移位，撕裂下胫腓韧带与骨间韧带后，造成腓骨的螺旋骨折。

Ⅰ度：内踝撕脱骨折或三角韧带断裂。由于这类损伤使距骨内侧向前旋转，内踝向前拉脱，结果是骨折线在矢状面上自前上斜向后下。

Ⅱ度：内侧损伤后，距骨失去三角韧带的限制，在踝穴中向前摆动，故外旋时先撕脱下胫腓前韧带，继而撕裂骨间韧带，发生下胫腓不完全分离，或撕脱胫骨前结节。

Ⅲ度：若暴力再进而扭转腓骨，造成高位腓骨螺旋形骨折，有的高达腓骨颈，最低的位置也在下胫腓联合上 2.5 cm，骨折线自前上斜向后下。

Ⅳ度：更严重时，可在Ⅲ度的基础上，撕裂下胫腓后韧带发生下胫腓完全分离，或下胫腓后韧带保持完整，而形成后踝的撕脱骨折，同样也发生下胫腓分离。

（五）垂直压缩型

本型因足在不同的伸屈位置遭受垂直压缩暴力所致。足在中立位时，遭受垂直压缩力，暴力沿肢体纵轴传导，距骨滑车将胫骨下关节面劈成碎片；当足处于背伸位时，将产生胫骨下关节面前缘的压缩骨折；当足处于跖屈位时，产生胫骨下关节面后缘的压缩骨折。

三、诊断

根据伤后踝部疼痛、肿胀、功能障碍等症状，以及局部压痛、皮下瘀血、畸形和骨擦感等体征，结合 X 线检查，可正确诊断和分型。

若怀疑有韧带断裂时，有必要在应力下摄 X 线片，此时常需用麻醉。在内翻应力下拍摄双踝前后位片，如距骨倾斜超过健侧 5°～15°，提示前距腓韧带完全断裂，15°～30° 提示外侧韧带前束和中束断裂，大于 30° 提示外侧韧带的三个组成部分完全断裂。在外翻外旋应力下拍摄前后位 X 线片，若内踝与距骨间隙增宽超过 2 mm，下胫腓间距大于 5 mm，提示下胫腓韧带全部断裂；若下胫腓间距小于 5 mm，但大于 3 mm，且对侧下胫腓间隙小于 3 mm，提示下胫腓韧带不全断裂。

对于踝关节损伤，一般来说患者所描述的足扭转的方向是不可靠的，踝关节损伤发生的太快，不能正确被患者所认识。所以分析其受伤机制时应以 X 线片为主，部分病例可结合体格检查。

在分析 X 线片时主要根据以下几点。

（1）骨折类型的生物力学机制：对长骨来说，若弯矩起主要作用则致横行、横斜行或蝶形骨折，若扭矩起主要作用则致螺旋形或长斜行骨折。此点在分析腓骨受伤机制类型时尤为重要。另外，由于外踝的轴线和腓骨干的轴线向外成 15° 夹角，因此在外翻力作用下导致的腓骨骨折亦可呈由内下略向外上的短斜行。韧带牵拉力导致的骨折线方向和拉力方向接近垂直。压迫力导致的骨折线方向和骨内剪应力方向一致。

（2）骨折移位的特点和距骨在踝穴中倾斜或侧移位的情况。

（3）骨折线的位置与胫距关节面的相应关系：一般来说，牵拉损伤其骨折线低于胫距关节面，挤压损伤则略高于胫距关节面。对腓骨来说，腓骨骨折水平越高，下胫腓韧带损伤越严重，踝穴不稳定的危险性也越大。

（4）损伤的严重程度。

下列各点有助于诊断和辨认 Lauge-H ansen 分型；①注意腓骨骨折的类型及位置的高低，若为长斜行或螺旋形骨折，是由外旋伤力所致，见于旋后—外旋型损伤与旋前—外旋型损伤。但前者骨折位置较低，从胫距关节水平处向后上方延伸；而后者位置较高，至少在下胫腓韧带联合上方 2.5 cm 处。骨折为横行，且低于胫距关节面，外侧皮质裂开、开口，为旋后—内收型损伤所致。骨折为短斜行或外侧皮质碎裂的蝶形骨折，骨折线水平在下胫腓韧带联合上 0.5～1.0 cm 处，则为旋前—外展型损伤所致。②注意内踝骨折的类型及位置的高低：内踝骨折线水平低于胫距关节面，是因三角韧带受牵拉所致。若骨折线自踝穴的内上角发生垂直或斜行骨折，是由旋后—内收损伤所致。③注意是否有下胫腓分离：下胫腓分离最多见于旋前—外旋损伤，少数见于旋前—外展损伤，而旋后—外旋损伤一般不伴有下胫腓分离。④各型损伤中以旋后—外旋损伤最为常见。

四、治疗

复位的标准（Phillips 提出）：①踝关节内侧间隙不超过距骨顶与胫骨下端关节面间距 2 mm。②内踝向任何方向移位不超过 2 mm。③腓骨骨折远端向外侧移位小于 2 mm，向后侧移位小于 5 mm。④侧位 X 线片显示胫骨后踝骨折块小于胫骨下关节面的 25%，或虽大于 25%，但移位小于 2 mm。

近年来，许多学者研究证实外踝是维持踝关节稳定的重要因素。外踝骨折后的短缩和外侧移位，踝穴势必增宽，使距骨在踝穴内失去稳定而发生外移或倾斜。但距骨向外移位 1 mm，胫骨与距骨接触将减少 40%，接触面减少后每单位负重面积所承受的压力加倍，将导致踝关节的创伤性关节炎。所以我们认为，踝关节骨折应力求解剖复位，最低标准应是：完全纠正外踝的短缩与外移，以及下胫腓分离，而在其他方面不低于 Phillips 的标准。

整复的时机：踝关节骨折移位者，因合并距骨的脱位，故应立即整复。即使是肿胀严重或局部有张力性水泡也不应拖延整复时间，否则患者疼痛难忍，更重要的是，肿胀很难在短期内消退，待肿胀消退后，骨折因纤维组织形成已很难通过手法整复而达到良好的复位。踝关节的骨折 – 脱位即使肿胀严重，手法复位也不太困难，骨折及脱位复位后，肿胀在 2～3 d 内迅速消退，若有残余移位，此时可再次整复。

关于踝关节骨折的治疗方法，目前大致有手法复位外固定、闭合复位内固定和手术切开复位内固定三大类。手法复位外固定具有方法简便，安全经济的优点，若使用得当，大多数病例可获得满意的疗效；其缺点是稳定性差，尤其是严重不稳定的踝关节骨折，易发生再移位。手术切开复位并坚强内固定，由于是在直视下解剖组织进行骨折复位,故解剖复位率高,坚强的内固定又可早期活动关节,防止关节僵直,因而有明显的优越性;该疗法的缺点是需解剖组织,使软组织的稳定结构受到破坏而影响关节功能,以及感染的威胁等,此外对于局部肿胀严重及伴有皮肤挫伤、张力性水泡等病例,显然不宜立即切开复位,等到皮肤条件好转后再手术,则贻误了骨折治疗的最佳时机。闭合复位内固定则综合了上述二者的优点,具有操作简便、固定牢靠、组织创伤小、感染率低等优点,为治疗不稳定性踝关节骨折的有效方法。

(一)手法复位外固定

治疗踝关节损伤时有一个很重要的原则,就是按暴力作用相反的方向进行复位和固定。所以不同类型的损伤有不同的复位与固定方法。

1. 旋后—内收损伤

(1)Ⅰ度损伤:踝关节外侧韧带断裂或外踝骨折。

如果是外侧韧带的部分断裂,可用胶布外翻位固定。固定时间2~3周。去除固定后加强踝关节功能锻炼,并在行走时将鞋底外侧垫高0.5 cm,以保持患足处于轻度外翻位。

韧带完全断裂者应用石膏固定。应将足固定在90°并轻度外翻位,并保持石膏固定4~6周。若将韧带完全断裂误认为单纯扭伤而处理不当,将引起踝关节复发性脱位,而使关节不稳定。韧带完全断裂者拆除石膏后,应重视愈合韧带组织本身功能的再锻炼,摇板锻炼对增加踝关节稳定有重要的意义。

对外踝骨折采用石膏或夹板固定均可取得良好的疗效。不论何种固定,均应将患足固定于轻度外翻位,6周后去除固定,逐步负重。

(2)Ⅱ度损伤:双踝内收骨折。

1)手法复位:患者仰卧,由一助手用肘部套在腘窝下,另一助手一只手握足跟,一只手持足尖,将足保持在90°位,两人先顺畸形方向牵引,而后调整至中立位。待重叠畸形纠正后,术者双拇指推内踝骨折块向外,余双手四指扳外踝骨折近端向内,下助手同时在保持牵引下将患足外翻,以纠正骨折移位。

2)石膏或夹板固定:若采用石膏固定,可用膝以下石膏管形,注意内、外踝及足跟部用衬垫保护。在石膏未定型前,术者用一只手的手掌(不是手指)在足跟的内侧施加轻度压力,而另一只手加抗力于外踝骨折的近端,将患足塑形于轻度外翻位。根据骨折愈合的情况,6~10周拆除石膏固定。注意各期功能锻炼。

若采用小夹板外固定,其长度应上至小腿的中上1/3处,下端前侧2块应下达踝关节平面,内、外、后3块应超过足底4 cm左右。注意压垫的位置,应将足固定于轻度外翻位。功能锻炼同石膏固定。

2. 旋前—外展损伤

(1)Ⅰ度损伤:内踝撕脱骨折或三角韧带断裂。内踝的无移位骨折及三角韧带断裂者,可用膝以下石膏或超踝夹板内翻位固定6周。后两周可带石膏负重锻炼。

若内踝骨折有分离者,可用手法复位,复位后固定同上。

(2)Ⅱ度损伤:内踝骨折伴下胫腓韧带部分或完全损伤。将患足内翻,整复内踝,并用双手掌对抗叩挤两踝,以纠正下胫腓分离。复位后用膝以下石膏管形固定,注意将双踝及足跟处用衬垫保护。在石膏未定型前,术者用双手掌在双踝处加压塑形,以防止下胫腓分离,同时下助手推挤足跟外侧,以使石膏塑形成轻度内翻位。术后注意抬高患肢,注意各期功能锻炼。一般需固定6~8周。也可使用超踝夹板固定。

(3)Ⅲ度损伤:Ⅱ度损伤加外踝骨折。

1)手法复位;助手将足置于90°位轻柔牵引,不可使用强力,以防软组织嵌入内踝骨折间隙影响复位及愈合。待重叠畸形矫正后,术者用双拇指推外踝骨折远端向内,双手四指扳胫骨远端向外,助手同时将患足内翻,以纠正骨折移位。若伴有下胫腓分离,术者用双手掌扣挤双踝来纠正。

2)石膏或夹板固定:若采用石膏固定,可用膝以下石膏管形,注意内、外踝及足跟部用衬垫保护。若不伴有下胫腓分离,术者重点将患足塑形于轻度内翻位;若伴有下胫腓分离,术者重点用双手掌在双踝内外侧加压塑形,下助手配合在足跟外侧加压,将患足塑形于轻度内翻位。

若采用夹板固定,应使用超踝夹板,根据骨折的移位情况及是否伴有下胫腓分离而正确使用压垫。

固定后，应将患肢抬高，注意各期功能锻炼，及时更换松弛失效的固定。一般需固定 8～10 周。

3. 旋后—外旋损伤

（1）Ⅱ度损伤：下胫腓前韧带损伤伴外踝骨折。

该骨折一般移位很少，若外踝轻度移位，助手可将患足内旋 15°左右，术者推挤向后外侧移位的外踝而复位。复位后，采用超膝石膏管形将足内旋 15°位固定 6 周。

（2）Ⅳ度损伤：三踝骨折。

1）手法复位：助手在行对抗牵引时，不可用强力牵引，以防过度牵引后软组织嵌入内踝断端之间而影响整复及愈合。骨折重叠畸形矫正后，在下助手将足内旋的同时，术者用双拇指推挤外踝骨折的远端向前、向内，余四指扳胫骨远端向后、向外，如此可纠正距骨的脱位及外踝的移位。触摸腓骨下端骨折平整后，下助手将足置于背伸 90°位，推挤内踝向上，以纠正内踝的分离。手法成功的关键是术者推挤复位的同时，下助手将足有力地内旋。企图将足内翻来纠正距骨与外踝向外后侧的旋转移位是错误的，根据距下关节功能机制：距下关节活动的平均轴心角度是在水平位上 42°，矢状面上向内侧 16°，所以距下关节成为一个扭矩变换器，跟骨在内翻时引起距骨外旋，将重复受伤过程，加大损伤，使移位增大。

若后踝的骨折块大于肠骨下关节面 1/3 时，常合并距骨的向后上方脱位。在整复时，术者一只手将足跟向下向前推，一只手掌置于胫骨远端前方向后压，即可轻易地纠正后踝移位及距骨的向后脱位。绝不可在跖底足前部加力，使踝关节背伸来纠正后踝骨折，否则因杠杆作用会使移位加重。

2）固定：凡不稳定的踝关节外旋类骨折，均应在内旋位固定才能有效地防止骨折再移位，而小夹板难以使患足得到确实的内旋固定，故不宜使用夹板，而应采用长腿石膏超膝关节固定。

整复后，因内、外踝均为皮下骨，放可通过触摸而判断骨折复位的情况，若复位良好，即用石膏固定。石膏固定应超膝关节，并使膝关节屈曲 15°～20°，方能控制外旋伤力。石膏固定应有良好的塑形，将患足固定于背伸 90°、内旋 15°～20°位上。如后踝骨折块大于胫骨下关节面 1/3 时，在足后跟及胫骨下端前侧用棉垫作衬垫，在石膏未定型前，术者一只手掌按胫骨远端前方向后，另一只手掌推足跟向前，用中等力度加压塑形，可有效地防止后踝的再移位。

复位固定后，患肢抬高，鼓励患者加强足趾活动及小腿肌肉等长收缩功能锻炼，同时辅以活血化瘀药物口服，在 3～5 d 内应用 20% 甘露醇 250～500 mL 静脉滴注。肿胀消除后及时更换石膏。视患者年龄、骨折移位程度及软组织损伤程度，通常 6～10 周拆除石膏。6 周后如骨折尚未牢固愈合，可用行走石膏下地负重锻炼。拆除石膏后，用弹力袜控制废用性水肿，直至肢体的肌力与血循环恢复，如此可有效地减轻关节僵直的程度。

4. 旋前—外旋损伤

（1）Ⅰ度和Ⅱ度损伤：内踝骨折及内踝骨折伴下胫腓前韧带、骨间韧带断裂。

骨折一般无显著移位，若有移位，将足内旋、内翻下整复移位之内踝。复位后，用石膏将足背伸 90°及内旋 15°～20°，并轻度内翻位固定。

（2）Ⅲ度损伤：Ⅱ度损伤加腓骨骨折（下胫腓部分分离）。

其手法复位比较容易，将足置于内翻内旋位整复是复位的关键，术者应扣挤双踝以纠正下胫腓的部分分离。应用膝以上的石膏管形固定，塑形时足应有轻度内翻和确实的内旋，内、外踝两侧方应加压塑形。

5. 垂直压缩损伤

若骨折粉碎程度严重，可采用跟骨牵引，在牵引下整复骨折移位，并配合使用夹板固定。在固定期间早期进行踝关节的轻微活动，以起"模造"作用。4 周后更换为石膏固定，直至伤后 10～12 周方可负重。

（二）闭合穿针内固定

1. 适应证

（1）距骨原始移位大于 1 cm 者。因关节损伤严重，稳定性差，易发生再移位。对此类损伤，手法复位后，经皮穿针内固定可提高固定的效果。

（2）旋前—外旋损伤Ⅳ度。因腓骨高位骨折，下胫腓完全分离，稳定性极差，石膏固定效果不佳。在手法复位后，宜使用穿针内固定。

（3）内踝骨折有软组织嵌入，阻碍骨折复位和愈合时。采用克氏针撬拨，将嵌入的内侧韧带或骨膜等软组织拨出，并用克氏针经皮穿针内固定。

（4）下胫腓分离合并胫骨前结节撕脱骨折者，骨折块卡于下胫腓间隙，影响下胫腓分离的复位。对此类损伤可用克氏针撬拨骨折块，使"卡壳"缓解，手法复位后，用克氏针内固定。

2. 闭合穿针内固定类型

（1）内踝骨折撬拨复位穿针内固定：若骨折线较宽，复位困难，或复而返回者，考虑有软组织嵌夹于骨折线之间，复位时可用克氏针将嵌夹于骨折间的软组织拨出。局部消毒麻醉后，用直径为 2 mm 的克氏针，从内踝前方或后方，经皮插入骨折间隙由深向浅撬拨，将嵌入的内侧韧带或骨膜等软组织拨出。对内踝骨折复位后不稳定者，采用经皮穿针内固定。取一枚直径 2 mm 的克氏针自内踝尖处穿入皮下，触及骨质后，用骨钻向外、上方缓缓钻入，直至穿透胫骨外侧骨皮质。再于上一进针点前 0.5 ~ 1.0 cm 处（视骨折块大小而定），用骨钻穿入另一枚克氏针交叉固定。针尾剪短折弯，埋入皮下或留于皮外。

（2）外踝骨折穿针内固定：局部消毒麻醉后，术者维持复位，一助手取 1 枚直径为 2.5 mm 的克氏针自外踝尖纵行向上经皮穿入，使克氏针进入近折端 4 ~ 5 cm 为止。若骨折不稳定，可行交叉固定。在固定时应考虑外踝与腓骨干之间有 10° ~ 15° 的外翻角，以防此角变小，踝穴变窄，影响踝关节背伸功能。

（3）下胫腓分离的撬拨复位与穿针固定：下胫腓分离合并胫骨前结节撕脱骨折者，骨折块卡于下胫腓间隙，影响下胫腓分离的复位，此时可用一枚直径为 2.0 ~ 2.5 mm 的克氏针从下胫腓联合上方经皮穿入，向后下方插入下胫腓联合间隙，向前撬拨，将骨折块撬向前侧，使"卡壳"缓解，再用手法扣挤下胫腓联合而复位。若复位后不稳定，可用一枚克氏针从外踝斜向内上穿透胫骨内侧皮质固定。

（4）后踝骨折的穿针固定：后踝骨折块超过关节面 1/4 者，可自跟腱两侧交叉穿入 2 枚直径为 2.5 mm 的克氏针，注意勿损伤胫后血管神经。进针方向与小腿纵轴垂直，深度达胫骨前侧骨皮质。

若为双踝骨折，复位后固定的顺序是先内踝后外踝。因为内踝在足背伸内翻位下易于复位固定，外踝在未固定前可与距骨一起适应、满足内踝的复位体位。

若为三踝骨折，复位后固定的顺序是先后踝，再内踝。因为先固定内外踝，由于内外踝的骨性相夹，后踝难以解剖复位。

本疗法的优点如下。①固定可靠：内外踝均为交叉克氏针固定，不仅防止了骨折的侧方移位，而且可以防止骨折端间的旋转移位，从而将其牢固地固定起来。②骨折愈合快：本疗法复位准确，固定可靠，又不破坏骨折处血运，从而保证了骨折的顺利愈合。③功能恢复好：可靠的固定及顺利愈合使患肢早期功能锻炼成为可能，从而促进了其功能恢复。④感染率低：不切开皮肤及周围软组织，故感染率低。

第二节　距骨骨折

距骨骨折是足部较为严重的损伤，因距骨表面无肌肉、肌腱附着，血供差，且距骨 3/5 为关节面，故距骨骨折后极易发生缺血性坏死和创伤性关节炎。

一、病因

足过度的背伸或跖屈内翻应力是距骨骨折主要原因。足过度背伸时，距骨颈恰巧在股骨下端前缘，胫骨就像一个凿子对距骨颈背部施予剪切力而导致距骨颈骨折，而足过度跖屈内翻时胫骨远端关节面则挤压距骨滑车内侧关节面而发生距骨体、距骨头骨折，如果骨折后暴力进一步作用，距骨骨折块被挤压移位后，还可发生距下关节、距舟关节脱位。

二、诊断要点

（1）有明显外伤史。

（2）伤后足踝部剧痛，严重肿胀，迅速出现皮下瘀斑，踝关节功能丧失。

（3）踝关节后侧压痛明显，移位性骨折可能触及移位的骨折块，并有明显畸形。

（4）X线检查可明确诊断。

三、病理分类

（一）按骨折解剖部位分

距骨头骨折、距骨颈骨折、距骨体骨折。

（二）按移位程度分

无移位型骨折、移位型骨折两种。

四、非手术治疗

（一）无移位骨折

外敷新伤软膏，钢丝托板或石膏托固定踝关节于中立位，6～8周取固定进行功能锻炼。

（二）手法复位，钢丝托板或石膏托固定

适用于距骨骨折轻度移位或距骨颈骨折伴距下关节半脱位者。患者屈膝，一助手握住患者小腿，术者一只手使足轻度外翻并向下向后推压，另一只手推足跟向前端提胫骨下端，使骨折块对位。距骨体骨折伴距下关节半脱位或距骨周围脱位，可手法拔伸足跟并充分跖屈，另一只手推挤距骨背侧使其复位，复位后用托板或石膏托固定踝关节于中立位10～12周，视骨折愈合情况取固定后逐渐进行功能锻炼。

（三）功能锻炼

骨折复位固定后即可做小腿三头肌和股四头肌收缩和足趾、膝关节伸屈锻炼，去除外固定后做踝关节伸屈锻炼，可早期扶拐行走，但患肢要晚负重，至骨折愈合方能弃拐。

五、手术治疗

（一）适应证

闭合复位失败或骨折复位严重者。

（二）手术方式

1. 切开复位内固定

（1）切口：根据皮肤条件及骨折移位程度，可选择前内侧、后内侧、后外侧入路。

（2）复位固定：暴露骨折端后借助器械进行复位，复位困难者可先做内踝切骨术，以利骨折复位。复位后用两枚拉力螺钉进行固定，术后对切骨的内踝做复位后螺丝钉固定。

2. 股距跟三关节融合术

用于距下关节破坏严重的粉碎骨折，或距骨坏死，距下关节出现创伤性关节炎的陈旧性骨折。

第三节　跟骨骨折

跟骨骨折占所有足部骨折的60%，占全身骨折的2%。跟骨骨折男性比女性常见。70%的跟骨骨折为关节内骨折。15%为双侧同时发生。至今尚无一种理想的分类及治疗方法。近10年来，随着CT技术、术中透视技术及内固定技术应用于跟骨骨折，对跟骨关节内骨折有了进一步的认识，已在治疗方面取得较大进展，与其他部位关节内骨折一样，解剖复位、坚强内固定、早期活动是达到理想功能效果的基础。

一、解剖概要

跟骨是最大的跗骨，共有3个距骨关节面和1个骰骨关节面（图9-1）。躯体垂直作用力经过跟骨一部分传递到跟骨结节，另一部分传递于骰骨和第4、第5跖骨组成的外侧柱和由距骨和足舟骨组成的内侧柱。跟骨是跟腱的附着处，也是足底跖腱膜的起始点。跟骨主要功能是支持体重，延长小腿三头肌力臂，组成足纵弓。跟骨创伤性畸形引起距跟关节和足功能故障。

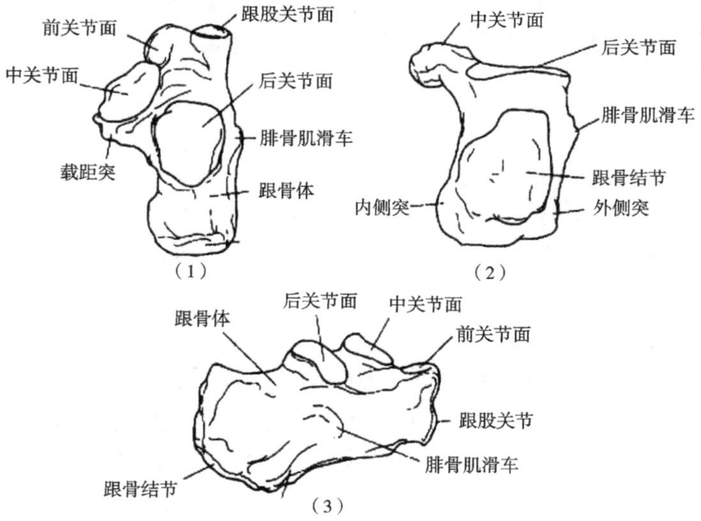

图 9-1　跟骨解剖

（1）上面观；（2）后面观；（3）外侧观

二、创伤机制

骨折多发生于高处坠落后或交通事故伤。依据受伤时足的姿势和外力方向不同而出现不同的骨折形式。

跟骨关节内骨折是垂直应力经过距骨作用于跟骨，由于跟骨和距骨的轴线不同，先造成一个平行距骨后上缘的跟骨剪力骨折。骨折线从跟骨后内向前外，该骨折线又称初级骨折线。它经过跟骨后关节面，将跟骨分为两部分：跟骨结节骨折块和载距突骨折块。根据受伤时足所处内、外翻位置不同，每个骨折块包含大小不同的关节面。由于应力作用，跟骨结节骨折块向外侧和近侧移位，而载距突骨折块由于坚强骨间韧带附着保持原位。应力继续作用，产生次级骨折线。典型骨折有两种类型：①骨折线向后方走行，由跟骨结节后缘穿出，形成舌状骨折。②骨折线向后上方走行，由跟骨结节上缘穿出，则造成关节压缩骨折（图9-2）。

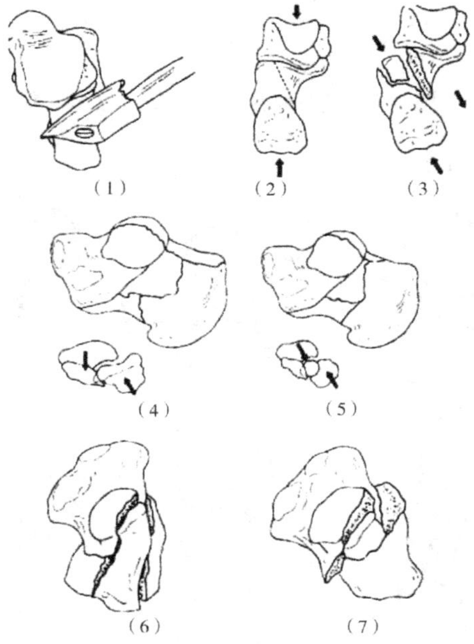

图 9-2　跟骨骨折创伤机制

（1）上面观跟距骨，锐利距骨后外缘剪切跟骨骨折；（2）后面观跟骨与距骨轴线不同；（3）跟骨骨折后面观；
（4）舌型骨折内侧观；（5）关节压缩型骨折内面观；（6）舌型骨折上面观；（7）关节压缩型骨折上面观

跟骨骨折后可出现：①跟骨高度丧失，尤其是内侧壁。②距骨宽度增加。③距下关节面破坏。④外侧壁突起。⑤跟骨结节内翻。因此，如想恢复跟骨功能，除恢复距下关节面完整还应恢复跟骨外形。

三、分类

（一）AO/OTA 分类

1. 关节外跟骨骨折（73A、73B）（图 9-3）

撕脱（73A1）：前突（73A1.1）、载距突（73A1.2）、后粗隆（73A1.3）。无移位（73B1）：简单（73B1.1）、粉碎（73B1.2）、移位（73B2）；合并跟骰关节骨折（73B3）：劈裂骨折（73B3.1）、合并塌陷（73B3.2）、劈裂和塌陷骨折（73B3.3）。

2. 关节内跟骨骨折（73C）（图 9-4）

二片段关节内（73C1）：背后关节面外侧（73C1.1）、背后关节面中央（73C1.2）、背后关节面内侧（73C1.3）。三片段关节内（73C2）：背后关节面中外侧（73C2.1）、自关节面外到内侧（73C2.2）、自关节面中大于四片段到内侧（73C2.3）。四片段或大于四片段关节内（73C3）。

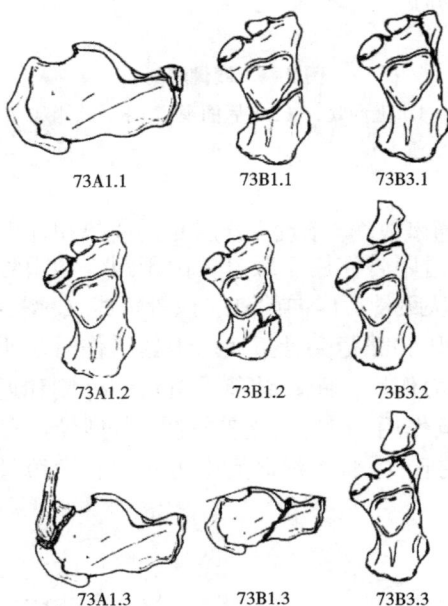

图 9-3 关节外跟骨骨折 AO/OTA 分类

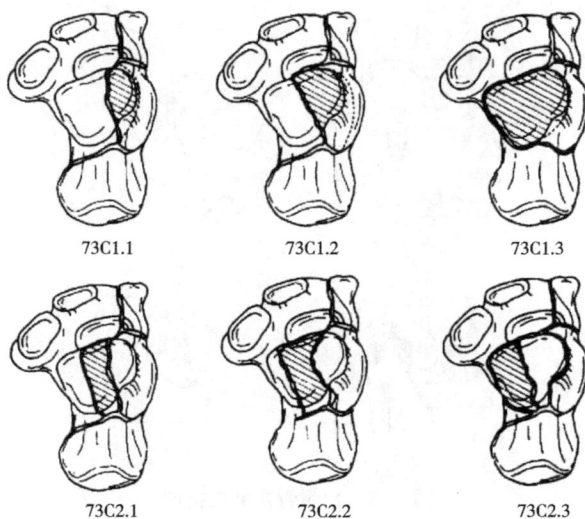

图 9-4 关节内跟骨骨折 AO/OTA 分类

（二）其他常见分类

跟骨骨折根据骨折线是否波及距下关节分为关节内骨折和关节外骨折。

（1）关节外骨折按解剖部位可分为：①跟骨结节骨折。②跟骨前结节骨折。③跟骨结节内、外侧突骨折。④载距突骨折。⑤跟骨体骨折（图9-5）。

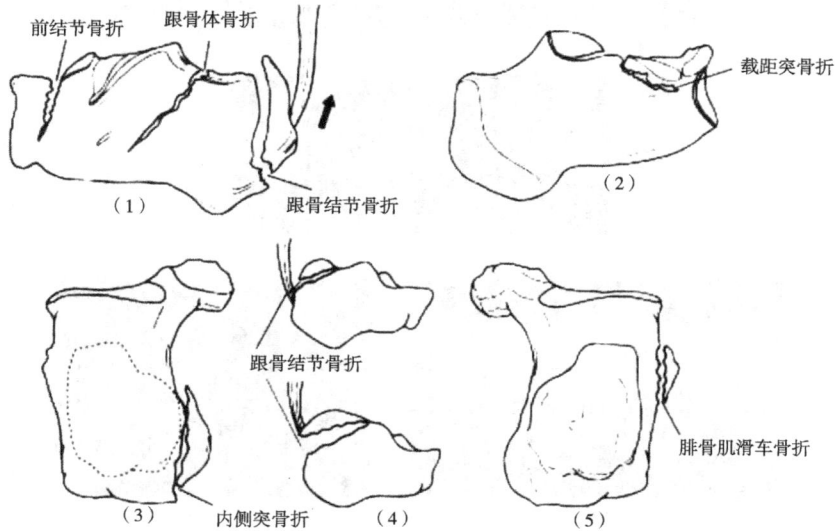

图9-5　关节外跟骨骨折

（1）跟骨侧面观显示跟骨结节骨折、跟骨体骨折、前突骨折；（2）载距突骨折；（3）骨结节侧突骨折；（4）跟腱止点跟骨结节骨折；（5）腓骨肌滑车骨折

（2）关节内跟骨骨折X线片分类，最常见的Essex-Lopresti分类把骨折分为舌型骨折和关节压缩型骨折（图9-6，图9-7）。

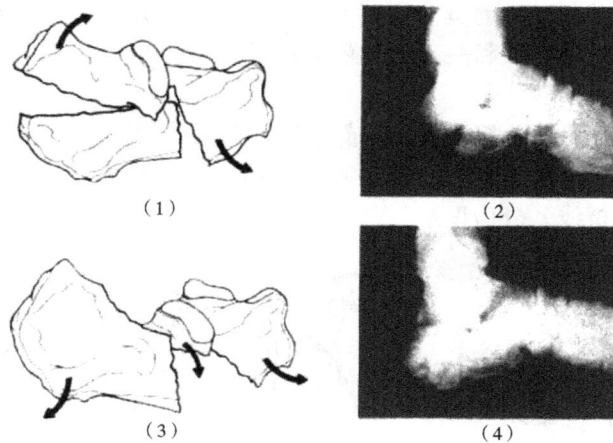

图9-6　关节内跟骨骨折X线分类

（1）（2）舌型骨折；（3）（4）关节压缩型骨折

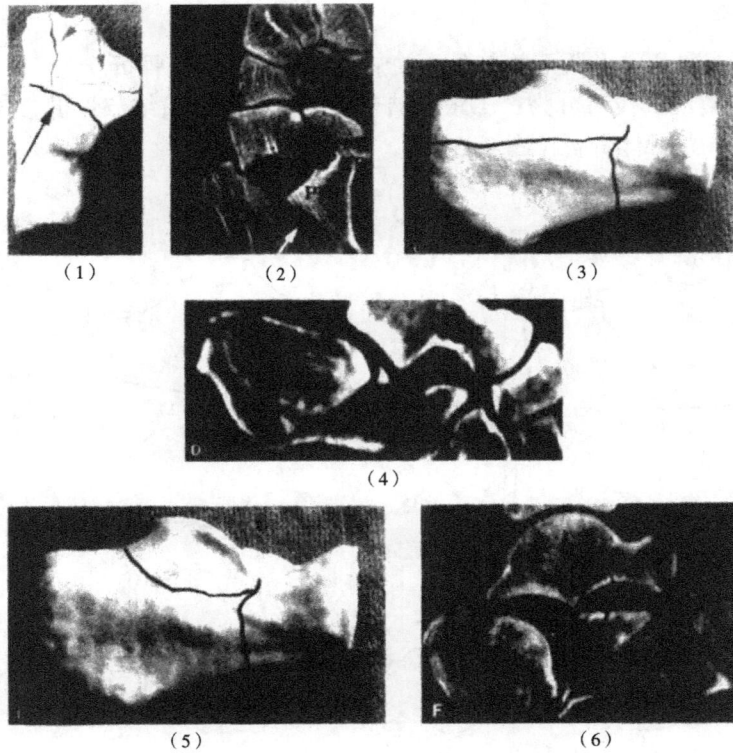

（1）　　　　　　　　（2）　　　　　　　　　　（3）

（4）

（5）　　　　　　　　　　　（6）

图 9-7　关节内跟骨骨折

（1）从跟骨上面观原发骨折线（粗黑线）及继发骨折线（细灰线），原发骨折线将跟骨分为前内侧骨折块和后外侧骨折块；（2）轴位 CT 显示原发骨折线（箭头指示）跟骨结节骨块向远侧及外侧移位，使跟骨加宽及短缩（PT：后关节面，ST：载距突）；（3）（4）侧位显示原发骨折线呈垂直方向，继发骨折线呈水平方向，经跟骨结节后缘穿出形成舌型骨折；（5）（6）继发骨折线向后上方走行，由跟骨结节上缘穿出，形成关节压缩型骨折

（3）CT 分类。较常见的 Sanders 分类法（图 9-8）：其分型依据冠状面 CT 检查。在冠状面上选择跟骨后跟距关节面最宽处，从外向内将其分为三部分 A、B、C，分别代表骨折线位置。这样，就可能有四部分骨折块，三部分关节面骨折块和一部分载距突骨折块。

Ⅰ型：所有骨折无移位。

Ⅱ型：二部分骨折，根据骨折位置在 A、B 或 C 又分为ⅡA、ⅡB、ⅡC 骨折。

Ⅲ型：三部分骨折，同样，根据骨折位置在 A、B 或 C 又分为ⅢAB、ⅢBC、ⅢAC 骨折。

Ⅳ型：骨折含有所有骨折线，分为ⅣA、ⅣB、ⅣC。

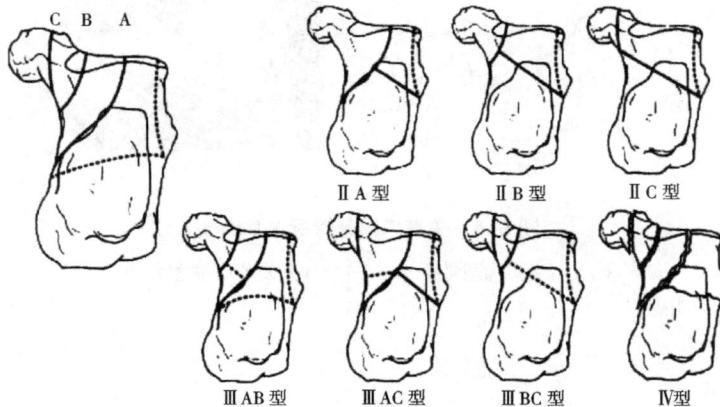

ⅡA 型　　　ⅡB 型　　　ⅡC 型

ⅢAB 型　　　ⅢAC 型　　　ⅢBC 型　　　Ⅳ型

图 9-8　关节内跟骨骨折 Sanders 分类

四、诊断

（一）临床特征

疼痛，不能负重，后足部畸形肿胀。足弓内侧血肿。如疼痛剧烈，足感觉障碍，被动伸趾引起剧烈疼痛时，应注意足骨筋膜室综合征的可能。也应注意全身其他合并损伤，如脊柱、脊髓损伤，骨盆骨折，胫骨平台骨折等。

（二）X线检查

足前后位可见骨折是否波及跟骰关节。侧位可显示跟骨结节角（Bohler 角）和交叉角（Gissane 角）变化（图 9-9），跟骨高度降低。跟骨轴位可显示跟骨宽度变化及跟骨内、外翻。斜位可发现前突骨折。Broden 位是一常用的特殊斜位，可在术前、术中了解距下关节面损伤及复位情况。投照时伤足内旋 40°，X 线球管对准外踝并向头侧分别倾斜 10°、20°、30°、40°（图 9-10）。

关节内骨折应常规做 CT 检查，以了解关节面损伤情况。

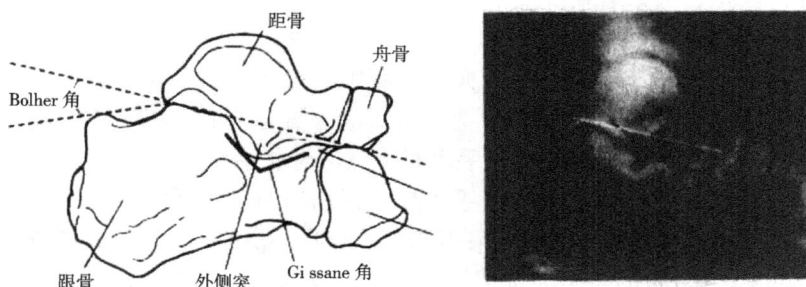

图 9-9　显示 Bohler 角（正常 20°～40°）和 Gissane 角（正常 120°～140°）

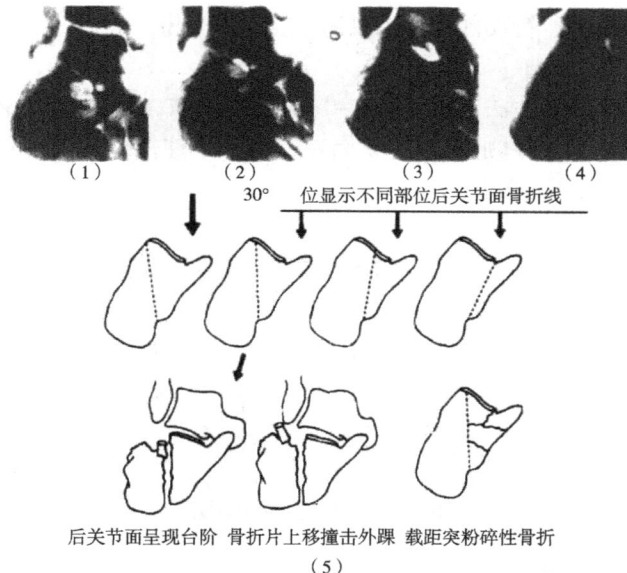

（1）　　　（2）　　　（3）　　　（4）

30° 位显示不同部位后关节面骨折线

后关节面呈现台阶　骨折片上移撞击外踝　载距突粉碎性骨折

（5）

图 9-10　Broden 位显示后距下关节

（1）10° 位；（2）20° 位；（3）30° 位；（4）40° 位；（5）Broden 30° 草图示骨折线

五、治疗

（一）关节外骨折

约占所有跟骨骨折的 30%～40%。多由间接暴力引起，一般不需手术治疗，预后较好。

1. 前结节骨折

无移位骨折用石膏固定 4～6 周。骨折块较大时，可切开做内固定。陈旧性骨折或骨折不愈合有症状时，可手术切除骨折块。

2. 跟骨结节骨折

骨折无移位或有少量移位时，石膏固定患足跖屈位6周。骨折移位较大时，应手法复位，屈膝、足跖屈手法复位，石膏固定6周。如复位失败可切开复位，用螺钉或钢针固定。

3. 跟骨结节内、外侧突骨折

无移位或少量移位时可用小腿石膏固定8～10周。移位骨折可闭合复位，经皮钢针或螺钉固定。如果骨折畸形愈合且有跟部疼痛时，可通过矫形鞋改善症状，无效者也可手术切除骨突起部位。

4. 载距突骨折

单纯载距突骨折很少见。骨折后可偶见屈踇长肌卡压于骨折之中，移位骨块也可挤压神经血管束。

无移位骨折可用小腿石膏固定6周。移位骨折可足内翻跖屈手法复位，用手指直接推挤载距突复位。较大骨折块时也可切开复位，内固定。

5. 跟骨体骨折

可手法复位石膏外固定，失败者切开复位，内固定。

（二）关节内骨折

在选择治疗方案时，还应考虑以下几个方面。①年龄：老年患者骨折后关节易僵硬，且骨质疏松，不易牢固内固定，一般50岁以上以非手术治疗为宜。②全身情况：如合并较严重糖尿病、周围血管疾病，身体极度虚弱，或合并全身其他部位损伤不宜手术时，应考虑非手术治疗。③局部情况：足部严重肿胀，不宜马上手术。应等1～2周肿胀消退后方可手术。④损伤后时间：手术应在伤后3周内完成。如果肿胀、水疱或其他合并损伤而不能及时手术时，采用非手术治疗。⑤骨折类型：无移位或移位小于2 mm时，采用非手术治疗。Sanders Ⅱ、Ⅲ型骨折应选用切开复位。虽然关节面骨折块无明显移位，但跟骨体骨折移位较大，为减少晚期并发症，也应切开复位，内固定。关节面严重粉碎性骨折，恢复关节面形态已不可能，可选用非手术治疗。如有条件，也可在恢复跟骨外形后一期融合距下关节。⑥医生的经验和条件：不能达到理想复位及固定的手术，行功能疗法或转到有条件医院。

1. 非手术治疗

伤后即卧床休息，也可麻醉下手法复位（图9-11）抬高患肢，并用冰袋冷敷患足。24 h后开始主动活动足踝关节。3～5 d后开始用弹性绷带包扎。1周左右可开始拄拐行走，3周后穿跟骨矫形鞋部分负重，6周后可完全负重。伤后4个月可逐渐恢复轻工作。

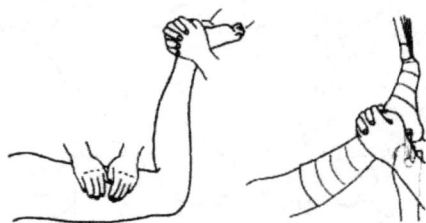

图9-11　手法复位示意图

患者俯卧位，屈曲膝关节，助手下压固定大腿，术者双手交叉用手掌挤压骨折复位，如不成功可自跟骨结节穿1枚斯氏针向下后牵引跟骨。

2. 闭合撬拨复位疗法

用手法结合某些器械或钢针复位。常用 Essex-Lopresti 法：患者俯卧位，在跟腱止点处插入1枚斯氏针，针尖沿跟骨纵轴向前并略微偏向外侧，达后关节面下方后撬起移位骨折片。撬拨复位后再用双手在跟骨部做侧方挤压，侧位及轴位透视，位置满意后，将斯氏针穿入跟骨前方固定。粉碎性骨折时，也可将斯氏针穿过跟骰关节。然后用石膏将斯氏针固定于小腿石膏管形内。6周后去除石膏和斯氏针。此方法适用于某些舌状骨折（图9-12，图9-13）。

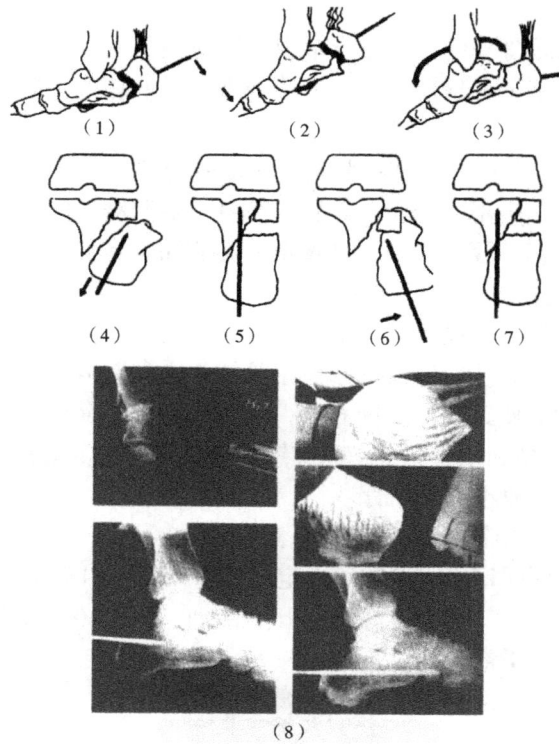

图9-12 闭合撬拨技术

（1）自跟骨结节纵向穿入1根斯氏针达骨折线；（2）跖屈前足；（3）保持前足跖屈位撬拨跟骨结节；（4）矫正跟骨内翻；（5）与载距突对线后推进斯氏针与载距突固定；（6）当外侧关节面移位时可用斯氏针固定的跟骨结节骨折块整复关节面；骨折块整复关节面；（7）复位后推进斯氏针与载距突固定；（8）术中照片

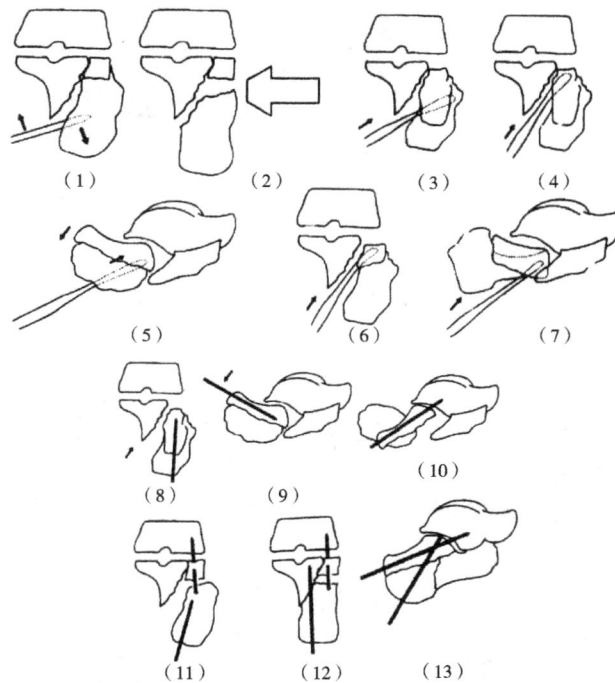

图9-13 较复杂骨折经皮撬拨术示意图

（1）载距突下经皮插入1枚细克氏针向下撬拨跟骨结节；（2）挤压外侧壁使之复位；（3）用小骨膜起子托拨嵌插的外侧块解脱嵌插；（4）（5）矫正舌型骨折旋转；（6）（7）矫正关节压缩型骨折旋转；（8）插入斯氏针于骨块；（9）撬拨复位骨折；（10）复位后与距骨固定；（11）插入第2枚斯氏针于跟骨结节撬拨复位；（12）与载距突固定；（13）复位固定后侧位

3. 切开复位术

直视下复位关节面骨块和跟骨外侧壁，结合牵引可同时恢复跟骨轴线并纠正短缩和内、外翻。使用钢板螺钉达到较坚强固定，可使患者早期活动。尽快地恢复足的功能，避免了由于复位不良带来的各种并发症。具体方法如下。

（1）体位：单侧骨折取侧卧位。如为双侧骨折，则取俯卧位。

（2）切口：外侧 L 形切口。纵形部分位于跟腱和腓骨长短肌腱之间，横形部分位于足背皮肤与足底皮肤交界处。切开皮肤直达骨膜下翻起皮瓣，显露距下关节和跟骨关节，用 3 枚克氏针从皮瓣下分别钻入腓骨、距骨。腓肠神经位于皮瓣中，注意保护。

（3）复位：掀开跟骨外侧壁，显露后关节面。寻找骨折线，认清关节面骨折情况。取出载距突关节面外侧压缩移位的关节内骨折块。使用斯氏针牵引跟骨，先内翻跟骨结节，同时向下牵引，再外翻，以纠正跟骨短缩及跟骨结节内翻，使跟骨内侧壁复位，用克氏针维持复位。然后把取出的关节面骨折块复位，放回外侧壁并恢复 Gissane 角和跟骨关节，克氏针固定各骨折块。透视检查位置。如骨折压缩严重，空腔较大，可行植骨移植。但一般不需要植骨。

（4）固定：根据骨折类型选用钢板和螺钉固定（图 9-14 ~ 图 9-16）。如可能螺钉应固定外侧壁到对侧载距突下骨皮质上，以保证固定确实可靠。固定后，伤口放置引流管或引流条，关闭伤口。

（5）术后处理：2 周拆线。伤口愈合良好时，开始活动，6 ~ 10 周穿行走靴部分负重，12 ~ 16 周去除行走靴负重行走，逐渐开始正常活动。

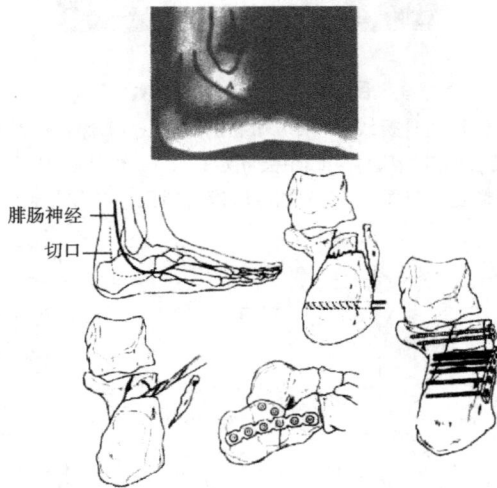

图 9-14　跟骨骨折切开复位示意图

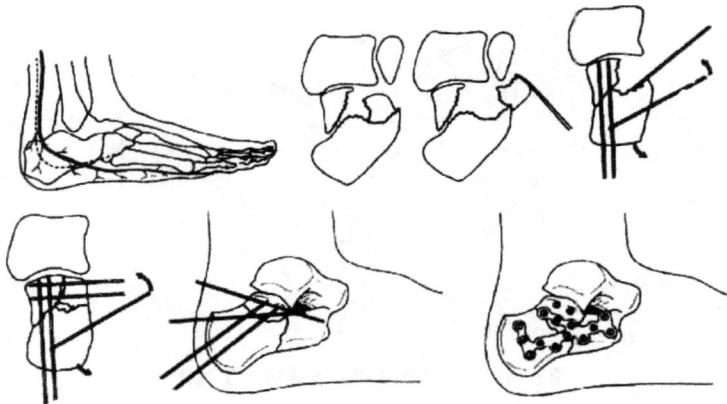

图 9-15　跟骨切开复位、内固定示意图

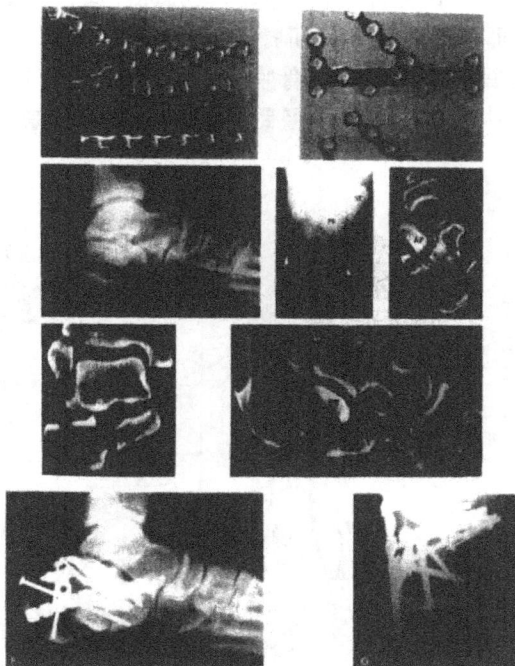

图9-16 距骨骨折内固定钢板及术前后X线片

4. 关节融合术

跟骨是全身负重最大的骨骼。距跟关节是全身负重最大的关节。严重粉碎骨折、关节面无法解剖复位的关节面骨折均为关节融合的适应证，需一期融合，可同时恢复跟骨的外形并进行固定，这样可以缩短卧床和不负重的时间，对有骨缺损者要毫不犹豫地进行植骨，对于皮肤条件、全身情况不能行一期融合术者，可做二期融合术。一期、二期融合术根据情况采用坚强内固定直至骨折愈合。一期融合并同时恢复跟骨外形可缩短治疗时间，使患者尽快地恢复工作。在切开复位时，亦应有做关节融合术的准备，一旦不能达到较好复位，也可一期融合距下关节。手术时用磨钻磨去关节软骨，大的骨缺损可植骨，用钢板维持跟骨基本外形，用1枚6.5 mm直径全长螺纹空心螺钉经导针从跟骨结节到距骨。

（三）并发症

1. 伤口皮肤坏死、感染

外侧入路L形切口时，皮瓣角部边缘易发生坏死，所以手术时应仔细操作，避免过度牵拉切口，缝合不应有张力。一旦出现坏死，应停止活动。如伤口浅部感染，可保留内置物，伤口换药，有时需要皮瓣转移。深部感染需清创、静脉应用敏感抗生素，如内固定无松动，不取出。内固定已松动，需取出。

2. 神经炎、神经瘤

手术时可能会损伤腓肠神经造成局部麻木或形成神经瘤引起疼痛。如疼痛不能缓解，可切除神经瘤，将神经残端埋入腓骨短肌中。由于跟骨畸形愈合后，内侧挤压刺激胫后神经分支，引起足跟内侧疼痛，非手术治疗无效时，可手术松解。

3. 腓骨肌腱脱位、肌腱炎

骨折后由于跟骨外侧壁突出，缩小了跟骨和腓骨间隙，挤压腓骨长、短肌腱。肌腱与螺钉、钢板的摩擦及手术后瘢痕也可引起肌腱炎。腓骨肌腱脱位、嵌压后，如患者有症状，可手术切除突出的跟骨外侧壁，扩大跟骨和腓骨间隙。

跟骨骨折畸形愈合的外侧减压术（图9-17）：侧卧位，在腓骨肌腱走行稍下方做弧形切口，从外踝后方延伸至跟骰关节区。如先前已行距下关节融合或切开复位，应尽量用原切口。从周围瘢痕组织中分离和游离腓肠神经到达远近端解剖的正常部位，切除所有的神经瘤，并游离神经到达穿鞋时骨突对神经造成潜在刺激最小的部位。切开腓骨肌腱鞘，行肌腱减张术。牵开腓骨肌腱和腓肠神经，切开跟腓韧带。纵行切开腓骨肌腱鞘的底层及跟骨外侧的骨膜。骨膜下剥离，显露突出的跟骨外侧骨块并切除之，达正常的跟骨宽度，注意骨切除过程中不要损伤距下及跟骰关节。在骨切除床上修复牵开的骨膜及肌腱。常规关闭切口，软敷料加压包扎。

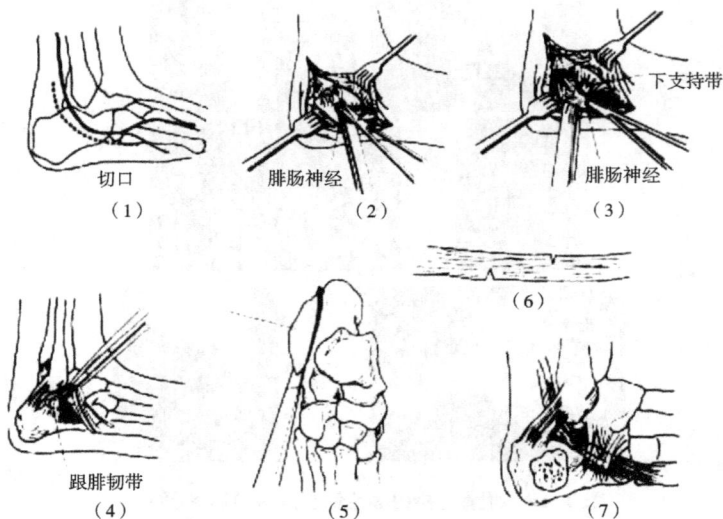

图 9-17　跟骨骨折畸形愈合的外侧减压术

（1）切口恰在腓骨肌腱下方；（2）腓肠神经减压；（3）切开下支持带，松解腓骨肌腱；（4）切开跟腓韧带，显露跟骨外侧；（5）跟骨外侧切除；（6）Z 形延长向前方脱位的腓骨肌腱；（7）腓骨肌腱延长复位后重建或修复下支持带

术后处理：术后 2 ~ 3 d 鼓励早期活动，并循序渐进地进行耐受的负重。如在肌腱延长或复位术后应用石膏，在出院前更换短腿非行走石膏，3 周后再更换短腿行走石膏 3 周，然后开始踝关节的活动范围练习和力量训练，术后 8 ~ 12 周可允许充分活动。

4. 距下关节和跟骰关节创伤性关节炎

由于关节面骨折复位不良或关节软骨的损伤，距下关节和跟骰关节退变产生创伤性关节炎。关节出现疼痛及活动障碍，可使用消炎止痛药物、理疗和支具等治疗。如症状不缓解，应做距下关节或三关节融合术。对拟行距下关节融合术的患者，应拍摄站立侧位 X 线片，测定距骨倾斜角（图 9-18），有异常者需行距下撑开骨块移植关节融合术。

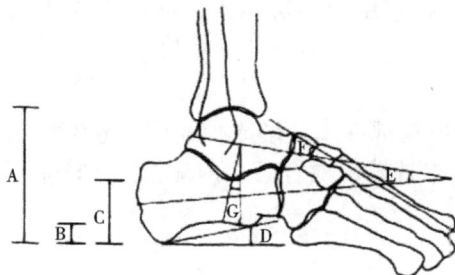

图 9-18　X 线片测量

A. 距跟高度；B. 骰骨到地面距离；C. 足舟骨到地面距离；D. 跟骨仰角 E. 距跟角；F. 第 1 距跖角；G. 距骨倾斜角

（1）手术方法：患者侧卧位，做纵行后外侧切口至距下关节。在切口近端找出腓肠神经，切除并包埋于肌肉中，也可保留腓肠神经。骨膜下显露跟骨外侧壁并切除达到正常宽度。找出距下关节，撑开并

剥离距下关节至软骨下骨，用板状挡板协助距下关节的显露。此时要注意有无足跟的内翻或外翻，必要时应予以矫正。术中拍 X 线片确保侧方距跟角达到矫正（正常为 25°～45°）。测量距下关节间隙，取大小合适、带有 3 层皮质骨的髂骨骨块植入距下关节。将 2 枚全螺纹松质骨螺钉从足跟部打入，固定跟骨和距骨。最后再拍 X 线片，应包括侧位和轴位，以保证位置准确。逐层关闭切口，间断缝合。

（2）术后处理：用短腿石膏固定 12 周，6 周后戴石膏开始负重。

5. 跟痛

可由于外伤时损伤跟下脂肪垫引起，也可因跟骨结节跖侧骨突出所致。可用足跟垫减轻症状。如无效可手术切除骨突出。

第四节　足舟骨骨折

足舟状骨骨折是少见的损伤，有 4 种损伤类型。

一、舟骨结节骨折

足受内翻应力后，由于胫后肌腱和弹簧韧带牵拉，可造成舟骨结节骨折。由于胫后肌腱止点广泛，除止于舟骨结节跖侧外，尚有纤维扩展到三个楔骨，故对舟骨结节起到限制作用，骨折移位多不明显。另外，直接外力作用于局部也可造成骨折。

（一）诊断

骨折后应注意识别是单纯舟骨骨折还是广泛中跗关节损伤的一部分，应拍摄足前后位及侧位和斜位 X 线平片以明确诊断。还应排除先天性副舟骨的可能，其多为双侧对称，且边缘整齐与舟状骨有明显分界。

（二）治疗

无移位骨折只需制动 3～4 周即可。如骨折移位大于 5 mm 时，有可能发生不愈合，应切开复位，做螺钉内固定。如果发生骨折不愈合，一般无症状，不需处理。如果不愈合后局部持续疼痛，可切开复位做螺钉内固定，石膏固定 8 周。小块骨片也可切除，固定肌腱至骨折远端。

二、舟状骨背侧缘骨折

此类在足舟状骨骨折最为常见。多为足跖屈内翻时距舟韧带或关节囊牵拉舟状骨背侧缘附着造成撕脱骨折。骨折块多为小薄片，有时可伴有外踝扭伤。还应注意识别这种骨折可能是中跗关节损伤的一部分（图 9-19）。一般短期休息和制动即可。如长期有症状时可手术切除骨片。如果骨块较大，带有部分舟骨关节面应切开复位内固定，以减少中跗关节半脱位的危险。

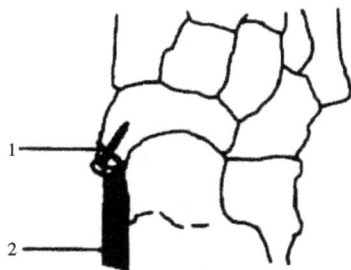

图 9-19　舟状骨结节骨折螺钉固定
1. 骨折线；2. 胫后肌腱

三、舟状骨体部骨折

舟状骨体部骨折不常见，可由直接外力或间接外力引起，如碾轧伤常引起粉碎性骨折，而间接应力如跖屈的足从高处坠落后产生的轴向压缩应力，可引起舟状骨骨折移位和韧带损伤。

（一）分型

Sangeorzan 将舟状骨体部骨折分为 3 型。

Ⅰ型：舟骨水平骨折，背侧骨折块常小于跖侧骨折块，前足无移位。

Ⅱ型：最常见，骨折线从舟骨背外侧向跖内侧，内侧骨折块较大并向背内侧移位，跖外侧骨折块较小且常粉碎，前足亦向内侧移位，但跟舟关节完整。

Ⅲ型：舟骨中部矢状面粉碎性骨折，内侧骨折块较大，跟舟关节破坏，前足向外移位，跟骰关节可半脱位。

（二）诊断

拍摄足的正斜位及侧位 X 线平片，必要时行 CT 重建。

（三）治疗

无移位骨折小腿固定 6 周。移位骨折应切开复位并尽可能达到解剖复位，这样才能获得较好疗效。手术采用前内侧切口，从内踝前方胫前、胫后肌腱间进入，显露距舟和距楔关节。Ⅰ型骨折较易复位，可用螺钉固定。Ⅱ型骨折由于骨折线斜形不易看到，可用外固定器撑开骨折间隙。粉碎不严重，复位骨折后用螺钉固定；严重粉碎性骨折，可先将较大骨块经舟楔关节固定于楔骨。Ⅲ型骨折，手术较困难，由于骨折中间粉碎，难以固定，可将主要骨折块复位并用螺钉或克氏针固定于胫骨或楔骨，骨质缺损处植骨。术后用小腿石膏固定 6 ~ 8 周。

（四）预后

Ⅰ型骨折预后较好，Ⅱ、Ⅲ型骨折由于难以达到解剖复位，易发生距舟关节创伤性关节炎和舟骨缺血性坏死。预后通常不好。

四、舟状骨疲劳骨折

疲劳骨折是应力加在正常骨骼上而发生的，与病理骨折不同。疲劳骨折好发于跖、胫骨等部位，但在足舟状骨也偶有发生。

（一）病因

在长跑运动员中发生者较多，其原因可能与运动量突然增加或在中止训练后再恢复时强度过大有关。此外，也可能和训练器材的改变有关。不经常运动者偶然一次运动也可导致此种骨折。

（二）诊断

多无明确外伤史，在一次大运动量训练后足背内侧痛，触舟状骨部位有压痛，拍摄足正位片可发现舟骨骨折，但应该和二分舟状骨鉴别。如早期未发现骨折而又高度怀疑时，应再次摄片或做核素骨扫描、CT 检查以帮助诊断。未及时诊断，有可能使骨折发生移位或不愈合。骨折常位于舟骨中 1/3，以矢状面垂直骨折多见，一般无明显移位。

（三）治疗

无移位骨折可用小腿非负重石膏固定 6 ~ 8 周。如果骨折移位或发生迟缓愈合、不愈合则需要手术植骨固定，甚至行关节融合术。

第十章 骨折的康复护理

第一节 锁骨骨折的康复护理

一、概述

锁骨位置表浅，易发生骨折，是临床常见的骨折之一，约占全身骨折的 5% ~ 6%。

（一）应用解剖学

锁骨位置表浅，全长可触及，平均长度 15 cm，锁骨弯曲呈 S 形，内侧半凸向前，外侧半凸向后。锁骨外侧 1/3 上下扁平，横断面为椭圆形；锁骨干较细；内 1/3 较粗，为三棱形。内端与胸骨相连构成胸锁关节，外侧与肩峰相连构成肩锁关节，横架于胸骨和肩峰之间，是肩胛带与躯干唯一联系支架（图 10-1）。

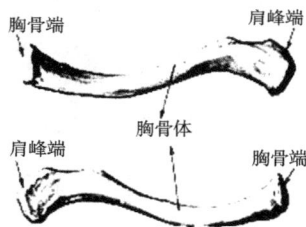

图 10-1 锁骨

（二）病因

间接暴力造成骨折多见。跌倒时手或肘着地，外力自前臂或肘部沿上肢向近心端冲击；肩部着地更多见，撞击锁骨外端造成骨折。多发生儿童及青壮年。

间接暴力造成骨折多为斜行或横行骨折，其部位多见于中段；直接暴力造成骨折因着力点不同而异，多为粉碎性或横行骨折。幼儿多为青枝骨折。

各年龄均可发生，但以儿童多见，约 50% 的锁骨骨折发生于 7 岁以下儿童。新生儿常见骨折原因是产伤；儿童常见原因是摔伤，多为青枝骨折；成人锁骨骨折多为间接暴力所致，如跌倒时手掌、手肘或肩部先着地，暴力沿上肢冲击锁骨外端造成骨折。直接暴力所致的骨折多伴有复合伤，暴力从前方或上方作用于锁骨，发生横断性骨折或粉碎性骨折。

（三）分类

按骨折部位分为以下几种。

1. 锁骨中 1/3 骨折

占锁骨骨折的 75% 以上。

由于锁骨解剖的特殊性，锁骨在此处从管状渐变为扁平，另外该处骨质相对薄弱，在剪力的作用下，易发生骨折。多为横行或斜行骨折，直接暴力多为粉碎性骨折。

2. 锁骨外 1/3 骨折

占锁骨骨折的 15% 左右。

根据骨折和喙锁韧带损伤程度的不同，分为 5 个亚型。

Ⅰ型：此型多无移位，发生于喙锁韧带外侧，韧带完整。位于喙锁韧带与斜方韧带之间，为最常见的类型（图 10-2）。

Ⅱ型：此型是伴有喙锁韧带损伤的骨折，发生于喙锁韧带内侧，近侧骨折段失去牵拉固定而容易向上错位，而上肢重量和肌肉牵拉使远骨折段下移（图 10-3）。

Ⅲ型：此型是锁骨外侧端包括肩锁关节面的骨折，无韧带损伤。该型骨折几乎全能愈合但易引起肩锁关节退行性关节炎（图 10-4）。

Ⅳ型：此型多发生于 16 岁以下儿童。喙锁韧带与骨膜相连而骨折近段移位，远端骨与骨膜已形成分离。

Ⅴ型：此型多见于老人，为粉碎骨折，喙锁韧带附着骨折与远近骨折端分离。

3. 锁骨内侧 1/3 骨折

此型最少见，多无移位，约占锁骨骨折的 5%（图 10-5）。

一般分为三型：Ⅰ型，骨折线位于肋锁韧带附着点的内侧，韧带保持完整，骨折无明显移位；Ⅱ型，肋锁韧带损伤，骨折有明显移位；Ⅲ型，锁骨内端关节面骨折，应与胸锁关节脱位相鉴别。

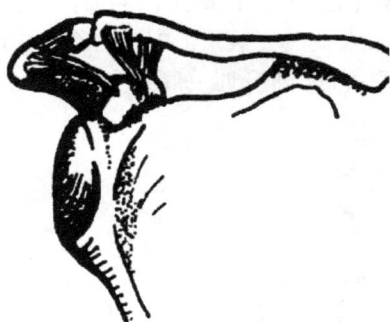

图 10-2 锁骨外侧 1/3 骨折Ⅰ型

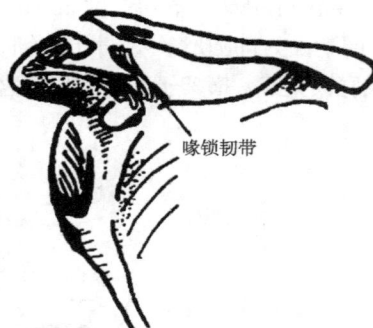

图 10-3 锁骨外侧 1/3 骨折Ⅱ型

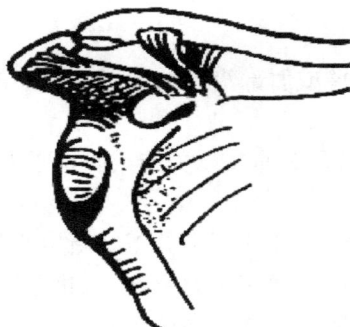

图 10-4 锁骨外侧 1/3 骨折Ⅲ型

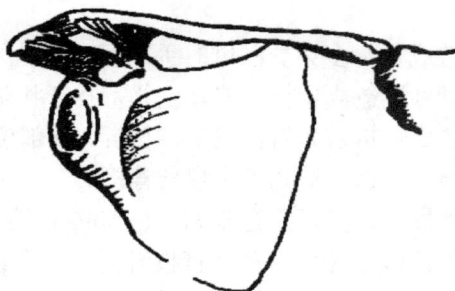

图 10-5 锁骨内侧 1/3 骨折

（四）临床表现

骨折后肿胀，压痛或有畸形，可能摸到骨折断端。伤肩下沉并向前内倾斜，上臂贴胸不敢活动，健手托扶患侧肘部，以减轻上肢重量牵拉引起疼痛。

幼儿多为青枝骨折，皮下脂肪丰满，畸形不明显，因不能自述疼痛位置，只有啼哭表现，但患儿头多向患侧偏斜，颌部转向健侧，此为临床诊断特点之一。

有时直接暴力引起的骨折，可刺破胸膜发生气胸，或损伤锁骨下血管和神经，出现相应症状和体征。

二、治疗锁骨骨折的治疗分为非手术治疗和手术治疗

（一）非手术治疗

非手术治疗主要是手法复位外固定。具有创伤小，操作简单、安全等优点。

1. 儿童或成人无移位的锁骨骨折

（1）婴幼儿青枝骨折或无移位骨折：幼儿青枝骨折用三角巾悬吊即可；无移位骨折用三角巾悬吊或"8"字绷带固定 1～2 周（图 10-6）。制动期间尽可能保持复位姿势，使骨折端尽可能减少短缩。固定 2~3 周后拍摄 X 线片，骨折愈合可去除外固定。

（2）成年人无移位的骨折：用"8"字绷带固定 4～6 周。

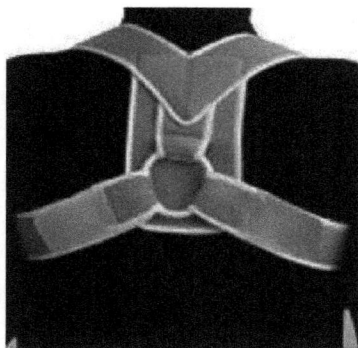

图 10-6　"8"字绷带固定

2. 儿童或成人有移位骨折

手法复位后给予"8"字绷带固定 4～6 周，并定期调整或更换"8"字绷带，达到临床愈合后方可解除固定。固定后应注意观察有无血管、神经压迫症状。

手法复位可在局麻下进行。患者坐在木凳上，双手叉腰，肩部外旋后伸挺胸，医生站于背后，一脚踏在凳上，顶在患者肩胛间区，双手握住两肩向后、向外、向上牵拉纠正移位（图 10-7）。复位后纱布棉垫保护腋窝，用绷带缠绕两肩在背后交叉呈"∞"字形，然后用石膏绷带同样固定，使两肩固定在高度后伸、外旋和轻度外展位置（图 10-8）。

固定后即可练习握拳，伸屈肘关节及双手叉腰后伸，卧木板床休息，肩胛区可稍垫高，保持肩部后伸。

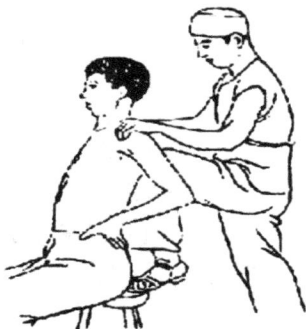

图 10-7　锁骨骨折复位法

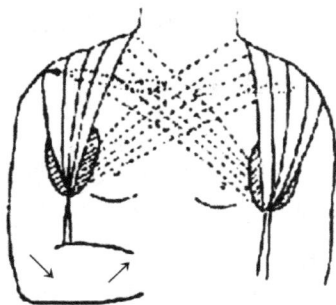

图 10-8　"∞"字形石膏绷带固定法

（二）手术治疗

1. 手术适应证

（1）严重的成交角畸形会威胁皮肤完整性，采用非手术方法无法获得良好的骨折复位。

（2）严重移位、粉碎、不稳定的锁骨中段骨折。

（3）成人锁骨远端骨折合并喙锁韧带撕裂。

（4）合并有神经、血管损伤。

（5）骨折端分离并有软组织嵌入阻碍骨折复位。

（6）骨不连、开放性骨折或陈旧性骨折不愈合。

（7）锁骨骨折合并同侧肩胛颈骨折，形成漂浮肩。

（8）锁骨粉碎性骨折，骨块间夹有软组织影响骨愈合。

（9）并发有神经系统或神经血管病变，如帕金森病等，不能长期忍受非手术制动时。

（10）患者不能接受畸形外观，出于美观的原因，要求手术的患者。

2. 手术方式

锁骨骨折内固定方法有多种，在手术方式及内固定物的选择上各有优缺点，临床常根据患者年龄、骨折部位、骨折类型、程度、患者经济状况及医生的经验，选择符合患者的最佳固定方式。

（1）克氏针固定：克氏针固定是临床上较早应用于锁骨骨折的治疗方法，适用于横断和短斜形骨折，根据锁骨髓腔大小选择克氏针。

克氏针固定的优点是操作简便、易取出，但不能有效地控制骨折部位旋转活动，克氏针易松动、滑脱，针尾还可刺激皮肤引起局部疼痛、破溃，克氏针甚至移动刺入肺内，术后患肢制动时间长，活动量和力度受限，影响患肩早期功能锻炼。

克氏针固定既往使用较多，目前临床使用克氏针做锁骨骨折内固定有减少趋势。但在基层医院，克氏针固定仍然不失为一种经济、实用、可靠的治疗方法。

（2）钢板固定：钢板固定适用于各类型的锁骨中段骨折。目前大部分患者都倾向选择钢板固定，特别是解剖型钢板及重建钢板；锁定型钢板在锁骨陈旧性骨折、严重粉碎性骨折、漂浮肩患者中固定更可靠。

钢板固定具有固定牢靠稳定、并发症少、肩关节功能恢复早等优点，但手术切口较大，需二次手术取出钢板。

（3）记忆合金环抱器固定：记忆合金环抱器固定适用于锁骨中段及中内侧1/3段骨折。

记忆合金环抱器固定具有良好的抗弯和抗旋作用，具有操作简便、快捷等优点，维持骨折稳定的同时，应力遮挡小，对骨内血管、骨内膜无损伤，有利于骨折愈合，缩短了骨愈合时间。

（4）锁骨钩钢板固定：锁骨钩钢板固定适用于锁骨远端骨折或合并有肩锁关节脱位患者。锁骨钩钢板设计符合肩锁部的解剖生理特性，解决了治疗肩锁关节脱位和锁骨外端骨折中稳定性和早期活动难以同时保障的问题，应为首选。

（5）T型钢板固定：T型钢板固定适用于锁骨近段骨折或合并胸锁关节脱位患者。T型钢板相对较薄，容量小，松质骨螺钉固定，可克服以往克氏针固定等治疗方法带来的并发症，安全可靠。

三、锁骨骨折的康复

（一）康复评定

（1）肌力检查。了解患侧肌群及健侧肌群的肌力情况，肌力检查多以徒手肌力检查法（MMT）为主（注：检查时引起锁骨骨折断端发生运动的动作禁止）。做耸肩动作，查锁骨周围肌群肌力，主要有胸锁乳突肌、肩胛提肌、斜方肌等（可与健侧做对比）；做肩关节前屈、后伸、外展、旋转等动作，可查三角肌、冈上肌、冈下肌、大圆肌、小圆肌等肌群肌力。

（2）关节活动度测量。肩关节活动角度，正常为：前屈（180°）、后伸（60°）、外展（180°）、内旋（90°）、外旋（90°）、水平内收（130°）、水平外展（50°）（注：伤后至4~6周不应做全关节活动范围的运动及禁止造成锁骨骨折断端发生运动的动作）。若锁骨骨折发生在远端时，需要重点了解肩关节的活动范围及受限程度。

（3）日常生活活动能力评定。

（4）骨折处疼痛和肿胀程度。骨折处为运动后疼痛还是静止状态时疼痛。

（5）是否伴有神经和血管损伤。若伴有神经损伤时会造成肩关节及肩以下部位感觉减退或消失（包括浅感觉、深感觉、位置觉等）；运动功能完全或不完全丧失（包括肩关节部分运动及肘关节、腕关节和指关节屈伸运动）；若伴有血管损伤时局部可能出现青紫、瘀斑或肿胀。

（6）肺功能及呼吸运动检查。观察患者呼吸频率、节律、有无呼吸困难、胸腹部的活动度，胸廓的扩张性。还可查肺容量、肺通气功能、小气道通气功能、气体代谢测定等。

（7）肩关节稳定性。

（8）局部肌肉是否有萎缩。受伤早期肌肉萎缩不明显，后期可能会出现废用性肌萎缩，关节周围软组织挛缩等。

（9）骨质疏松情况。老年人常伴有骨质疏松，X线片或骨密度检测可确诊。

（10）是否伴有心理障碍。

（二）康复计划

（1）预防或消除肿胀。

（2）加强肌力训练，防止废用性肌萎缩，关节周围软组织挛缩等。

（3）保持肘、腕、指各关节活动度，扩大肩关节的活动范围。

（4）改善局部血液循环，促进血肿吸收和炎性渗出物吸收。

（5）若伴有神经损伤，给予神经康复治疗（如肌皮电神经刺激、中频治疗等）。

（6）促进骨折愈合，防止骨质疏松。

（三）康复治疗

1. 第一阶段（伤后或术后1周内）

伤后或术后48 h内局部用冷敷。肩部固定，伤侧不应负重，主要进行肘、腕、手的屈伸及前臂的内外旋功能练习，被动活动每个动作5～7次，主动运动每个动作15～20次，每天3～4次。72 h后可用物理因子治疗：①超声波治疗，局部接触移动法，每次15～20 min，每日1次，10 d为1个疗程。注意：若有金属固定物（如钢针、钢板等），应慎用电疗法治疗。②超短波治疗：双极对置，无热或微热，每次10～15 min，每日1次，10 d为一个疗程。③红外偏振光治疗：垂直照射患部，以有温热感为宜，每次15～20 min，每天1～2次，10 d为一个疗程。

2. 第二阶段（伤后或术后2～3周）

锁骨骨折有固定的患者除进行肘、腕、手的屈伸及前臂的内外旋功能练习（被动活动每个动作5~7次，主动运动每个动作15～20次，每天3～4次外，逐渐进行抗阻训练，肩关节可在不引起疼痛的前提下做垂臂钟摆练习，继续肘、腕部肌肉等长锻炼，开始手指等张锻炼及三角肌等长锻炼。还可进行肩关节前屈、外展（15°～30°）以内被动活动，每个动作重复5～7次，每天3～4次。伤侧仍避免负重，物理因子治疗可继续同上治疗。

3. 第三阶段（伤后或术后4～6周）

约6周时移除固定，肩关节可轻度外展活动（＜80%）。伤侧仍避免负重，可配合一些器械进行训练，加大肩关节钟摆锻炼幅度；开始各方向主动活动，但外展不超过80°，继续活动肘、腕及手部各关节进行抗阻训练和肌肉等长锻炼；可在立位时患侧手抓握3 kg的重量时进行曲肘练习，每次重复10～15下，每天3～4次，也可做不负重的耸肩动作，每个动作重复7～8次，每日可重复3～4次。还可用患肢辅助健侧完成一些日常生活负重动作。

4. 第四阶段（伤后或术后7～12周）

此时如无延期愈合、不愈合等并发症，无特别注意事项。负重：逐渐加至全负重；关节活动：各关节最大限度主动活动，适当增加被动活动，以最大限度恢复肩关节活动范围；肌力训练：肩胛带肌肉等长锻炼及阻力锻炼，负重下可做耸肩动作。正常愈合者可用患肢正常生活。

（四）康复评价

优：骨折正常愈合，达到或接近解剖复位，无局部畸形，X线片示对位良好，肩关节活动功能正常。

良：骨折正常愈合，术后骨折略有移位，对线良好，肩关节活动功能正常。

差：骨折明显畸形愈合，或有骨不连和再次骨折，肩关节活动功能受限。

四、锁骨骨折的护理

（一）护理评估

1. 一般情况评估

对一般入院患者进行评估。

2. 风险因素评估

对患者的日常生活活动能力（ADI）进行评估（Barthel 指数），Braden 评估，患者跌倒、坠床风险评估。

3. 评估患者对疾病的心理反应

骨折患者的应激性心理反应包括疼痛、焦虑或恐惧、陌生感、自我形象紊乱、对疾病预后的担忧和失落感。

4. 评估患者是否有外伤史

青壮年和儿童是否有撞伤、跌倒且肩部着地史，新生儿是否有难产、上肢和肩部过度牵拉史，从而估计伤情。

5. 有骨折专有的体征

（1）症状：局部肿胀、疼痛、成角畸形。

（2）体征：肩部下垂、异常活动、骨擦感或骨擦音。

6. 功能评估

患者有无软组织损伤和上肢神经功能及肱动脉有无损伤。

7. X 线摄片及 CT 检查结果

以明确骨折的部位、类型和移动情况。

8. 评估患者既往健康状况

患者是否存在影响活动和康复的慢性疾病。

9. 生活评估

患者生活自理能力和心理社会状况。

（二）护理诊断

（1）自理能力缺陷：与骨折肢体固定后活动或功能受限有关。

（2）疼痛：与创伤有关。

（3）焦虑：与疼痛、疾病预后等因素有关。

（4）知识缺乏：缺乏骨折后预防并发症和康复锻炼的相关知识。

（5）肢体肿胀：与骨折有关。

（6）潜在并发症：有周围血管神经功能障碍的危险。

（7）潜在并发症：有感染的危险。

（三）护理措施

1. 术前护理及非手术治疗

（1）心理护理：患者良好的心理状态是保证手术成功的重要前提。骨折后患者均有焦虑、恐惧、担心术后疗效等心理问题，护士应了解病情，主动关心患者，了解其心理状况，做好术前宣教，消除顾虑，缓解心理压力，以良好的心态积极配合手术治疗。锁骨骨折后，患者因担心肩胸部畸形，影响美观和功能，会出现焦虑、烦躁，此时护士应告知患者锁骨骨折治疗效果较好，讲述疾病相关知识及介绍疾病相关病例，帮助患者树立战胜疾病的信心，以消除患者的心理障碍。

（2）饮食护理：术前训练患者床上大小便，指导患者进高蛋白质、高维生素、高钙及粗纤维饮食，多吃新鲜蔬菜水果，饮适量水，以增强体质，提高组织修复和抗感染能力。

（3）休息与体位：局部固定后，宜卧硬板床，取半卧位或平卧位，避免侧卧位，以防外固定松动。平卧时不用枕头，在两肩胛间垫窄，使两肩后伸外展；患侧胸壁侧方垫枕，以免悬吊的肢体肘部及上臂下坠。日间活动不宜过多，尽量卧床休息，离床活动时用三角巾或前臂吊带将患肢悬吊于胸前，双手叉腰，挺胸、提肩，可缓解对腋下神经、血管的压迫。

（4）症状护理肿胀：①用物理疗法改善血液循环，促进渗出液的吸收。损伤早期（伤后 3 ~ 5 d）局部冷敷，以降低毛细血管的通透性，减少渗出，减轻肿胀，晚期（5 d 后）热敷可以促进血肿、水肿的吸收。②如肢体肿胀伴有血液障碍，应检查石膏固定是否过紧，必要时拆开固定物，解除压迫。

（5）保持有效的固定。

（6）完善术前的各种化验和检查：包括常规的 X 线胸片、心电图、肝肾功能、出凝血时间等检查。

（7）皮肤及胃肠护理：按骨科手术常规皮肤准备，术前禁食 12 h，禁饮 4 h。

（8）功能锻炼：骨折固定后立即指导患者进行上臂肌的早期舒缩活动，可加强两骨折端在纵轴上的压力，有利于愈合。

2. 术后护理

（1）休息与体位：患侧上肢用三角巾或前臂吊带将患肢悬吊于胸前，平卧时去枕，在两肩胛间垫窄枕，使两肩后伸外展，同时患侧胸壁侧方垫枕，以免患侧肢体下坠，保持上臂及肘部与胸部平行。同时做好基础护理，保持床单位清洁、平整，尤其是年老体弱患者。卧床时间长，骨突出处垫软枕及按摩，防止压疮发生。

（2）术后观察：①与麻醉医生交接班，予以心电监护、吸氧，监测 T、P、R、BP、SpO$_2$ 变化，每小时记录一次。②查看伤口敷料包扎情况，观察有无渗血、渗液。③注意伤口负压引流管是否通畅，防止扭曲、折叠、脱落，记录引流液的量、性质。④密切观察肢体远端动脉搏动及手指的血供感觉、活动、肤色、皮温，注意有无压迫神经和血管的现象，如出现皮肤发冷、发紫、静脉回流差，感觉麻木的症状，立即报告医生查找原因及时对症处理。

（3）症状护理。

1）疼痛：①评估疼痛的原因，向患者解释手术后疼痛的规律，指导缓解疼痛的方法，如听音乐、看报纸与家属聊天等分散对疼痛的注意力。②伤口周围做按摩，缓解肌紧张。③正确评估患者疼痛的程度，对疼痛明显者可适当应用止痛剂。④采用止痛泵止痛法，利用止痛泵缓慢从静脉内给药，减轻疼痛。

2）患肢血液循环障碍：观察患者末梢循环，注意观察患肢皮肤温度和颜色、动脉搏动、毛细血管充盈时间及被动活动手指时的反应。

3）肿胀：①伤口局部肿胀：术后 1 d 内可用冷敷法，术后 24 h 后可用热敷，或周林频谱仪、红外线灯照射。②让患者平卧于木板床，肩胛部垫以小枕头，使肩部后伸，予三角巾悬吊患侧上肢，保持功能位，以利静脉回流和减少肿胀。③患肢肢体的肿胀如伴有血液循环障碍时应检查外固定物是否过紧。

4）出血：注意观察伤口出血量和速度，因为是微创手术，一般出血少，如出血较多，可更换敷料，必要时可给予止血药物。

5）发热：因异物植入引起的吸收热，多于术后第 2 天出现，经冰敷、温水擦浴或药物降温等处理，一般可于 1 ~ 3 d 恢复正常。

6）关节僵硬：为了预防关节僵硬，应鼓励患者尽早进行患肢功能锻炼。

（4）一般护理：协助洗漱、进食，并鼓励指导患者做些力所能及的自理活动。

（5）饮食护理加强饮食护理，鼓励患者进食，宜进营养丰富、高纤维素的饮食，防止便秘的发生。

（6）并发症的观察和护理

1）胸部损伤：应观察局部有无血肿，患者神志、呼吸的频率。如发现憋气、呼吸加快、呼吸困难，应警惕气胸的发生，及时报告医生，及时处理。

2）气管损伤：主要是锁骨下动、静脉及腋下动脉损伤应观察局部皮下有无血肿、瘀斑、肢体远端动脉搏动及血液运输等。

3）臂丛神经损伤：主要观察患侧上肢皮肤颜色、温度、感觉等。如出现发白或发绀、湿度下降、感觉麻木等异常时，及时报告医生，对症处理。

（7）功能锻炼：在术后固定的早中期，骨折急性损伤处理后 2 ~ 3 d，损伤反应开始消退，肿胀和疼痛开始消退，即可开始功能锻炼。如握拳、伸指、分指、屈伸、腕绕环、肘屈曲、前臂旋前、旋后等主动练习，并逐渐增加幅度；晚期，骨折基本愈合，外固定去除后，锻炼目的为恢复肩关节活动，常用方法为主动运动、被动运动、助力运动和关节牵伸运动。

3. 出院指导

（1）心理指导：讲述疾病相关知识及介绍成功病例，帮助患者树立战胜病魔的信心。

（2）休息与体位：保持活动与休息时的体位要求。早期卧床休息为主，可间断下床活动。半年内不要剧烈活动，避免再次骨折。

（3）用药：出院带药时，应将药物的名称、剂量、用法、注意事项告诉患者，按时用药。

（4）饮食：骨折早期（术后 1 ~ 2 周），由于创伤对胃肠道的刺激，短期内出现肠蠕动减慢、腹胀、食欲不振等，因此饮食应以清淡可口，易消化的半流质或软食为主；第二阶段（术后 3 ~ 5 周），为骨痂形成期，饮食宜富有营养，鼓励患者多食高蛋白质、高热量食物；第三阶段（伤后或伤后 6 ~ 8 周），为骨痂成熟期，此阶段饮食应以滋补为主，增加钙质、胶质和滋补肝肾的食品。并且一直要多食蔬菜、水果，避免辛辣刺激食物，预防便秘。

（5）固定：复位固定后即出院的患者，应告诉其保持正确姿势，早期禁止做肩前屈动作，防止骨折移位；解除外固定出院的患者，应告诉其全面练习肩关节活动的要求。首先分别练习肩关节每个方向的动作，重点练习薄弱方面，如肩前屈，活动范围由小到大，次数由少到多，然后进行各方面动作的综合练习，如肩关节环转活动，两臂做"箭步云手"等，不可过于急躁，活动幅度不可过大，力量不可过猛，以免造成软组织损伤。保持患侧肩部及上肢有效固定位，并维持 3 周。

（6）功能锻炼：出院后指导患者患肢保持功能位，不宜过早提携重物，防止骨间隙增大，引起骨不连。外固定者，避免前屈、内收动作。解除外固定后，加强功能锻炼，着重练习肩的前屈，肩旋转活动，如划船动作，力度需适中，以防过猛而再次损伤。

（7）复查时间及指征：定期到医院复查，术后 1 个月、3 个月、6 个月需行 X 线片复查，了解骨折愈合情况。手法复位外固定者如出现骨折处疼痛加剧、患肢麻木、手指颜色改变，温度低于或高于正常等情况要随时复查。

（四）护理评价

（1）疼痛能耐受。

（2）心理状态良好，配合治疗。

（3）肢体肿胀减轻。

（4）切口无感染。

（5）无周围神经损伤，无并发症发生。

（6）X 显示骨折端对位、对线佳。

（7）患者及家属掌握功能锻炼知识，并按计划进行，肩肘关节无僵直。

第二节　肱骨近端骨折的康复护理

一、概述

肱骨近端骨折是指大结节基底部以上部位的骨折。肱骨近端骨折是常见骨折之一，占全身骨折的 4% ~ 5%，占肩部骨折的 26%，多见于老年骨质疏松者，是 65 岁以上老年人的第三位常见骨折，仅次于桡骨远端骨折和股骨近端骨折，对患者肩部功能及全身功能的有重要的影响（图 10-9）。

（一）应用解剖学

肱骨近端是指大结节基底部以上部位，其中包括外科颈。肱骨近端是肩关节的重要组成部分。Coldman 将肱骨近端分为 4 个基本解剖部分：肱骨头、大结节、小结节和干骺端（图 10-10）。

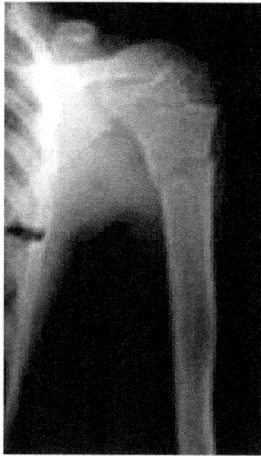

图 10-9　肱骨近端骨折

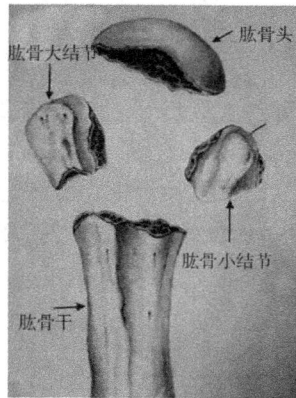

图 10-10　肱骨近端解剖部分

（二）病因

肱骨近端骨折主要原因是直接暴力和间接暴力。

（1）造成肱骨近端骨折最常见的是上肢伸展位摔伤所致，造成骨折的外力多较轻微或为中等强度，而发生骨折的内在因素是骨质疏松、骨强度减弱。年轻患者遭受严重的外力，可造成严重的损伤，常表现为骨折伴盂肱关节脱位。

（2）造成肱骨近端骨折的另一种外伤机制是上臂过度旋转，尤其在上臂外展位同时有过度旋转，肱骨近端与肩峰相顶触时易发生骨折，常见于老年患者。

（3）第三种外伤原因是肩部侧方遭受直接外力所致，可造成肱骨大结节骨折。

（4）造成肱骨近端骨折的其他少见原因是癫痫发作或电休克治疗时，由于肌肉痉挛性的收缩可造成肱骨近端骨折脱位。

（5）肿瘤、转移性病变，可使骨质破坏，骨强度减弱，遭受外力即可发生骨折。肱骨近端是病理性骨折的好发部位之一。

（三）分类

Neer 于 1970 年提出了肱骨近端骨折的四部分分类法，将肱骨近端 4 个组成部分，即肱骨头、大结节，小结节和干骺端相互移位 > 1cm 或成角 > 45° 认为是移位骨块。

按此标准，将肱骨近端骨折分为 6 型。

Ⅰ型：一部分骨折肱骨上端可为一处骨折（如单一肱骨外科颈骨折、单一大结节骨折或小结节骨折等），也可是多处骨折，即同时有两处或两处以上部位的骨折（如外科颈骨折合并大结节骨折等），但任何一处骨折的移位都不 > 1cm，成角不 > 45°。从病理损伤考虑，这种骨折软组织损伤较轻或骨端间有紧密的嵌插，骨折比较稳定，一般骨折愈合较快。这种类型骨折占肱骨上端骨折的绝大多数。这种没有明显移位的骨折，由于仍有软组织将骨折块连为一体，因此称为一部分骨折。

Ⅱ型：二部分骨折按解剖部位命名即为肱骨解剖颈骨折，且骨端间移位 > 1cm 或成角 > 45°。此种骨折肱骨头的血液循环受到破坏，常发生肱骨头缺血坏死。这种一处骨折因有明显的移位（或同时有轻度移位的大、小结节骨折），从而使肱骨头与肱骨干上端形成分离的两部分，因此属于二部分骨折。

Ⅲ型：骨干移位骨折从解剖部位命名即为外科颈骨折。骨折移位 > 1cm 或成角畸形 > 45°。单一骨干移位，肱骨上端分成两个分离的部分，因此也属于二部分骨折。如同时再合并一个结节骨折且移位也 > 1cm 以上，并且肱骨上端分成三个各自分离的部分，因此应属于三部分骨折。如同时合并两个结节的骨折，且均有 > 1cm 的移位，肱骨上端则分成 4 个分离的骨块，即肱骨头、大结节、小结节和肱骨干上端。这种骨折属于四部分骨折。

Ⅳ型：大结节骨折大结节骨折且移位 > 1cm 以上。大结节有 3 个面作为冈上肌、冈下肌和小圆肌的附着点。外伤时可造成整个大结节骨折移位，也可为大结节的一个面撕脱骨折。如为部分撕脱骨折且有明显移位时，则说明肩袖有纵行撕裂。如大结节移位骨折同时有外科颈的移位骨折，则关节段骨块由于受附力与小结节的肩胛下肌的牵拉而发生内旋。

Ⅴ型：小结节移位骨折可为单独小结节撕脱骨折，移位 > 1 cm 以上，即属二部分骨折。如同时合并有外科颈骨折且有明显移位，则属于"三部分骨折"。此时关节段由于只受附着于大结节的肩袖牵拉，因此可发生外展、外旋移位。

Ⅵ型：肱骨上端骨折合并肱盂关节脱位肱骨上端骨折脱位是指肱骨上端骨折同时合并盂肱关节的真正完全脱位，而不是指肱骨头的旋转移位或关节内的半脱位现象。在二部分骨折或三部分骨折脱位的病例，肱骨头仍可能有一定的血循环。如发生"四部分骨折"脱位时，肱骨头血循环遭受破坏，易造成肱骨头缺血坏死。

（四）临床表现

患者有明确的外伤史，受伤后上臂立即出现疼痛、肿胀、畸形、上肢活动障碍，并可见伤肢短缩，用手触之有异常活动，骨摩擦感。在肩及骨折断端可闻及摩擦音。

二、治疗

肱骨近端骨折的治疗原则是争取理想的复位，尽可能地保留肱骨头的血液循环供应，保持骨折端的稳定，并能早期开始功能锻炼。

根据骨折严重程度和患者年龄情况选择非手术治疗、手术固定或人工关节置换进行治疗。

（一）非手术治疗

肱骨近端骨折中 80% ~ 85% 为无移位或轻微移位骨折，可通过非手术治疗取得良好的效果。通常对于"一部分骨折"和多数"二部分骨折"均可采用非手术治疗。高龄患者因骨质较为疏松，一般也采用非手术治疗。

肱骨近端骨折非手术治疗方法包括手法复位夹板固定、悬吊石膏、牵引、肩外展支架固定等。

（二）手术治疗

肱骨近端骨折中有 10% ~ 20% 需要手术治疗。

1. 手术适应证

手术主要适应证：三部分骨折及四部分骨折多需手术治疗。

2. 手术方式

（1）闭合复位经皮克氏针固定：闭合复位或利用钢针撬拨复位，对肱骨头血供干扰小，肱骨头坏死率较低。骨折复位后可采用经皮克氏针固定或外固定架固定。此技术对无骨质疏松的患者为有效的治疗方法。

（2）闭合复位髓内钉固定：闭合复位髓内钉固定是治疗肱骨近端骨折的有效方法，但髓内钉固定对四部分骨折的治疗效果尚不肯定。

闭合复位髓内钉固定对骨折部位的创伤小，减少了肱骨头缺血性坏死的发生率，感染率也较低，但骨折复位不够理想，骨折固定也不够稳定。

（3）切开复位钢板内固定：切开复位钢板内固定是治疗肱骨近端骨折的常用方法，用于肱骨近端骨折内固定的钢板有多种类型，如 T 钢板、1/3 管形钢板、钩状钢板、三叶钢板、锁定钢板等。

（4）切开复位张力带钢丝固定：张力带钢丝固定对软组织的损害轻微，利于骨折血运的重建，三部分或四部分肱骨近端骨折都可考虑张力带钢丝固定。

（5）人工肱骨头置换：多数学者认为 Neer 四部分肱骨近端骨折的最佳治疗手术方法是人工肱骨头置换术。对于伴有肩关节脱位的肱骨近端粉碎骨折，肱骨头置换术比开放复位内固定术更有利。

人工肱骨头置换术既适用于新鲜性肱骨近端骨折，也可用于陈旧性肱骨近端骨折，对于后者，人工肱骨头置换术缓解疼痛的效果更加明显。

（6）肩关节融合术：肩关节融合术是很早就采用的一种治疗严重肱骨近端骨折的方法。虽然手术能明显减轻疼痛，但术后关节活动受限，生活质量差，大多数患者难以接受。

随着生活质量的提高，肱骨近端骨折治疗水平的提高，对于肱骨头严重粉碎性骨折多采用关节置换术，而关节融合术则日趋减少。

三、肱骨近端骨折的康复

（一）康复评定

1. 肌力检查

了解患侧肌群及健侧肌群的肌力情况，肌力检查多以徒手肌力检查法（MMT）为主。（注：检查时引起肱骨骨折断端发生运动的动作禁止）。做旋转上臂动作，查肱骨周围肌群肌力，主要有肱三头肌、肱二头肌、肱桡肌等（可与健侧做对比）；做肩肘关节前屈、后伸、外展、旋转等动作，可查肱三头肌、肱二头肌、肱桡肌等肌群肌力。

2. 关节活动度测量

肩关节活动角度，正常为：前屈（180°）、后伸（60°）、外展（180°）、内旋（90°）、外旋（90°）、水平内收（130°）、水平外展（50°）（注：伤后至4～6周内不应做全关节活动范围的运动及禁止造成肱骨骨折断端发生运动的动作）。

3. 日常生活活动能力评定

按需进行。

4. 骨折处疼痛和肿胀程度

骨折处为运动后疼痛还是静止状态时疼痛。

5. 是否伴有神经和血管损伤

若伴有神经损伤时会造成肩关节及肩以下部位感觉减退或消失（包括浅感觉、深感觉、位置觉等）；运动功能完全或不完全丧失（包括肩关节部分运动及肘关节、腕关节和指关节屈伸运动）；若伴有血管损伤时局部可能出现发绀、瘀斑或肿胀。

6. 肩关节稳定性

按需进行。

7. 局部肌肉是否有萎缩

受伤早期肌肉萎缩不明显，后期可能会出现废用性肌萎缩，关节周围软组织挛缩等。

8. 骨质疏松情况

老年人常伴有骨质疏松，X线片或骨密度检测可确诊。

9. 是否伴有心理障碍

按需进行。

（二）康复计划

（1）预防或消除肿胀。

（2）加强肌力训练，防止废用性肌萎缩，关节周围软组织挛缩等。

（3）保持肘、腕、指各关节活动度，扩大肩关节的活动范围。

（4）改善局部血液循环，促进血肿吸收和炎性渗出物吸收。

（5）若伴有神经损伤，给予神经康复治疗（如肌皮电神经刺激、中频治疗等）。

（6）促进骨折愈合，防止骨质疏松。

（三）康复治疗

1. 第一阶段（伤后或术后0～4周）

伤后或术后48 h内局部用冷敷。复位后用三角巾悬吊者，当天就在三角巾内进行手指的握拳、屈伸练习及腕关节屈曲和背伸练习；外固定1周内行手部及腕肘关节屈伸、旋转、抓、握等动作，每天2～3次，每次5～10 min，避免负重；7～10 d后，肿胀消退，疼痛减轻，开始进行肩关节功能锻炼。肩关节被动运动：佩戴颈腕吊环，功能锻炼时可摘下。①手指用力握拳，用力伸手指，各持续5 s，每组

20 次，每天 3 组。②被动前屈上举锻炼，持续 10 秒，每天 3 组。③钟摆样锻炼，每组 20 次，每天 3 组。④外旋锻炼，持续 20 秒，每天 1 ~ 2 组；伤后或术后 2 ~ 3 周疼痛肿胀减轻后，做肩部前驱、后伸动作；还可以指导患者用健肢拖住患肢前臂做耸肩、肩胛骨外旋与内旋练习。活动的范围以不引起患肩疼痛为限。

2. 第二阶段（伤后或术后 4 ~ 6 周）

解除外固定后，在第一阶段的基础上，全面练习肩关节的活动，①环转运动："划圆圈"，患者弯腰 90°，患肢自然下垂，以肩为顶点做网锥体旋转运动，顺时针和逆时针在水平面划圆圈，开始范围小，逐渐扩大划圈范围。②内收：用患侧手横过面部去触摸健侧耳朵。③内旋：患侧手持一根 50 cm 木棍，放在背后向上举起，健侧手由肩部向上拉木棍，持续数秒，每组 20 次，每天 3 组。④爬墙：做手指爬墙动作练习肩外展、上举运动，患者面对侧身对墙而立，患手摸墙，用手指交替上爬直到肩关节上举完全正确。⑤滑轮：用健肢帮助患侧肩做上举、外展、内旋活动。⑥木棒：用健肢帮患侧肩外展、上举。

3. 第三阶段（伤后或术后 6 ~ 12 周）

开始进行肩关节主动功能锻炼：X 线显示骨折有明显愈合迹象后开始，逐步增加三角肌及肩袖肌力，从等张收缩到抗阻力锻炼，循序渐进。仰卧位时，进行前屈锻炼；站立位时前屈上举。①三角肌等长收缩练习：耸肩，每组 20 次，每天 3 组。②主动前屈锻炼：用健侧前臂托起患侧前臂向上举过头顶，持续 10 s，每组 3 次，每天 3 组。③内旋、外旋锻炼：在门把上系一根松紧带，利用松紧带的弹力作用练习，每组 10 次，每天 3 组。④外展、外旋锻炼：双手抱头作外展、外旋锻炼，每组 10 次，每天 3 组。热敷肩关节 20 min。

4. 第四阶段（伤后或术后 12 周后）

主要增加肩关节活动范围和力量，以抗阻力运动为主，增强肌力和耐力。主动内旋，加强前屈锻炼，拉伸后关节，进行外旋、内旋、内收锻炼，加强力量训练。外旋力量锻炼、前屈锻炼可加强抗阻力前屈锻炼，增加肩胛骨稳定性的锻炼。逐步开始在器械帮助下行肩部力量锻炼。①手指爬墙活动：患者上肢依于墙上，手指在墙上从低向高爬动，用力加强前屈及上举活动，以伸展肩关节，每天 2 次，每次 30 min。②主动练习：内旋运动：患侧手放在背后，用健侧手握住患侧手用力向上触摸对侧肩胛骨；外旋运动：用患侧手横过面部去触摸对侧耳朵、肩部，以拉开粘连，改善内收肌等肌肉的功能。③两臂做划船动作或游泳动作。④抗阻内旋和外旋锻炼：当肌力增强后，使用墙壁拉力器进行抗阻训练。⑤利用木棍做上举、外展、前屈、后伸运动。

（四）康复评价

优：骨折正常愈合，达到或接近解剖复位，无局部畸形，X 线片示对位良好，肩关节活动功能正常。

良：骨折正常愈合，术后骨折略有移位，对线良好，肩关节活动功能正常。

差：骨折明显畸形愈合，或有骨不连和再次骨折，肩关节活动功能受限。

四、肱骨近端骨折的护理

（一）护理评估

1. 一般情况评估

对一般入院患者进行评估。

2. 风险因素评估

对患者的日常生活活动能力（ADL）进行评估（Barthel 指数），Braden 评估，患者跌倒、坠床风险评估。

3. 评估患者对疾病的心理反应

骨折患者的应激性心理反应包括疼痛、焦虑或恐惧、陌生感、自我形象紊乱、对疾病预后的担忧和失落感。

4. 病史评估

患者是否有外伤史。

5. 有骨折专有的症状和体征

（1）症状：局部肿胀、疼痛、成角畸形。

（2）体征：异常活动、骨擦感。

6. 损伤评估

患者有无软组织损伤和上肢神经功能及肱动脉有无损伤。

7. X 线摄片及 CT 检查结果

以明确骨折的部位、类型和移动情况。

8. 评估患者既往健康状况

患者是否存在影响活动和康复的慢性疾病。

9. 其他

生活自理能力和心理社会状况。

（二）护理诊断

（1）自理能力缺陷：与骨折肢体固定后活动或功能受限有关。

（2）疼痛：与创伤有关。

（3）焦虑：与疼痛、疾病预后等因素有关。

（4）知识缺乏：缺乏骨折后预防并发症和康复锻炼的相关知识。

（5）恐惧：与担心疾病的预后可能致残有关。

（6）肢体肿胀：与骨折有关。

（7）关节僵硬：与长期制动有关。

（8）潜在并发症：有周围血管神经功能障碍的危险。

（9）其他潜在并发症：有感染的危险。

（三）护理措施

1. 术前护理及非手术治疗

（1）心理护理：患者肱骨骨折后，因剧烈疼痛，活动障碍，并且由于患肢骨折部位较高，肩关节活动明显受限，产生不适感，所以患者常产生焦虑、紧张、恐惧心理。护士应及时观察患者心理状况，对患者进行有效的心理疏导，关心安慰患者，并教会其松弛疗法，减轻不舒适感，了解患者及家属对疾病治疗及预后的认识程度，介绍疾病相关知识及成功病例，帮助患者建立信心，消除不良情绪，使其积极配合治疗和护理。

（2）观察呼吸情况：由于患肢处于贴胸位固定，部分患者会感觉呼吸不畅，可适当放松固定，同时嘱患者深呼吸每天 2～3 次，每次 10 min，以增加肺活量，并有效咳嗽，即深吸气后再咳嗽，以增加肺活量，减少肺部并发症。可加强腹式呼吸，以防肺部感染。

（3）促进患肢浅静脉回流：外伤后由于肿胀，深静脉回流多已受影响，随着肿胀加重，浅静脉回流亦会受影响，通过顺浅静脉回流方向对患肢进行自远及近地按摩，每天 100～200 次，利于维持良好的静脉回流通路，促进水肿消退，以利早期手术。

（4）严密观察指端血运：肱骨近端骨折脱位可合并肩袖的撕裂及血管损伤，尤其是腋神经易被骨块卡压及脱位的肱骨头牵拉。血管损伤是较少的并发症，一旦发生后果比较严重。故应严密观察患肢肢端血运，如出现苍白、青紫、发绀及麻木应立即处理。

（5）饮食护理：术前训练患者床上大小便，指导患者进高蛋白质、高维生素、高钙及粗纤维饮食，多吃新鲜蔬菜水果，饮适量水，以增强体质，提高组织修复和抗感染能力。

（6）休息与体位：无论是三角巾悬吊及手法复位后，还是外展支架固定，只要患者全身情况允许日间均应下床活动，卧床时床头抬高 30°～45° 位较为舒适。平卧位时，在患侧上肢下垫一软枕使之与躯干平行放置，避免前驱后驱或后伸。

（7）外展架固定的护理：①维持外展固定的正确位置：肩关节外展 70°，前屈 30°，屈肘 90°，随时予以调整和加固。外展型骨折固定位于内收位，内收型骨折固定于外展位，防止已修复的骨折再移位。

告知患者定期X线复查，了解骨折端的位置变化情况，防止畸形愈合。②外展架固定期间，鼓励患者锻炼，做手指的握拳、伸指练习。③有明显不适，如疼痛、肿胀、麻木等其他症状时，立即通知医师，查明原因，对症处理。

（8）症状护理肿胀：①用物理疗法改善血液循环，促进渗出液的吸收。损伤早期（伤后3～5 d）局部冷敷，以降低毛细血管的通透性，减少渗出，减轻肿胀，晚期（5 d后）热敷可以促进血肿、水肿的吸收。②如肢体肿胀伴有血液障碍，应检查石膏固定是否过紧，必要时拆开固定物，解除压迫。

（9）保持有效的固定。

（10）完善术前的各种检查：包括常规的X线胸片、心电图、肝肾功能、出血及凝血时间等检查。

（11）皮肤及胃肠护理：按骨科手术常规皮肤准备，术前禁食12 h，禁饮4 h。

（12）功能锻炼：骨折固定后立即指导患者进行上臂肌的早期舒缩活动，可加强两骨折端在纵轴上的压力，有利于愈合。

2. 术后护理

（1）休息与体位：患者清醒后取平卧或健侧卧位，患肢屈肘置于胸前，平卧位时在患肢下垫一软枕使之与躯干平行放置，避免前屈或后伸，术后第2 d可抬高床头30°～45°卧位，患肢用软枕抬高，无明显身体不适，可下床活动，站立或下床活动时可用三角巾或上肢吊带将患肢悬吊颈部，屈肘固定，并保持肩关节轻度外展位。

（2）术后观察：①与麻醉医生交接班，予以心电监护、吸氧，监测T、P、R、BP、SpO_2变化，每小时记录一次。②查看伤口敷料包扎情况，观察有无渗血、渗液。③注意伤口负压引流管是否通畅，防止扭曲、折叠、脱落，记录引流液的量、性质。④密切观察肢体远端动脉搏动及手指的血供感觉、活动、肤色、皮温，注意有无压迫神经和血管的现象，如出现皮肤发冷、发紫、静脉回流差，感觉麻木的症状，立即报告医生查找原因及时对症处理。⑤负压引流者应观察引流液色、质和量，若24 h引流量大于200 mL，应及时向医生汇报。⑥夹板或石膏固定者，术后应维持有效的固定，经常观察患者，查看固定位置有无变动，观察患肢手指的血供情况，有无局部压迫症状，如出现患肢发绀、肿胀、剧痛等，应立即报告医生处理。保持患肢于功能位置，如果肘关节屈曲角度过大，影响桡动脉正常搏动，应适当降肘关节伸直后再固定。

（3）症状护理：①疼痛：评估疼痛的原因，向患者解释手术后疼痛的规律，指导缓解疼痛的方法，如听音乐、看报纸与家属聊天等分散对疼痛的注意力；给予伤口周围及肘、腕关节的按摩，缓解肌紧张；正确评估患者疼痛的程度，对疼痛明显者可适当给予止痛剂；采用止痛泵止痛法，利用止痛泵缓慢从静脉内给药，减轻疼痛。②肿胀：伤口局部肿胀，术后1 d可用冷敷，术后24 h后可用热敷，或周林频谱仪、红外线灯照射。③患肢血液循环障碍：观察患者末梢循环，注意观察患肢皮肤温度和颜色、动脉搏动、毛细血管充盈时间及被动活动手指时的反应。④出血：注意观察伤口出血量和速度，因为是微创手术，一般出血少，如出血较多，可更换敷料，必要时可给予止血药物。⑤发热：因异物植入引起的吸收热，多于术后第2天出现，经冰敷、温水擦浴或药物降温等处理，一般可于1～3 d恢复正常。⑥关节僵硬：为了预防关节僵硬，应鼓励患者尽早进行患肢功能锻炼。

（4）一般护理：协助洗漱、进食，并鼓励指导患者做些力所能及的自理活动。

（5）饮食护理：术后患者因疼痛、体位不适等原因，食欲下降，讲解饮食对促进机体恢复的重要性，鼓励患者进食，给予高蛋白质、高维生素、含钙丰富的食物，如瘦肉、鱼、鸡蛋、牛奶，宜清淡易消化，多食蔬菜、水果。

（6）功能锻炼：根据骨折类型、是否脱位及手术固定方法、牢固程度决定功能锻炼方法。①术后1 d：可在医务人员指导下行患肢手指的握拳、伸指、腕关节的屈曲、背伸活动。②术后2～7d：行患肢肘关节的屈伸练习，从被动到自动，继续加强手指及腕关节活动，每天2～3次。③术后1～2周：患肢疼痛肿胀减轻后，练习患肢肩关节的前屈、后伸活动，活动以患肢疼痛为限，不可操之过急，逐步加大范围。④术后4～6周：外固定解除后，可全面练习肩关节的活动徒手练习以下动作：肩关节的环转活动，肩内旋运动，肩内收、外旋运动，肩外展、内旋、后伸运动，肩外展上举运动。

3. 出院指导

（1）心理指导：讲述疾病相关知识及介绍成功病例，帮助患者树立战胜病魔的信心。

（2）休息与体位：不强调卧床，尽可能离床活动。保持活动与休息时的体位要求。长臂石膏托固定后，卧床时头肩部抬高，患肢垫枕与躯干平行，离床活动时，患肘用三角巾悬吊于胸前。半年内不要剧烈活动，避免再次骨折。

（3）用药：出院带药时，应将药物的名称、剂量、用法、注意事项告诉患者，按时用药。

（4）饮食：骨折早期（术后 1 ~ 2 周），由于创伤对胃肠道的刺激，短期内出现肠蠕动减慢、腹胀、食欲不振等，因此饮食应以清淡可口，易消化的半流质或软食为主；第二阶段（术后 3 ~ 5 周），为骨痂形成期，饮食宜富有营养，鼓励患者多食高蛋白、高热量食物；第三阶段（术后 6 ~ 8 周），为骨痂成熟期，此阶段饮食应以滋补为主，增加钙质、胶质和滋补肝肾的食品。并且一直要多食蔬菜、水果，避免辛辣刺激食物，预防便秘。

（5）固定：注意维护外展架固定的位置，观察患肢手指的血运。保持患肢于功能位置。如果肘关节屈曲角度过大，影响桡动脉正常搏动，应适当降肘关节伸直后再固定。

（6）功能锻炼：向患者讲明术后功能锻炼的重要性，出院后继续功能锻炼，最大限度的恢复患肢功能，督促患者在日常生活中使用患肢。注意外展性骨折禁忌患肩外展，内收型骨折禁忌肩内收。外固定解除后，逐步达到生活自理。

（7）复查时间及指征：定期到医院复查，查看外固定架及骨折愈合情况。石膏固定期间，如患肢皮肤发绀、发凉、剧烈疼痛或感觉异常、麻木，应立即就诊。分别在术后 1 个月、3 个月、6 个月复查 X 线片，了解骨折的愈合情况，以及时调整固定，防止畸形。

（四）护理评价

（1）疼痛能耐受。

（2）心理状态良好，配合治疗。

（3）肢体肿胀减轻。

（4）切口无感染。

（5）无周围神经损伤，无并发症发生。

（6）X 显示骨折端对位、对线佳。

（7）患者及家属掌握功能锻炼知识，并按计划进行，肩肘关节无僵直。

第三节　肱骨干骨折的康复护理

一、概述

肱骨外科颈以下 1 cm 至肱骨髁上 2 cm 之间发生的骨折，称为肱骨干骨折。肱骨干骨折发病率占全身骨折 30% ~ 50%，多见于青壮年。多发于骨干的中部，其次为下部，上部最少，下 1/3 骨折易发生骨不连，中下 1/3 骨折易合并桡神经损伤。

（一）应用解剖学

肱骨干位于外科颈下 1 cm 与肱骨髁上 2 cm 间。肱骨干上 1/3 段呈圆柱形，下 1/2 段呈棱柱形（图 10-11）。

（二）病因

直接暴力、间接暴力及旋转暴力均可导致肱骨干骨折（图 10-12）。

1. 直接暴力

直接暴力如打击伤、挤压伤或火器伤等，多发生于中 1/3 处，多为横行骨折、粉碎性骨折或开放性骨折，有时可发生多段骨折。

2. 间接暴力

间接暴力如跌倒时手或肘着地等，多见于肱骨中下 1/3 处，多为斜行骨折或螺旋形骨折，此种骨折尖端易刺入肌肉，影响手法复位。

3. 旋转暴力

旋转暴力如投掷手榴弹、标枪或翻腕赛等，多可引起肱骨中下 1/3 交界处骨折，所引起的肱骨骨折多为典型螺旋形骨折。

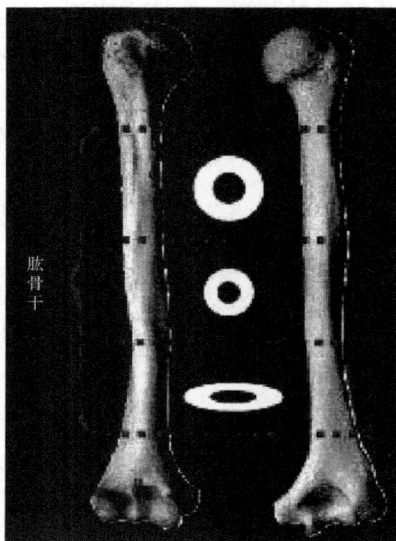

图 10-11 肱骨

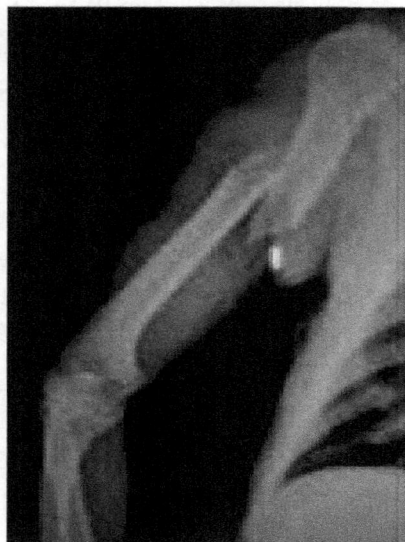

图 10-12 肱骨干骨折

（三）分类

AO 分类见图 10-13。

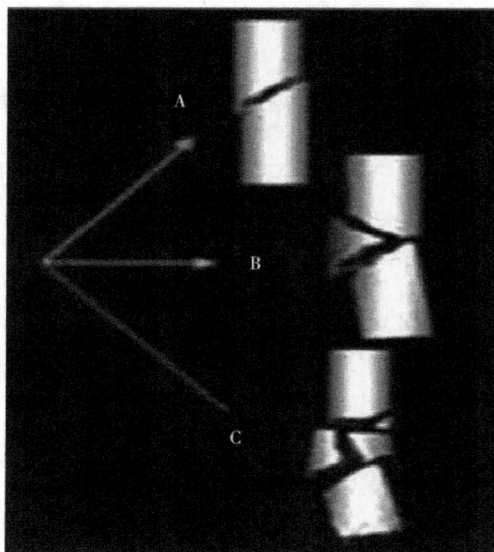

图 10-13 肱骨干骨折分类

A 型：简单骨折，包括发生在近、中、远侧 1/3 部位的螺旋形、斜行、横行骨折；

B 型：楔形骨折，为 A 型基础上有楔形骨折块；

C 型：复杂骨折，有 2 个以上粉碎性骨折块或多段骨折，如螺旋形粉碎、多段骨折、不规则骨折。

每一类骨折又可分为 1、2、3 亚型，每一亚型又分 3 组，因此肱骨干骨折可分为 3 型、9 个亚型和

27 个组。A1 表示骨折预后较好，C3 表示骨折预后最差。

（四）临床表现

伤后患臂疼痛、肿胀明显、活动障碍，患肢不能抬举，有异常活动及骨擦音，局部有明显环形压痛和纵向叩击痛。检查时必须注意腕及手指的功能，以便确定是否合并有神经损伤。肱骨中下 1/3 骨折常易合并桡神经损伤，桡神经损伤后，可出现腕下垂、掌指关节不能伸直，拇指不能伸展，手背第 1、第 2 掌骨间（虎口区）皮肤感觉障碍。

二、治疗

（一）非手术治疗

肱骨干有较多肌肉包绕，骨折轻度成角或短缩畸形不影响外观及功能者，可采用非手术方法治疗（图 10-14）。

1. 上臂悬垂石膏

依靠石膏的重量牵引达到骨折复位并维持对位。采用悬垂石膏，应每周摄 X 线片，以便及时矫正骨折端分离或成角畸形。2 ～ 3 周后改用其他外固定治疗。

2. U 形接骨夹板

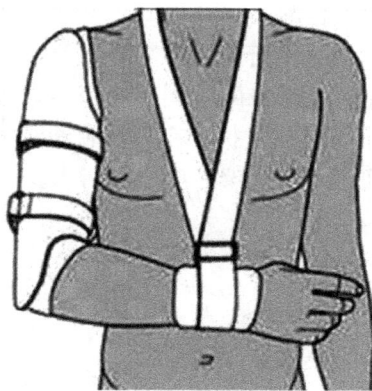

图 10-14 肱骨干骨折固定

适用于横行骨折及无明显移位的斜型及螺旋形骨折，起维持骨折对位对线的作用，以利于骨折愈合。

3. 维耳波支持带

适用于儿童及老年人无移位的肱骨干骨折，无须行骨折手法复位，用以维持骨折对位。

4. 小夹板固定

适用于移位、成角畸形不大、对线较好的肱骨干中部骨折。夹板置于患肢后，用 3 ～ 4 根布带分别绑扎，并随时调节绑扎带的松紧，避免影响伤肢血循环及发生压疮。

5. 肩"人"字石膏

骨折复位后为了维持复位后的位置，需要将上肢制动于外展外旋位时，需用肩"人"字石膏。但石膏较重，影响呼吸、热天易出汗等，患者均感很不舒适，故现已少用或以肩外展支架来替代。

6. 尺骨鹰嘴骨牵引

适用于长时间卧床的患者和开放粉碎性肱骨干骨折，或短期内无法进行手术治疗的患者。

7. 肩外展支架

是一种通过软组织的牵拉使骨折复位的装置。但功能支架不宜用于有广泛软组织损伤、骨缺损、骨折端对线不良及不合作的患者。功能支架可应用于骨折早期或伤后 1 ～ 2 周。急性期使用时应注意肢体的肿胀程度及神经血管的状况，应保持上臂悬垂于胸前，防止骨折端成角畸形。功能支架在 4 周内应每周随诊。支架至少应维持 8 周。

（二）手术治疗

1. 手术适应证

（1）反复手法复位失败，骨折端对位对线不良，愈合后影响功能。

（2）骨折分离移位，或骨折端有软组织嵌入。

（3）合并神经血管损伤。

（4）陈旧性骨折不愈合。

（5）影响功能及外形的畸形愈合。

（6）同一肢体或其他部位有多发性骨折，如 AO 分类的 B3 型及 C 型。

（7）病理性骨折。

（8）8 ~ 12 h 内污染不重的开放性骨折。

2. 手术方式

手术方式有多种，临床医师应根据自身的经验、器械设备、骨折类型、软组织条件及全身状况，选择对患者最有利的方法。

（1）Rush 钉固定：适用于肱骨中、下段骨折，目前已较少应用。

（2）Kuntscher 钉固定：Kuntscher 钉是一种髓内钉，适用于肱骨中上端 1/3 骨折。留于骨外的钉尾，影响肩或肘关节的活动，故临床上使用不普遍。

（3）带锁髓内钉固定：髓内钉术后应早期行肩关节功能练习。

（4）钢板螺丝钉固定：根据肱骨干骨折部位的不同，使用不同形状、不同宽度及厚度的钢板。

（5）外固定架固定：外固定架适用于开放骨折伴有广泛软组织损伤的患者，也适用于无法进行坚强内固定及骨折部已发生感染的患者。使用外固定架后应定期行 X 线检查，及时调整骨折端的对位对线，早期行功能锻炼，以期获得满意的效果。

三、肱骨干骨折的康复

（一）康复评定

1. 肌力检查

了解患侧肌群及健侧肌群的肌力情况，肌力检查多以徒手肌力检查法（MMT）为主（注：检查时引起肱骨干骨折断端发生运动的动作禁止）。做旋转上臂动作，查肱骨周围肌群肌力，主要有肱三头肌、肱二头肌、肱桡肌等（可与健侧做对比）；做肩肘关节前屈、后伸、外展、旋转等动作，可查肱三头肌、肱二头肌、肱桡肌等肌群肌力。

2. 关节活动度测量

肩关节活动角度，正常为：前屈（180°）、后伸（60°），外展（180°）、内旋（90°）、外旋（90°）、水平内收（130°）、水平外展（50°）（注：伤后至 4 ~ 6 周内不应做全关节活动范围的运动及禁止造成肱骨骨折断端发生运动的动作）。

3. 日常生活活动能力评定

按需进行。

4. 骨折处疼痛和肿胀程度

骨折处为运动后疼痛还是静止状态时疼痛。

5. 是否伴有神经和血管损伤

若伴有神经损伤时会造成肩关节及肩以下部位感觉减退或消失（包括浅感觉、深感觉、位置觉等）；运动功能完全或不完全丧失（包括肩关节部分运动及肘关节、腕关节和指关节屈伸运动）；若伴有血管损伤时局部可能出现发绀、瘀斑或肿胀。

6. 肩关节稳定性

按需进行。

7. 局部肌肉是否有萎缩

受伤早期肌肉萎缩不明显，后期可能会出现废用性肌萎缩、关节周围软组织挛缩等。

8. 骨质疏松情况

老年人常伴有骨质疏松，X线片或骨密度检测可确诊。

9. 其他

是否伴有心理障碍。

（二）康复计划

（1）预防或消除肿胀。

（2）加强肌力训练，防止废用性肌萎缩，关节周围软组织挛缩等。

（3）保持肘、腕、指各关节活动度，扩大肩关节的活动范围。

（4）改善局部血液循环，促进血肿吸收和炎性渗出物吸收。

（5）若伴有神经损伤，给予神经康复治疗（如肌皮电神经刺激、中频治疗等）。

（6）促进骨折愈合，防止骨质疏松。

（三）康复治疗

1. 第一阶段（伤后或术后2周内）

伤后或术后48 h内局部用冷敷。在骨折复位和夹板固定后，可立即做手指及肩、肘、腕关节的伸屈活动，以免发生关节僵硬；1周内患肢上臂肌肉用力做主动收缩活动，加强两骨折端在纵轴上的挤压力。做握拳、伸指、屈腕及主动耸肩动作10～20次，练习强度和频率以不感到疼痛和疲劳为度。禁忌上臂的旋转活动，防止再移位。伴有桡神经损伤者，安装伸指及伸腕弹性牵引装置，使屈肌群能颈丛被动伸展。用橡皮筋牵拉掌指关节，进行手指的主动屈曲活动；在固定的2周内逐渐加大活动量，功能锻炼要循序渐进，由轻至重，由少至多，逐渐加大活动量。

2. 第二阶段（伤后或术后2～3周）

开始主动的腕、肘关节的屈伸活动和肩关节外展内收活动，活动量不宜过大，逐渐增加活动量和活动频率。①悬吊患肢：站立位上体向健侧侧屈、前倾30°，患肢在三角巾胸前悬臂吊带支持下，自由下垂10～20 s，做5次～10次。②伸、屈肩、肘关节：健手握住患侧腕部，使患肢向前伸展，再屈肘，后伸上臂，肩关节环转及双臂上举活动。③旋转肘关节。④双臂上举运动：两手置于胸前，十指相扣，屈肘45°，用健肢带动患肢，先使肘屈曲120°，双上臂同时上举，再缓慢返回原处。

3. 第三阶段（伤后或术后4～6周）

固定解除后，骨折断端愈合稳定，此时进行全面锻炼，可增加锻炼的次数和活动范围，直至骨折愈合。应经常对肩关节、肘关节进行活动训练，活动度从小到大，手法要轻柔、力度适中，不可过急，以防再度损伤。①肩外展、内旋、后伸运动（反臂摸腰）：用患侧手指背侧触摸腰部。②肩外展、内旋运动（举臂摸头）：用患侧手触摸头顶后逐渐向对侧移动，去触摸对侧耳朵及枕部。③双臂轮转："画圆圈"，患者弯腰90°，患肢自然下垂，以肩为顶点做圆锥体旋转运动，顺时针和逆时针在水平面画圆圈，开始范围小，逐渐扩大画圈范围。此法可使肩、肘、腰、腿、颈部均得到锻炼。④做手指爬墙动作：患者侧身对墙而立，患手摸墙，用手指交替上爬直到肩关节上举完全正确，练习肩外展、上举运动。

4. 第四阶段（伤后或术后6～12周）

开始进行肩关节主动功能锻炼:X线显示骨折有明显愈合迹象后开始,逐步增加三角肌及肩袖肌力,从等张收缩到抗阻力锻炼，循序渐进。仰卧位时，进行前屈锻炼；站立位时前屈上举。①三角肌等长收缩练习：耸肩，每组20次，每天3组。②主动前屈锻炼：用健侧前臂托起患侧前臂向上举过头顶，持续10 s，每组3次，每天3组。③内旋、外旋范围锻炼：在门把上系一根松紧带，利用松紧带的弹力作用练习，每组10次，每天3组。④外展、外旋锻炼：双手抱头作外展、外旋锻炼，每组10次，每天3组。

5. 第五阶段（伤后或术后 12 周后）

主要增加肩关节活动范围和力量，以抗阻力运动为主，增强肌力和耐力。主动内旋，加强前屈锻炼，拉伸后关节，进行外旋、内旋、内收锻炼，加强力量训练。外旋力量锻炼、前屈锻炼可加强抗阻力前屈锻炼，增加肩胛骨稳定性的锻炼。逐步开始在器械帮助下行肩部力量锻炼。①手指爬墙活动：患者上肢依于墙上，手指在墙上从低向高爬动，用力加强前屈及上举活动，以伸展肩关节，每天 2 次，每次 30 min。②主动练习：内旋运动，患侧手放在背后，用健侧手握住患侧手用力向上触摸对侧肩胛骨。外旋运动：用患侧手横过面部去触摸对侧耳朵、肩部，以拉开粘连，改善内收肌等肌肉的功能。③两臂做划船动作或游泳动作。④抗阻内旋和外旋锻炼：当肌力增强后，使用墙壁拉力器进行抗阻训练。⑤利用木棍做上举、外展、前屈、后伸运动。

（四）康复评价

优：骨折正常愈合，达到或接近解剖复位，无局部畸形，X 线片示对位良好，肩关节活动功能正常。

良：骨折正常愈合，术后骨折略有移位，对线良好，肩关节活动功能正常。

差：骨折明显畸形愈合，或有骨不连和再次骨折，肩关节活动功能受限。

四、肱骨干骨折的护理

（一）护理评估

1. 一般情况评估

对一般入院患者进行评估。

2. 风险因素评估

对患者的日常生活活动能力（ADI）进行评估（Barthel 指数），Braden 评估，患者跌倒、坠床风险评估。

3. 评估患者对疾病的心理反应

骨折患者的应激性心理反应包括疼痛、焦虑或恐惧、陌生感、自我形象紊乱、疾病预后的担忧和失落感。

4. 评估患者是否有外伤史

按需进行。

5. 评估患者是否有骨折专有的体征

（1）症状：局部肿胀、疼痛、成角畸形。

（2）体征：异常活动、骨擦感、骨折合并桡神经损伤可出现垂腕，手掌指关节不能伸直，拇指不能伸展和手背、虎口区感觉减退或消失。

6. 评估患者有无软组织损伤和上肢神经功能及肱动脉有无损伤

按需进行。

7. X 线摄片及 CT 检查结果

以明确骨折的部位、类型和移动情况。

8. 既往健康状况

是否存在影响活动和康复的慢性疾病。

9. 生活自理能力和心理社会状况

按需进行。

（二）护理诊断

（1）自理能力缺陷：与骨折肢体固定后活动或功能受限有关。

（2）疼痛：与创伤有关。

（3）焦虑：与疼痛、疾病预后等因素有关。

（4）知识缺乏：缺乏骨折后预防并发症和康复锻炼的相关知识。

（5）恐惧：与担心疾病的预后可能致残有关。

（6）肢体肿胀：与骨折有关。

（7）关节僵硬：与长期制动有关。

（8）潜在并发症：有周围血管神经功能障碍的危险。

（9）潜在并发症：有感染的危险。

（三）护理措施

1. 术前护理及非手术治疗

（1）心理护理：肱骨干骨折，因剧烈疼痛，活动障碍，常使患者产生焦虑、紧张、恐惧心理。特别伴有神经损伤时，患者心理压力大，易产生悲观情绪。因此，护士应讲解疾病相关知识，使患者有充分的思想准备，及时观察患者心理状况，预防不良情绪的产生。关注患者感觉和运动恢复的微小变化，以此激励患者，消除不良情绪，使其看到希望，积极配合治疗和护理。

（2）饮食护理：术前训练患者床上大小便，指导患者进高蛋白质、高维生素、高钙及粗纤维饮食，多吃新鲜蔬菜水果，饮适量的水，以增强体质，提高组织修复和抗感染能力。

（3）休息与体位 U 形石膏托固定时可平卧，患侧肢体用垫枕垫起，保持骨折不移动；悬垂石膏固定时只能取坐卧位或半卧位，维持其下垂牵引作用。但需避免过度；内固定术后，使用外展固定者，以半卧位为宜，平卧位时，可于患肢下垫一软枕，使患肢与躯体平行，以减轻肿胀。

（4）皮肤护理：桡神经损伤后，引起支配区域皮肤营养改变，使皮肤萎缩干燥，弹性下降，容易受伤，损伤后伤口易形成溃疡。需注意预防：①每日温水擦洗患肢，保持清洁，促进血液循环；②定时改变体位，避免皮肤受压引起压疮；③禁用热水袋，防止烫伤。

（5）症状护理。肿胀：①用物理疗法改善血液循环，促进渗出液的吸收。损伤早期（伤后 3～5 d）局部冷敷，以降低毛细血管的通透性，减少渗出，减轻肿胀，晚期（5 d 后）热敷可以促进血肿、水肿的吸收。②如肢体肿胀伴有血液障碍，应检查石膏固定是否过紧，必要时拆开固定物，解除压迫。

（6）保持有效的固定。

（7）完善术前的各种化验和检查：包括常规的 X 线胸片、心电图、肝肾功能、出凝血时间等检查。

（8）皮肤及胃肠护理：按骨科手术常规皮肤准备，术前禁食 12 h，禁饮 4 h。

（9）功能锻炼：骨折固定后立即指导患者进行上臂肌的早期舒缩活动，可加强两骨折端在纵轴上的压力，有利于愈合。

2. 术后护理

（1）休息与体位：内固定术后，使用外展固定者，以半卧位为宜；平卧位时，可于患肢下垫一软枕，使之与躯体平行，以减轻肿胀。

（2）术后观察：①与麻醉医生交接班，予以心电监护、吸氧，监测 T、P、R、BP、SpO_2 变化，每小时记录一次。②查看伤口敷料包扎情况，观察有无渗血、渗液。③注意伤口负压引流管是否通畅，防止扭曲、折叠、脱落，记录引流液的量、性质。④密切观察肢体远端动脉搏动及手指的血供、感觉、活动、肤色、皮温，注意有无压迫神经和血管的现象，如出现皮肤发冷、发绀、静脉回流差，感觉麻木的症状，立即报告医生查找原因及时对症处理。特别是已经有桡神经损伤者，观察神经功能恢复情况，恢复的初始时间越早，效果越好。⑤夹板或石膏固定者，术后应维持有效的固定，经常查看固定位置有无变动，观察患肢手指的血运，有无局部压迫症状，如出现患肢发绀、肿胀、剧痛等，应立即报告医生处理。保持患肢于功能位置，如果肘关节屈曲角度过大，影响桡动脉正常搏动，应适当将肘关节伸直后再固定。

（3）症状护理：具体如下。①疼痛：评估疼痛的原因，向患者解释手术后疼痛的规律，手术切口疼痛在术后 3 d 内较剧烈，以后逐日递减。指导缓解疼痛的方法，如听音乐、看报纸与家属聊天等分散对疼痛的注意力；给予伤口周围及肘、腕关节的按摩，缓解肌紧张；正确评估患者疼痛的程度，对疼痛明显者可适当给予止痛剂；采用止痛泵止痛法，利用止痛泵缓慢从静脉内给药，减轻疼痛；组织缺血引起的疼痛，表现为剧烈疼痛且呈进行性，肢体远端有缺血体征，可及时解除压迫。3 d 后，如疼痛进行性加重或搏动性疼痛，伴有皮肤红肿热，伤口有脓液渗出或有臭味，则多为继发感染，及时应用有效抗生素。②肿胀：伤口局部肿胀，术后 1 d 可用冷敷，术后 24 h 后可用热敷，或周林频谱仪、红外线灯照射。③血管痉挛：行神经修复和血管重建术后，可能出现血管痉挛。预防措施有：避免一切不良刺激；严格卧床休息，石膏固定患肢 2 周，患肢保暖，保持室温 25℃左右，不在患肢测血压；镇痛，禁止吸烟；1 周内应用扩血管、抗凝药，保持血管的扩张状态；密切观察患肢血液循环变化；检查皮肤颜色、温度、毛细血管回流反应、肿胀或干瘪、伤口渗血等。④患肢血液循环障碍：观察患者末梢循环，注意观察患肢皮肤温度和颜色、动脉搏动、毛细血管充盈时间及被动活动手指时的反应。⑤出血：注意观察伤口出血量和速度，因为是微创手术，一般出血少，如出血较多，可更换敷料，必要时可给予止血药物。⑥发热：因异物植入引起的吸收热，多于术后第 2 d 出现，经冰敷、温水擦浴或药物降温等处理，一般可于 1～3 d 恢复正常。⑦关节僵硬：为了预防关节僵硬，应鼓励患者尽早进行患肢功能锻炼。

（4）饮食护理：术后患者因疼痛、体位不适等原因而食欲下降，讲解饮食对促进机体恢复的重要性，鼓励患者进食，给予高蛋白质、高维生素、含钙丰富的食物，如瘦肉、鱼、鸡蛋、牛奶，饮食宜清淡易消化，多食蔬菜、水果。

（5）一般护理：协助洗漱、进食，并鼓励指导患者做些力所能及的自理活动。

（6）功能锻炼：骨折固定后立即指导患者进行上臂肌的早期舒缩活动，可加强两骨折端在纵轴上的压力，有利于愈合。

3. 出院指导

（1）心理指导：肱骨干骨折的复位要求较其他部位骨折低，遗留 20° 以内的向前成角和 30° 以内的向外成交畸形并不影响功能；斜行骨折愈合即使缩短 2.5 cm，也不会发生明显的异常。应先给患者及家属讲解明确，以减轻心理负担。肱骨干骨折伴有桡神经损伤时，患肢伸腕、伸指功能障碍，短期内症状改善不明显，治疗周期长，患者心理压力大，易产生及早悲观的情形。可介绍治疗措施，对患者感觉和运动恢复的微小变化予以重视，并以此激励患者，主动配合治疗。

（2）休息与体位：保持活动与休息时的体位要求。悬吊石膏固定等患者 2 周内不能平卧，只能取坐位或半卧位。因此要向患者讲解该体位的治疗意义。长臂石膏托固定后，卧床时头肩部抬高，患肢垫枕与躯干平行，离床活动时，患肘用三角巾悬吊于胸前。半年内不要做剧烈活动，避免再次骨折。

（3）用药：出院带药时，应将药物的名称、剂量、用法、注意事项告诉患者，按时用药。伴桡神经损伤者，口服营养神经药物并配合理疗 1～2 个月。

（4）饮食：骨折早期（术后 1～2 周），由于创伤对胃肠道的刺激，短期内出现肠蠕动减慢、腹胀、食欲不振等，因此饮食应以清淡可口，易消化的半流质或软食为主；第二阶段（术后 3～5 周），为骨痂形成期，饮食宜富有营养，鼓励患者多食高蛋白质、高热量食物；第三阶段（术后 6～8 周），为骨痂成熟期，此阶段饮食应以滋补为主，增加钙质、胶质和滋补肝肾的食品，并且一直要多食蔬菜、水果，避免辛辣刺激食物，预防便秘。

（5）固定：注意维护固定的位置，观察患肢手指的血运。小夹板固定指导：小夹板固定后，很多患者都不愿意住院而要回家休息，那就更应仔细向患者及家属交代注意事项，尤其在伤后 3 d 内。注意事项包括：小夹松不可任意移动位置；注意患肢手指的血液循环情况，有异常情况及时来院就诊检查；小夹板固定 5～6 周后可根据骨折愈合情况拆除小夹板，3 个月内避免提重物；对老年患者更应嘱附尽早开始肩肘关节锻炼，以免发生关节粘连、功能障碍等并发症，预约定期门诊复查。

（6）功能锻炼：向患者讲明术后功能锻炼的重要性，出院后继续功能锻炼，最大限度的恢复患肢功能，督促患者在日常生活中使用患肢。注意外展性骨折禁忌患肩外展，内收型骨折禁忌肩内收。外固定解除后，逐步达到生活自理。

（7）复查时间及指征：定期到医院复查，查看外固定架及骨折愈合情况。U 形石膏固定的患者，在肿胀消退后，石膏固定会松动，应来院复诊；悬吊石膏固定 2 周后来院更换长臂石膏托，维持固定 6 周左右后再拆除石膏。术后 1 个月、3 个月、6 个月复查 X 线片，了解骨折移位或愈合情况，伴桡神经损伤者，并定期复查肌电图，了解神经功能恢复情况。

（四）护理评价

（1）疼痛能耐受。

（2）心理状态良好，配合治疗。

（3）肢体肿胀减轻。

（4）切口无感染。

（5）无周围神经损伤，无并发症发生。

（6）X线片显示骨折端对位、对线佳。

（7）患者及家属掌握功能锻炼知识，并按计划进行，肩肘关节无僵直。

参考文献

［1］付中国. 骨科缝线与打结［M］. 北京：北京大学医学出版社，2017.

［2］龙萍，吕冬莲. 慢性病用药指导丛书：骨科疾病用药分册［M］. 武汉：湖北科学技术出版社，2015.

［3］杨小蓉，黄俊华. 图解骨科手术配合［M］. 北京：科学出版社，2017.

［4］侍德. 骨科创面修复手术学［M］. 上海：上海交通大学出版社，2017.

［5］刘玉杰. 实用关节镜手术学［M］. 北京：化学工业出版社，2017.

［6］侯德才. 骨科手术学［M］. 北京：中国中医药出版社，2016.

［7］马信龙. 骨科临床诊断学［M］. 沈阳：辽宁科学技术出版社，2015.

［8］吴克俭. 骨科住院医师袖珍手册［M］. 北京：人民军医出版社，2015.

［9］张敏，汪静，郭智萍. 骨科影像融合技术图解［M］. 北京：人民卫生出版社，2015.

［10］屈辉，王武. 实用骨科影像学［M］. 北京：科学出版社，2017.

［11］马信龙. 骨科临床X线检查手册［M］. 北京：人民卫生出版社，2016.

［12］李景煜. 骨科实用框架固定学［M］. 沈阳：辽宁科学技术出版社，2016.

［13］闻善乐. 骨科疾病X线片百例解［M］. 北京：人民卫生出版社，2015.

［14］杜心如，丁自海. 骨科临床应用解剖［M］. 北京：人民卫生出版社，2016.

［15］霍存举，吴国华，江海波. 骨科疾病临床诊疗技术［M］. 北京：中国医药科技出版社，2016.

［16］解冰. 实用骨科诊治手册［M］. 沈阳：辽宁科学技术出版社，2016.

［17］杨君礼. 骨科诊疗图解［M］. 北京：人民军医出版社，2014.

［18］黄卫民，田慧中，莫利求. 镇痛与局麻骨科手术图谱［M］. 广州：广东科技出版社，2016.

［19］姜保国. 创伤骨科手术技术［M］. 北京：北京大学医学出版社，2016.